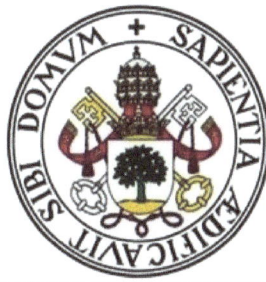

Universidad de Valladolid

FACULTAD de Medicina

DEPARTAMENTO de Bioquímica y Biología Molecular, y Fisiología

Instituto de Biología y Genética Molecular (IBGM)

TESIS DOCTORAL:

Activación de *IL23A* y represión de *IL12A* por metabolitos en la respuesta inmune Th17

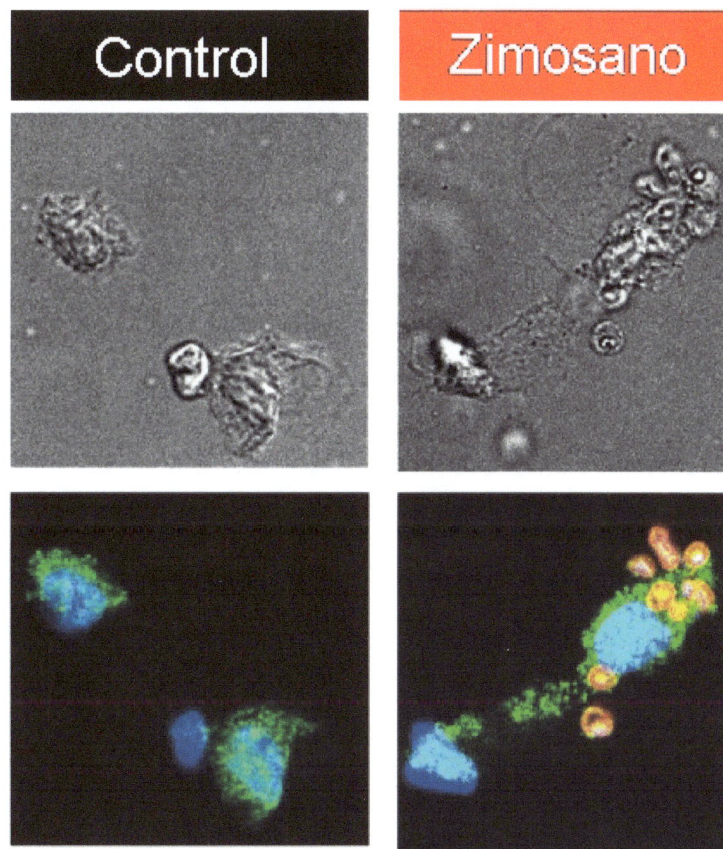

Presentada por Mario Rodríguez Peña

Dirigida por:
Mariano Sánchez Crespo
Mª Nieves Fernández García

Título: Activación de *IL23A* y represión de *IL12A* por metabolitos en la respuesta inmune Th17

Autor: Mario Rodríguez Peña

Edición: ProQuest LLC

Reimpresión: CreateSpace Independent Publishing Platform

Fecha de publicación: Diciembre de 2015

ISBN: 978-1-339-53100-7

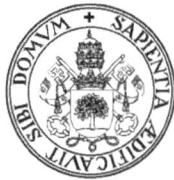

Universidad de Valladolid

AUTORIZACIÓN DEL DIRECTOR DE TESIS

(Art. 2.1. c de la Normativa para la presentación y defensa de la Tesis Doctoral en la UVa)

Dª. María Nieves Fernández García, con D.N.I. nº 13914426R, Profesora del Departamento de Bioquímica y Biología Molecular, y Fisiología en la Facultad de Medicina de la Universidad de Valladolid,

y D. Mariano Sánchez Crespo, con D.N.I. nº: 10777731T, Profesor de Investigación del CSIC en el Instituto de Biología y Genética Molecular.

Como Directores de la Tesis Doctoral titulada ACTIVACIÓN DE *IL23A* Y REPRESIÓN DE *IL12A* POR METABOLITOS EN LA RESPUESTA INMUNE Th17

Presentada por D. MARIO RODRÍGUEZ PEÑA
Alumno del programa DOCTORADO EN INVESTIGACIÓN BIOMÉDICA
Impartido por el departamento de BIOQUÍMICA Y BIOLOGÍA MOLECULAR, Y FISIOLOGÍA

Autorizan la presentación de la misma, considerando que reúne los criterios de calidad científica suficientes para ser defendida públicamente en esta Universidad.

Y para que conste donde proceda, firmamos la presente

En Valladolid, a 15 de octubre de 2015

Los Directores de la Tesis,

Fdo.: Mariano Sánchez Crespo   Fdo.: Mª Nieves Fernández García

SRA. PRESIDENTE DE LA COMISIÓN DE DOCTORADO

AGRADECIMIENTOS

Son muchas las personas a las que quiero agradecer y dedicar esta tesis:

■ Mariano Sánchez Crespo y Nieves Fernández quienes han sido mis "padres científicos", me han enseñado cómo debe ser un buen investigador, como profesional y como persona, y los entresijos que hay detrás de la ciencia a los que se tiene que enfrentar.

■ Saioa Márquez que ha sido una gran compañera de laboratorio, además de ser una buena investigadora en potencia.

■ Yolanda Álvarez (Yoli) que es una gran profesional con quien aprendí la mayoría de las técnicas.

■ Sara Alonso cuya profesionalidad está por encima de sus atribuciones como técnico.

■ Eduardo Ruifernández que me acompañó en mis inicios en el laboratorio y con el que me sentía comprendido como químico.

■ Olimpio Montero y Nieves Ibarrola por su maestría con las espectrometrías de masas de lípidos y proteínas, respectivamente.

■ Los laboratorios E8 y E10 por su ayuda y en general todos los laboratorios de inmunidad innata por su buena disposición.

■ Mis profesores de Bioquímica quienes me descubrieron que podía combinar mi vocación por la química con la resolución de problemas biológicos/médicos, mi otro gran objetivo.

■ Ángel Ramón de Andrés, Carmen Valbuena y Ana Blanco por la "prórroga" que me concedieron gracias a la cual nació mi interés por resolver problemas biológicos/médicos.

■ Mis padres Andrés y María a los que además de deber la existencia, debo su apoyo incondicional y su ánimo constante en todos los momentos de mi vida, además de que naciera mi vocación por la química cuando me interesé por las fórmulas de los minerales de la primera colección que me regalaron.

Sin todos ellos no hubiera sido posible esto, muchas gracias.

RESUMEN

Las citocinas IL-12 p70 e IL-23 polarizan la respuesta inmune a los tipos Th1 y Th17. Estas citocinas comparten una subunidad, la IL-12 p40 (gen *IL12/23B*) y difieren en una subunidad específica, la IL-12 p35 (gen *IL12A*) en la IL-12 p70, y la IL-23 p19 (gen *IL23A*) en la IL-23. La regulación del balance IL-12 p70/IL-23 es relevante en infecciones fúngicas invasivas y enfermedades autoinmunes. La transcripción de *IL23A* se regula por una combinación de c-Rel con coactivadores como ATF2, que se activa por fosforilación complementaria, dependiente de PKC y MAPKs, de las Thr-71 y Thr-69. Los receptores de patrones fúngicos Dectin-1 y Dectin-2 inducen la producción de LTB_4, cisteinil-leucotrienos y PAF que contribuyen a la fosforilación de ATF2. La transcripción de *IL12A* se reprime por el estímulo fúngico zimosano mediante la desacetilación dependiente de NAD^+ de las histonas del promotor de *IL12A* por SIRT1, reduciendo la accesibilidad de c-Rel.

OBJETIVOS

La estimulación de las células dendríticas humanas con el estímulo fúngico zimosano produce IL-23 y bajos niveles de IL-12 p70. El control de la producción de estas citocinas se centra en la regulación transcripcional de las subunidades específicas IL23 p19 (gen *IL23A*) e IL12 p35 (gen *IL12A*), por lo que los objetivos son los siguientes:

- Se ha descrito que el factor de transcripción de ambas citocinas es c-Rel. El primer objetivo será estudiar si las modificaciones post-traduccionales de este factor de transcripción y/o de las histonas de sus promotores son capaces de modular la transcripción de estas citocinas.

- Se han descrito multitud de coactivadores que participan en la trancripción de *IL23A* en respuesta al LPS, como es el caso de CHOP, XBP1, AP1, SMAD, C/EBPβ o CREB, pero no hay datos del coactivador/es que activa/n la transcripción de *IL23A* en respuesta al zimosano. El segundo objetivo será identificar dicho coactivador y el mecanismo por el que se activa.

- La activación de los receptores de patrones fúngicos induce la producción de PGE$_2$, pero hay pocos datos sobre la producción de otros mediadores lipídicos en respuesta a hongos y su efecto en la transcripción de *IL23A*. El tercer objetivo será identificar todos los mediadores lipídicos que se producen en respuesta al zimosano y probar el efecto de estos mediadores lipídicos sobre la transcripción de *IL23A* y el coactivador/es identificado/s en el punto anterior, así como estudiar el estado de las enzimas que producen estos mediadores lipídicos.

- Se ha descrito que la represión transcripcional de *IL12A* por el zimosano está mediada por el reclutamiento de correpresores de la familia Notch y que es dependiente del gasto energético de la fagocitosis, pero no se conoce la desacetilasa responsable de esta represión ni su mecanismo. El cuarto objetivo será identificar dicha desacetilasa y el mecanismo por el que desacetila.

ÍNDICE

Resultados

Discusión

Conclusión   pág. 129

Bibliografía   pág. 131

INTRODUCCIÓN

"Un organismo vivo no es más que una máquina maravillosa dotada de las propiedades más maravillosas y configurada a ir por medio del mecanismo más complejo y delicado"
Claude Bernard. *Introduction à l'étude de la médecine expérimentale* (1865)

El sistema inmune es el sistema encargado de devolver el equilibrio fisiológico u homeostasis mediante la eliminación del estresante y la reparación del daño causado por éste. El estresante puede ser una desviación extrema de los niveles de una variable fisiológica, como la obesidad (Odegaard y Chawla, 2013), o también un incidente que puede causar una desviación de una variable fisiológica, pero que no es en sí misma una variable fisiológica, como es la presencia de agentes infecciosos, alérgenos o toxinas. Estas desviaciones desencadenan una serie de señales que activan diferentes "sensores" como ATF4 por privación de aminoácidos (Rutkowski y Kaufman 2003), AMPK por depleción de ATP (Sengupta et al. 2010) y MAPKs por estrés ambiental (Wagner y Nebreda, 2009). Hay enfermedades metabólicas con una clara relación con la respuesta inmune como son la aterosclerosis, la obesidad, la diabetes tipo 2 y la enfermedad de Alzheimer, a veces denominada diabetes tipo 3 por encontrarse que las neuronas afectadas son resistentes a la insulina (Steen et al., 2005). En estas enfermedades, un daño primario, como el acumulo de cristales de colesterol en aterosclerosis y obesidad (Duewell et al., 2010) o una infección o un daño excitotóxico en el Alzheimer (Herrup, 2010), genera una respuesta inmune que se amplifica por la producción de DAMPs (patrones moleculares asociados a daño), como es la formación de fosfolípidos oxidados en aterosclerosis (Miller et al., 2011) o el acúmulo de proteína β-amiloide (Roussel et al., 2013), generando una retroalimentación positiva que conduce a una inflamación crónica que desencadena el daño tisular. Esta retroalimentación positiva en el Alzheimer se denomina "ciclo de deposición de amiloide" (Herrup, 2010).

La inflamación se produce cuando el nivel de estrés es mayor que lo que se puede controlar por mecanismos homeostáticos celulares y tiene un componente de respuesta al estrés y otro de respuesta de defensa, de acuerdo con la "teoría de la inflamación" de Metchnikoff cuyo esquema elaborado por Tauber (1991) se presenta en la Fig. 1A. Esta respuesta de defensa a su vez se divide en dos frentes, el primero de ellos es el

1

sistema inmune innato y el segundo, el sistema inmune adaptativo. El sistema celular de defensa fue descrito por primera vez por Metchnikoff, en su "teoría fagocitósica de la inmunidad" que primeramente presentó en *"Lectures on the comparative pathology of inflammation delivered at the Pasteur Institute in 1891"* en la que distinguía 3 tipos de leucocitos, los linfocitos (parte del sistema inmune adaptativo), los leucocitos mononucleares y los leucocitos "polinucleares" (ambos forman el sistema inmune innato); y posteriormente en su obra *"Immunity in infective diseases"* de 1905 renombra a los leucocitos mononucleares como macrófagos y a los "polinucleares" como "micrófagos" (Fig. 1*B* y *C*). Steinman y Cohn (1973) identificaron un tipo de células del sistema inmune innato a las que bautizaron como "células dendríticas" por sus numerosas prolongaciones (Fig. 1*D*)

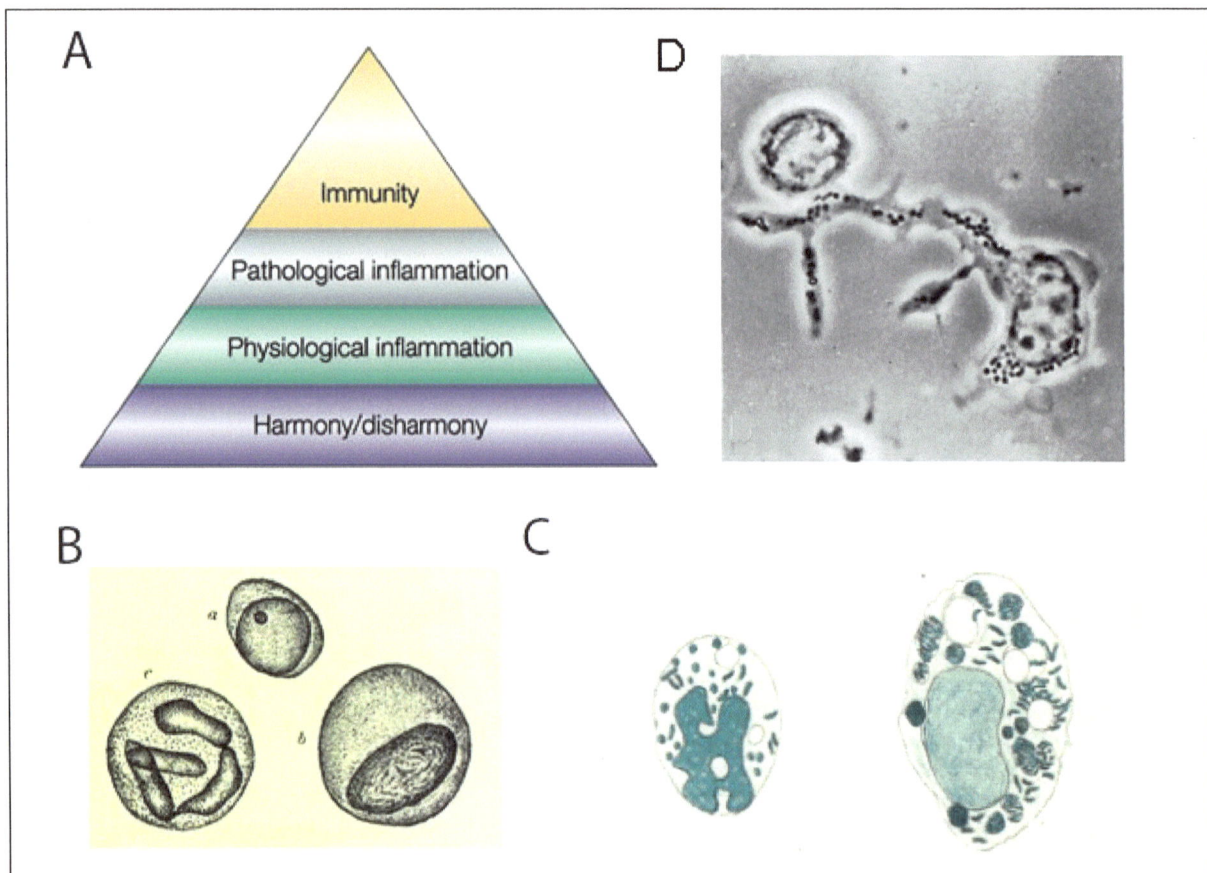

Fig.1. Teoría de la inflamación y primeras ilustraciones de leucocitos por Metchnikoff, y primera fotomicrografía de célula dendrítica por Steinman y Cohn.
A. Esquema de Tauber (1991) en el que representa la teoría de la inflamación de Metchnikoff presentada en "Lectures on the comparative pathology of inflammation delivered at the Pasteur Institute in 1891". Cuando hay una "desarmonía" en el organismo se produce una "inflamación fisiológica" que intenta restablecer la armonía, pero si hay muerte celular e infección, el fagocito centinela restaura la armonía interrumpida mediante una "inflamación patológica" y finalmente la "inmunidad" se encarga de eliminar los patógenos invasores.

B. Tres formas de leucocitos. (**a**) Linfocito (presentes en los ganglios linfáticos), (**b**) Leucocito mononuclear y (**c**) Leucocito "polinuclear" (actualmente polimorfonuclear o granulocito). Tomado de Metchnikoff É (1893). "Lectures on the comparative pathology of inflammation delivered at the Pasteur Institute in 1891". *Kegan Paul p. 112*
C. Micrófago (actualmente granulocito o polimorfonuclear) y macrófago de cobaya lleno de vibrios del cólera, en el caso de los micrófagos transformados en gránulos a diferencia de los macrófagos. Tomado de Metchnikoff E (1905). "Immunity in infective diseases". *Cambridge University Press p. 164*
D. Fotomicrografía de una célula dendrítica del bazo, cuyo citoplasma "varía en tamaño y forma", junto a un linfocito (de forma esférica) por Steinman y Cohn (1973).

Cuando se produce una infección, aparece en el foco inflamatorio un tipo de células dendríticas conocidas como células dendríticas inflamatorias, que se producen a partir de la diferenciación de los monocitos reclutados al foco inflamatorio (León et al. 2007). Estas células dendríticas inflamatorias aparecen en la inflamación patogénica (Domínguez y Ardavín, 2010) y en enfermedades inflamatorias como asma (Hammad et al. 2010) y artritis reumatoide (Campbell et al. 2011). También se ha encontrado una población de células dendríticas inflamatorias, llamadas IDECs (*inflammatory dendritic epidermal cells*) en la piel de pacientes con psoriasis (Zaba et al. 2009) y con dermatitis atópica (Wollenberg et al 1996). Las células dendríticas inflamatorias expresan los mismos genes de procesamiento y presentación de antígenos que las células dendríticas de sangre BDCA1$^+$, al igual que el receptor CSFR1 y el factor de transcripción específico de las células dendríticas convencionales ZBTB46 que son importantes en su diferenciación. Pero los genes que expresan de quimiotaxis, endocitosis y receptores PRR son iguales a los de los macrófagos inflamatorios, reflejando la influencia del entorno inflamatorio en esta diferenciación. La firma genética de las células dendríticas inflamatorias es similar a la de las células dendríticas derivadas de monocitos *in vitro*, por lo que éstas son los homólogos *in vitro* de las células dendríticas inflamatorias (Segura et al., 2013).

Las células dendríticas inflamatorias tienen un papel central en la inmunidad innata y en la adaptativa. Conforme a la teoría de reconocimiento de patrones que formuló Janeway (1989) estas células del sistema inmune innato usan su arsenal de receptores de reconocimiento de patógenos (PRRs) para internalizar el patógeno y reconocer patrones moleculares asociados a patógenos (PAMPs). Reclutan neutrófilos en una primera fase y posteriormente dan lugar a una segunda fase caracterizada por el reclutamiento de macrófagos derivados de monocitos en el foco inflamatorio.

Finalmente migran a los órganos linfoides donde activan la segunda línea de defensa conocida como respuesta inmune adaptativa mediante la presentación de antígenos a los linfocitos T colaboradores o Th (Ballesteros-Tato et al. 2010; Hammad et al. 2010, León et al. 2007), aunque también puede presentarlos a las células dendríticas residentes en dichos órganos o a los linfocitos T de memoria en los tejidos periféricos (Wakim et al. 2008). Tras la presentación del antígeno, estas células dendríticas producen coestimulación con CD40 y, finalmente, secretan diferentes citocinas polarizadoras según el patógeno que han internalizado (Geissmann et al 2010) pudiendo expresar citocinas para diferenciarlos a linfocitos Th1 (León et al 2007, Nakano et al 2009), como en las IDECs (Novak et al. 2004), para diferenciarlos a linfocitos Th2 (Hammad et al 2010, Kool et al 2008) y para diferenciarlos a linfocitos Th17 como en las encontradas en la artritis reumatoide (Segura et al. 2013). Se muestra un esquema de este proceso en la Fig. 2.

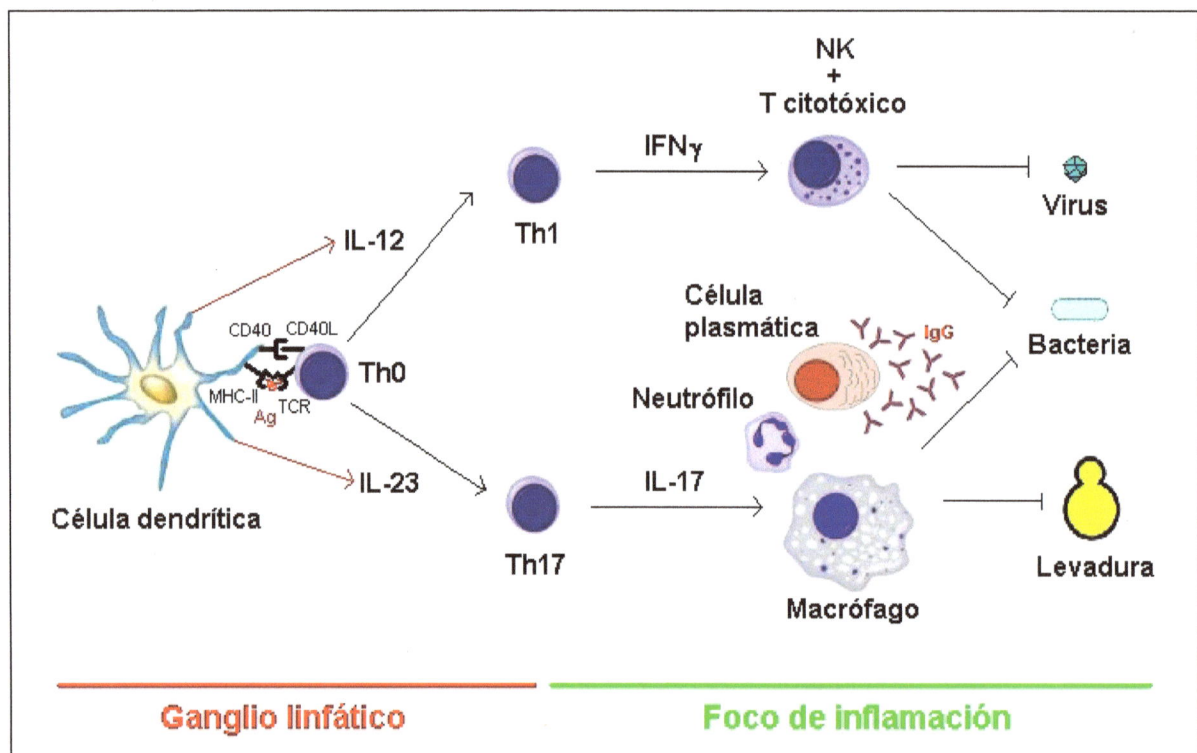

Fig. 2. Regulación de los diferentes tipos de respuesta inmune. Las células dendríticas son unas células "centinela" que detectan si hay una invasión por un patógeno intracelular (virus o bacterias intracelulares) o extracelular (bacterias extracelulares y hongos). Cuando detectan un patógeno migran hacia el ganglio linfático más próximo donde se encuentran con los linfocitos T colaboradores (Th0). En primer lugar la célula dendrítica le presenta el antígeno a través del MHC-II, luego coestimula al linfocito con el receptor CD40 para activarlo y finalmente libera una citocina que polariza al linfocito colaborador según el tipo de patógeno. Si el patógeno es intracelular, las células dendríticas liberan la citocina IL-12 que polariza los linfocitos T colaboradores a linfocitos Th1 los cuales migran al foco de inflamación

donde liberan IFNγ para reclutar células efectoras citotóxicas como las células NK y los linfocitos T citotóxicos. En cambio si el patógeno es extracelular, las células dendríticas liberan la citocina IL-23 que polariza los linfocitos T colaboradores a linfocitos Th17 los cuales migran al foco de inflamación donde liberan IL-17 para reclutar células que atrapen a dichos patógenos como los neutrófilos con sus redes de cromatina (NETs: *Neutrophil extracellular traps*), células plasmáticas que secreten anticuerpos y macrófagos que los fagociten.

La activación aberrante o hiperactivación de linfocitos T autorreactivos de fenotipo Th17 está implicada en la patogenia de las enfermedades autoinmunes, incluyendo la esclerosis múltiple (Cua et al., 2003), la espondiloartritis anquilosante (Murphy et al., 2003), psoriasis (Lee et al., 2004), la artritis reumatoide (Singh et al., 2007), la diabetes tipo 1 (Chantzigeorgiou et al., 2010), enfermedad inflamatoria intestinal (Abraham y Cho, 2009), la enfermedad de Behçet (Kim et al. 2010), la alopecia areata (Tanemura et al. 2013), la miastenia gravis (Luther et al., 2009), las enfermedades tiroideas autoinmunes como la enfermedad de Graves y la tiroiditis de Hashimoto (Ban et al. 2009) y la urticaria autoinmune crónica en la que hay una respuesta contra las IgE (Atwa et al. 2014) y Alzheimer (Saresella et al., 2011; Saresella et al., 2014) donde hay una invasión de microglía (McGeer et al., 1987), un tipo de macrófago propio del sistema nervioso central cuya diferenciación está descrita por Etemad et al. (2011). En estas enfermedades un desencadenante ambiental inicial conduce a una activación y diferenciación alterada, y a una supervivencia prolongada de las células inflamatorias, causada por una susceptibilidad genética a la enfermedad que crea un ambiente de citocinas aberrante en el foco de inflamación. Los genes de susceptibilidad a las enfermedades autoinmunes que se identificaron en estudios de asociación de genoma amplio (GWAS) se muestran en un diagrama de Venn para ilustrar la superposición de estos genes, como el gen del receptor de IL-23 (*IL23R*) que es compartido como gen de susceptibilidad a la enfermedad de Crohn, colitis ulcerosa y psoriasis, y también la subunidad común de las citocinas IL-23 e IL-12 p70, la subunidad p40 codificada por el gen *IL12/23B*, que también es compartido por las anteriores enfermedades junto con la esclerosis múltiple (Fig. 3)

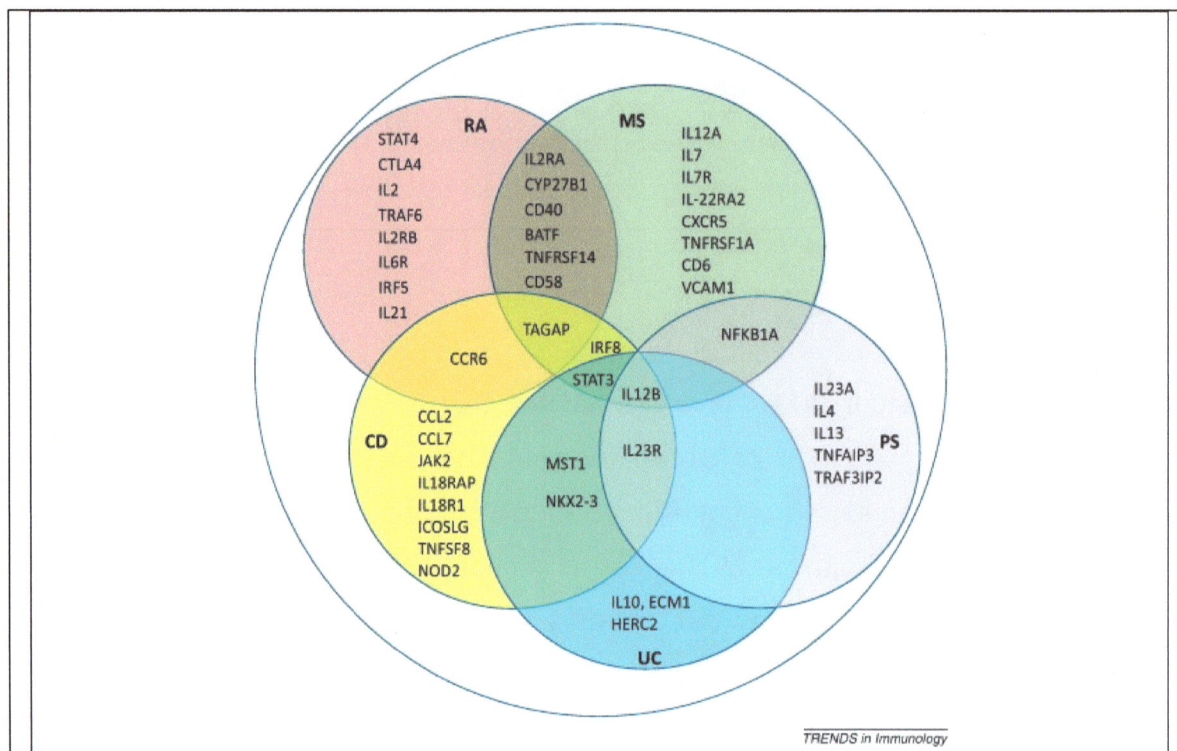

Fig. 3. Patrón de distribución de los genes de susceptibilidad a enfermedades autoinmunes. Los genes de susceptibilidad a enfermedades autoinmunes identificados en estudios de asociación de genoma amplio (GWAS) en el que participan pacientes con esclerosis múltiple (MS), artritis reumatoide (RA), psoriasis (PS), enfermedad de Crohn (CD) y colitis ulcerosa (UC); están agrupados en un diagrama de Venn para ilustrar los solapamientos de los genes de susceptibilidad de las diferentes enfermedades. Imagen tomada de Liu et al. (2013).

La citocina IL-23, junto con la IL-6, son citocinas "promotoras" de la diferenciación Th17, mientras que hay otras citocinas "continuadoras" como es la IL-22, como demuestra Kreymborg et al. (2007) en un estudio de EAE (*experimental autoimmune encephalomyelitis*) con ratones *knock out*. La citocina IL-23 es un componente central en la polarización de la respuesta inmune al tipo Th17. Hacer diana en las citocinas "promotoras" de la diferenciación Th17, como la IL-6 o la IL-23, produciría una eficacia clínica mejor que bloquear las citocinas "continuadoras" como la IL-22 o las citocinas proinflamatorias de respuesta temprana, con etanercept (anti-TNFα) y canakinumab (anti-IL-1β), que aumentan el riesgo de padecer infecciones (Tabas y Glass, 2013). El bloqueo de la subunidad IL-12/23 p40 con el anticuerpo humanizado Ustekinumab y con el anticuerpo humano recombinante Briakinumab se encuentra actualmente en fase II para enfermedad de Crohn y uveitis, y aprobado para psoriasis. El anticuerpo humanizado anti-p19 LY2525623 se encuentra actualmente en fase I para tratamiento general de enfermedades autoinmunes. La inhibición de citocinas con anticuerpos monoclonales se ha convertido en la mejor terapia para enfermedades autoinmunes aunque, además de su elevado coste, la susceptibilidad genética a la enfermedad muchas veces no está directamente asociada con las citocinas o sus receptores sino con proteínas claves en las rutas de señalización que activan la producción de ciertas citocinas "promotoras" que perpetúan el proceso inflamatorio, por lo que hacer diana en las citocinas a través de las rutas implicadas seria de relevancia terapéutica (Liu et al., 2013). Sin embargo, esta señalización está orquestada por muchas moléculas, ya que es un proceso finamente regulado que tiene sensores y rutas de retroalimentación, por lo que la inhibición de un único componente puede no ser suficiente o incluso disparar una respuesta proinflamatoria compensatoria a través de otra ruta. Por ello se hace necesario conocer la cascada de señalización completa que desactiva cada citocina para poderla bloquear eficazmente.

Asimismo, también puede ser interesante promover la expresión de IL-23 para activar una respuesta Th17 que está siendo deficiente en infecciones por *Aspergillus, Cryptococcus, Pneumocystis jirovecii* y *Candida*. La candidiasis es una de las principales causas de las infecciones sistémicas adquiridas en el hospital. A pesar de la terapia antifúngica, al menos el 40% de los individuos afectados muere por esta enfermedad (Horn et al., 2009). La invasión de patógenos fúngicos oportunistas, como es el caso de este hongo, ocurre normalmente por la desaparición de la microbiota por tratamiento antibiótico o en pacientes que están inmunocomprometidos, como los que han sufrido un procedimiento quirúrgico (Hsu et al., 2009) o están crónicamente inmunosuprimidos como es el caso de los que están con terapia para prevenir el rechazo de un trasplante o en pacientes VIH-positivos (Cassone y Cauda, 2012). La respuesta Th17 también suele estar disminuida en el desarrollo de cánceres (Zou y Restifo, 2010) en el que hay un reconocimiento deficiente de los anticuerpos por los receptores FcRγ (Honda y Taniguchi 2006) y/o de las estructuras N-glucosiladas, con ramificaciones β(1,6)-GlcNAc (Fernandes et al 1991), conocidas como TAMPs (patrones moleculares asociados a tumores), por el receptor lectina de tipo C Dectin-1 (Chiba et al., 2014). Estos receptores activan a las células dendríticas para que éstas activen a las células NK y limiten el desarrollo tumoral (Fig. 4).

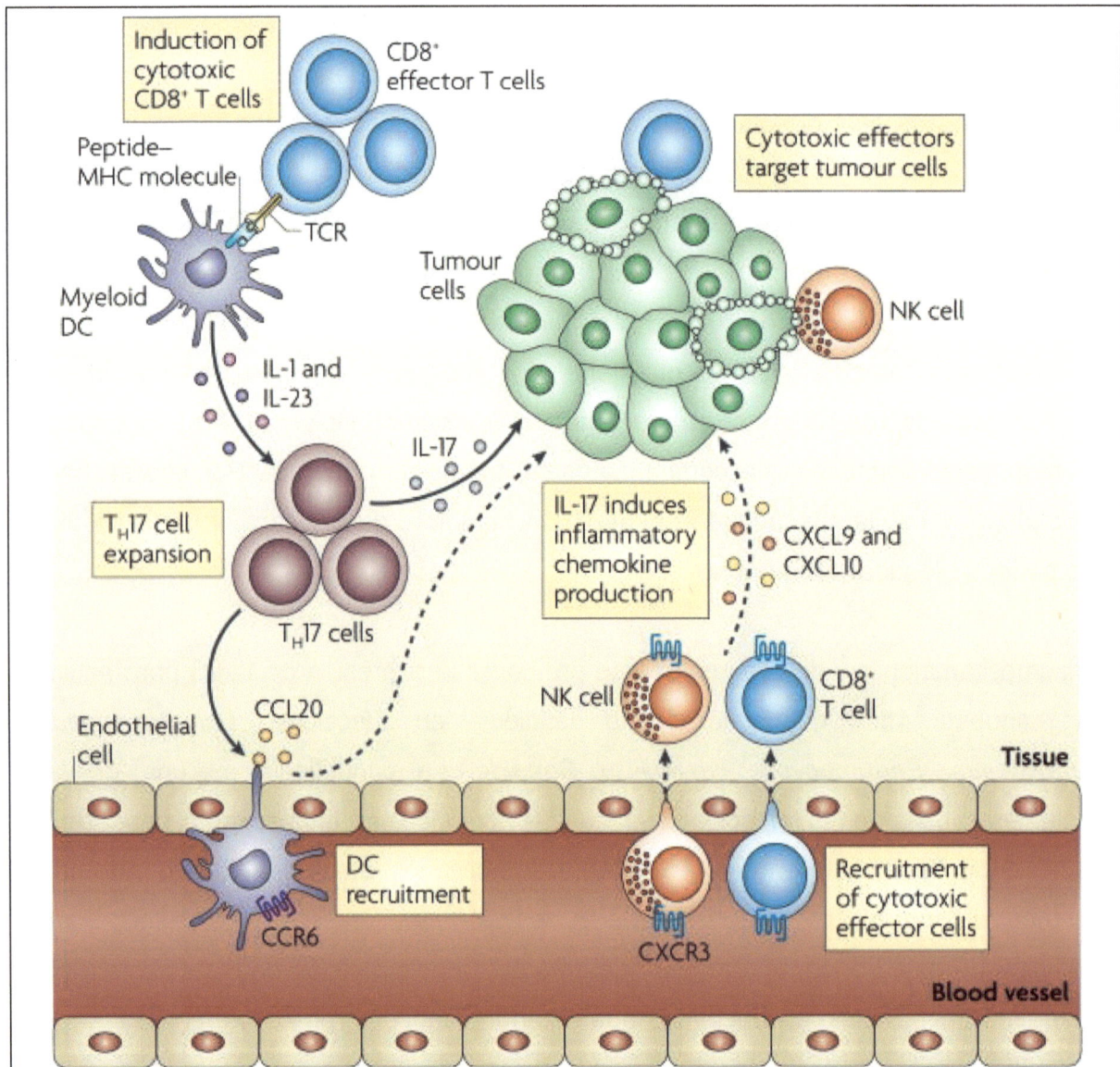

Fig. 4. Respuesta T$_H$17 e inmunidad antitumoral. Los linfocitos colaboradores (T$_H$) se desplazan hasta el microentorno del tumor y se diferencian a linfocitos T$_H$17 por células presentadoras de antígeno, como las células dendríticas mieloides, a través de la interleuquina-1 (IL-1) e IL-23. Los linfocitos T$_H$17 promueven el reclutamiento y retención de linfocitos T citotóxicos y células *natural killer* (NK) en el entorno del tumor, a través de la producción de las quimiocinas *CXC-chemokine ligand* 9 (CXCL9) y CXCL10 por células tumorales. Además, los linfocitos T$_H$17 inducen la producción de las quimiocinas *CC-chemokine ligand 20* (CCL20) y esto conduce al reclutamiento de células dendríticas CCR6$^+$ al tumor. Por tanto, los linfocitos T$_H$17 pueden promover inmunidad antitumoral reclutando células efectoras de la inmunidad; TCR, receptor de linfocitos T. Imagen tomada de Zou y Restifo (2010).

Los materiales particulados sean inorgánicos como los cristales de alúmina (Flach et al., 2011) u orgánicos como los cristales de ácido úrico (DeFranco, 2008; Ng et al. 2008), colesterol (Duewell et al., 2010), agregados de proteína (Roussel et al., 2013) o polisacáridos particulados- tienen en común la presencia de grupos hidroxilo que pueden ser reconocidos por PRRs y por la propia membrana plasmática (Flach et al.,

2011; Ng et al. 2008) e iniciar rutas de señalización que activan factores de transcripción como proteínas Rel y otros coactivadores. Estos factores actúan de forma combinada para inducir la expresión de genes proinflamatorios, a través de regulación epigenética como es un aumento de la acetilación de las histonas (Hargreaves et al., 2009) y una pérdida de la metilación en la lisina 27 de la H3 (De Santa et al., 2009) y en la lisina 20 de la H4 (Stender et al., 2012). La epigenética es de importancia central en la regulación selectiva de la transcripción a través de factores de transcripción comunes. En los promotores de bajo contenido en GC, que regulan genes que se inducen con mucha potencia (más de 100 veces), como los de las citocinas, necesitan una regulación fina, por lo que tienen nucleosomas estables (Drew y Travers 1985), y tiene que haber una acetilación de las histonas, en la que la neutralización de la carga de las lisinas deja el ADN accesible, y una remodelación del nucleosoma por los complejos remodeladores SWI/SNF para que los factores de transcripción y la ARN polimerasa II puedan acceder a sus sitios de unión en el promotor (Ramírez-Carrozzi et al., 2009). Se muestra un esquema de este mecanismo en la Fig. 5.

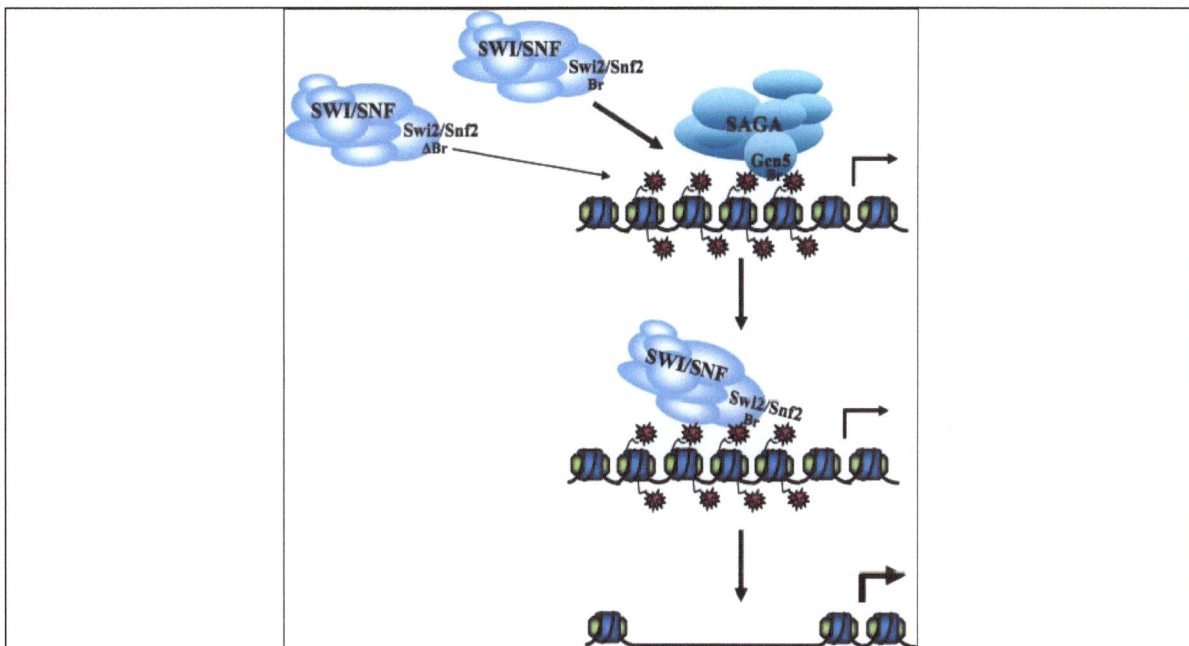

Fig. 5. Mecanismo de activación de genes con promotores de bajo contenido en GC. Primeramente el promotor se acetila por una KAT específica reclutada por coactivadores. Este promotor acetilado recluta el complejo histona acetiltransferasa SAGA (por el bromodominio de Gcn5) y conduce a la hiperacetilación de nucleosomas. Finalmente el complejo remodelador SWI/SNF, que también contiene la proteína con bromodominio Swi2/Snf2 (SMARCA4 en humanos), se recluta a los nucleosomas hiperacetilados, desplazando al complejo SAGA y translocando los nucleosomas con gasto de ATP. Imagen tomada de Hasan et al. (2006)

Para que estos complejos remodeladores actúen deben reclutarse los coactivadores necesarios para que actúen sobre la cola de histonas, una secuencia de aminoácidos corta que regula el reclutamiento de los diferentes complejos proteicos. Esta secuencia a veces es aprovechada por virus usando SLiMs de tipo histona (*short linear motifs*: secuencias de aminoácidos compacta, de entre 3 y 20 aminoacidos y degenerada) que pueden interferir con el reclutamiento de complejos de transcripción. Los dos tipos que se conocen son los SLiMs que usan la secuencia ARTK en torno a la K4 de la histona H3 como la secuencia ARSK de la proteína NS1 del virus de la gripe A subtipo H3N2, la subunidad catalítica de la ADN polimerasa del virus herpes humano 6A y las proteínas NS5b y poilproteína HCV del virus de la hepatitis C. También pueden usar la secuencia ARKS en torno a la K9 de la histona H3 como la ADN polimerasa del adenovirus humano B y como las secuencias ARKT de la proteína IVa2 de los adenovirus humanos 1, 2 y 5; de la proteína de unión al ADN monocatenario del adenovirus humano D, de la proteína BALF5 del virus herpes humano 4 y de la proteína ORF29 del virus herpes humano 8. Es probable que muchas de las enzimas modificadoras de histonas, además de regular la transcripción genética, atenúen la función de las proteínas virales con SLiMs de tipo histona (Schaefer et al., 2014). Por otro lado, las modificaciones post-traduccionales de los factores de transcripción pueden alterar la localización subcelular, la estabilidad, la afinidad de unión al ADN, la estructura secundaria, terciaria y/o la asociación con factores corregularadores, regulando así su actividad transcripcional. La concurrencia de varias modificaciones post-transduccionales en un factor de transcripción y de varios factores de transcripción puede funcionar como detectores de coincidencia de 2 o más rutas que deben activarse a la vez para alterar la transcripción de un gen (Filtz et al., 2014). A su vez las histonas y algunos factores de transcripción acetilados reclutan proteínas BRD/BET que contienen bromodominios y éstas a su vez reclutan el complejo P-TEFb que sirve como puente entre la cromatina y el aparato basal de transcripción, fosforilando y activando a la ARN polimerasa II (Hargreaves et al., 2009). Como se muestra en la Fig. 6 los inhibidores de BET previenen la unión de estas proteínas a los nucleosomas acetilados e inhiben selectivamente genes con promotores de bajo contenido en CG, como los de las citocinas (Smale, 2012). Este es el posible mecanismo de acción del paracetamol, aunque es menos específico que i-

BET al interaccionar también con el bromodominio de la lisina acetiltransferasa CBP (Chung et al., 2012).

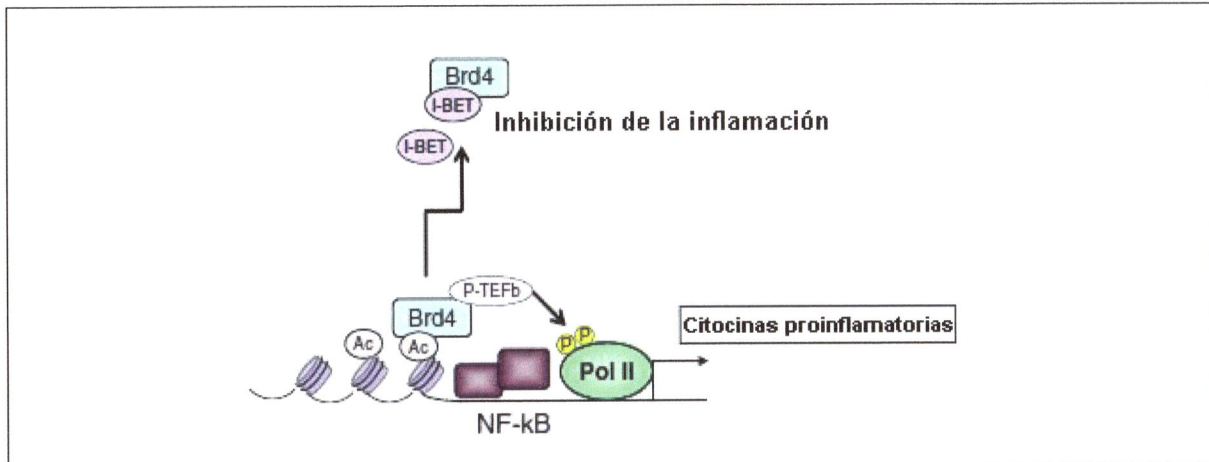

Fig. 6. Mecanismo de inicio de la transcripción en genes inducibles por acetilación. Los promotores acetilados son reconocidos por Brd4, un coactivador de la familia BET que interacciona con el complejo P-TEFb (CDK9 + Ciclina T1/2) el cual fosforila y activa la ARN pol II. El inhibidor i-BET interacciona con el bromodominio de Brd4 e impide que se una, no fosforilándose la ARN-pol II y suprimiendo la expresión de genes inflamatorios. Imagen modificada de Takeuch y Akira (2011)

En este estudio se usará como estímulo bacteriano el LPS, el lipopolisacárido que se encuentra en la membrana externa de las bacterias Gram -, y como estímulo fúngico el zimosano, la pared de la levadura compuesta principalmente de polisacáridos no degradables (la composición de ambos estímulos se detalla en la Fig. 7) que desencadenan una respuesta inflamatoria prolongada, como en el modelo múrido ZIGI (*Zymosan-induced generalized inflammation*) en el que la intensa inflamación causada por el zimosano provoca a su vez una translocación bacteriana (Mainous et al., 1991, Deitch et al., 1992). Es modelo del síndrome de fallo multiorgánico a largo plazo, la principal causa de mortalidad de la sepsis. Su secuencia incluye una fase transitoria de SIRS (Síndrome de respuesta inflamatoria sistémica) inespecífica de patógeno, seguida de una fase crónica CARS (Síndrome de respuesta antiinflamatoria compensatoria) (Iskander et al. 2013). La IL-12 es un marcador de resultado letal en la sepsis (Pierrakos y Vincent, 2010)

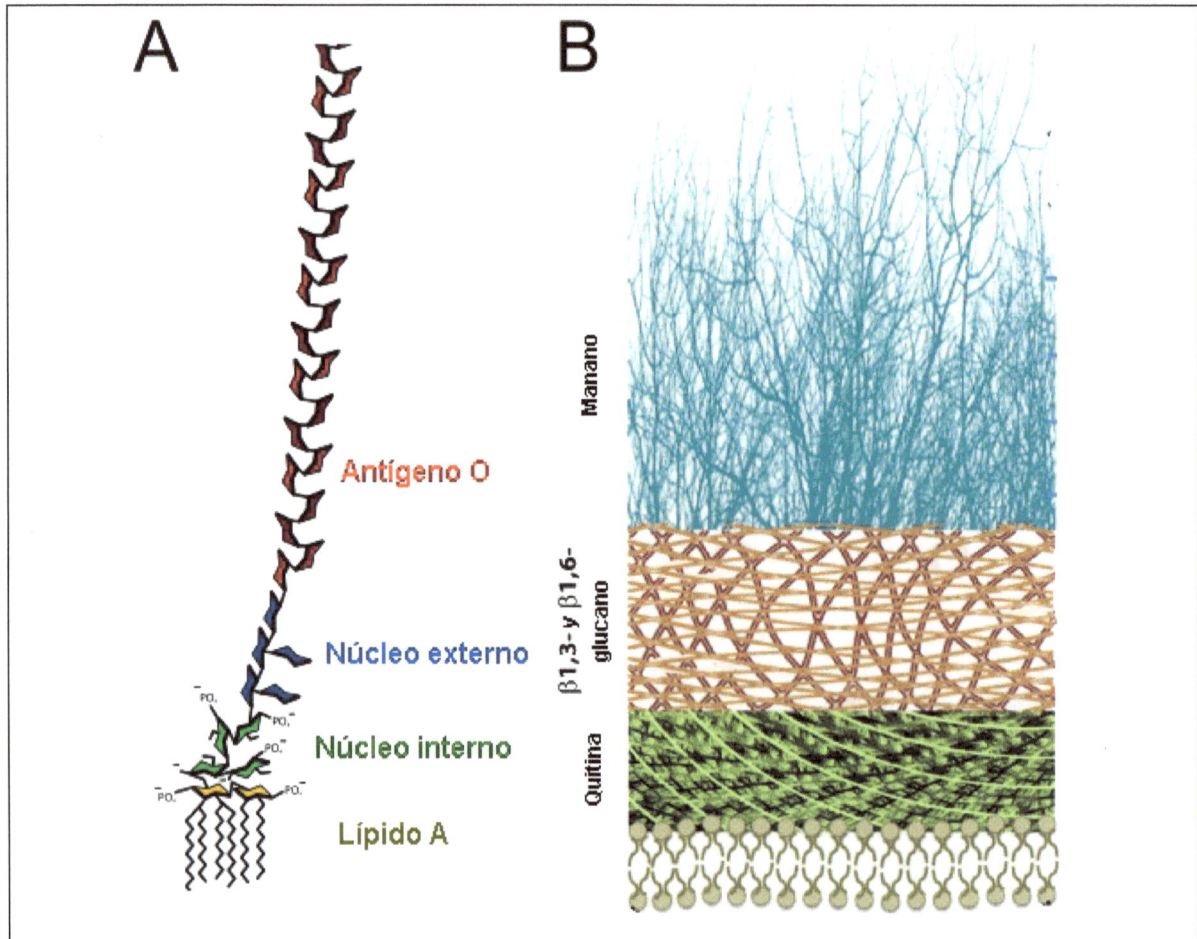

Fig. 7. Composición de LPS y Zimosano. A. El lipopolisacárido está compuesto por el antígeno O (rojo), un glicano que se expone al exterior, el oligosacárido nuclear que está compuesto en su parte externa (azul) por hexosas y en su parte interna (verde) por ácido 3-desoxi-D-manooctulosónico y en su parte más interior se encuentra el lípido A (amarillo) compuesto principalmente por fosfoglucosilmiristamida que lo ancla en la membrana externa (Raetz y Whitfield, 2002) **B.** El zimosano (del griego "*zyme*", levadura, con la terminación –ano de los polisacáridos) está compuesto de un 73% de polisacáridos (de fuera a dentro, α-manano, β-glucano y quitina), un 15% de proteínas en la parte exterior frecuentemente manosiladas y un 7% de lípidos que quedan en la parte interior como resto de la membrana plasmática (Fitzpatrick y DiCarlo, 1964)

La estimulación de TLR4 por LPS induce IL-12 p70 e IL-23 aunque de forma subóptima, mientras que la estimulación de TLR2 y los receptores lectina de tipo C, como Dectin-1 y Dectin-2 por el reconocimiento del β-glucano y α-manano del zimosano produce una fuerte producción de IL-23 (Gerosa et al., 2008; Dennehy et al., 2009), mientras que inhibe la expresión de la IL-12 p70 inducida por la ruta de LPS/TLR4 (Dennehy et al., 2009; Huang et al., 2009).

La IL-12 p70 y la IL-23 son citocinas de la familia IL-12 y tienen un papel central en la polarización de la respuesta inmune a los tipos Th1 y Th17, respectivamente. Ambas citocinas comparten una subunidad común, la IL-12 p40, codificada por el gen *IL12/23B*, y se diferencian en una subunidad específica para cada citocina, la IL-12 p35 (gen *IL12A*) para la IL-12 p70 y la IL-23 p19 (gen *IL23A*) para la IL-23; por lo que la regulación de la expresión de estas subunidades es esencial en la polarización de la respuesta inmune (Fig. 8).

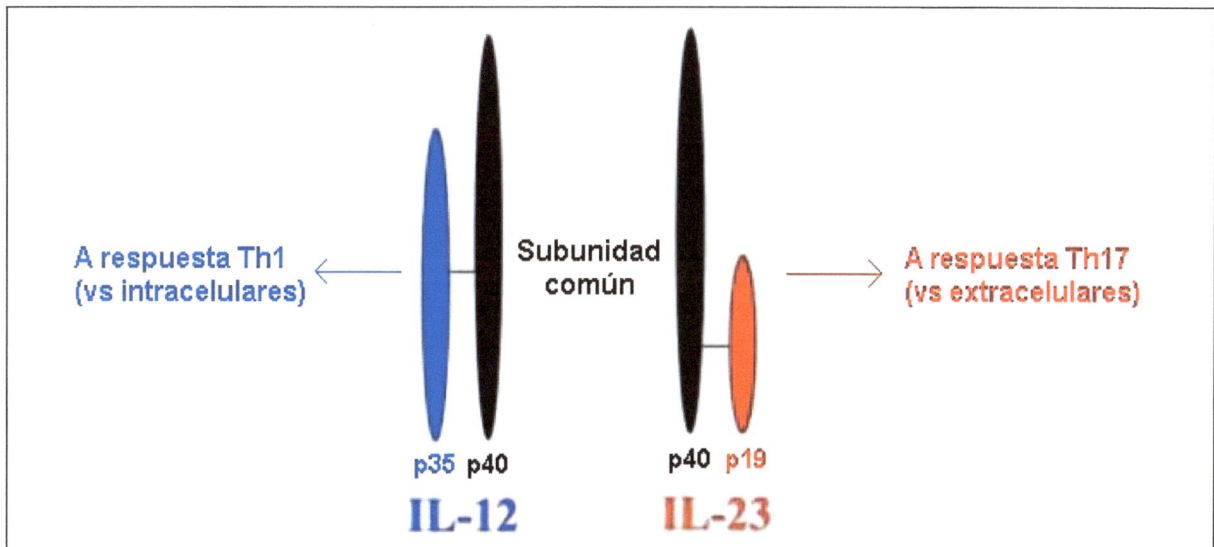

Fig. 8. Regulación de la producción de IL-12 e IL-23 por sus subunidades especificas. Las citocinas IL-12 e IL-23 constan de una subunidad común, la p40 y de una subunidad específica. La regulación de la transcripción de las subunidades específicas es el principal mecanismo de regulación de la producción de IL-12 o IL-23. Cuando las células dendríticas detectan un patógeno intracelular, activan la transcripción de la subunidad p35 (especifica de IL-12), mientras que si detectan un patógeno extracelular, activan la transcripción de la subunidad p19 (especifica de IL-23) y bloquean la transcripción de la subunidad p35.

El análisis del balance de IL-12 p70/IL-23 debe centrarse en la activación de NF-κB, especialmente c-Rel (Carmody et al., 2007; Grumont et al., 2001) y tener en cuenta los diferentes niveles de regulación. Además de la translocación de NF-κB al núcleo, sus modificaciones post-traduccionales influyen en su actividad transcripcional, pero además se requieren coactivadores para cambiar la estructura de la cromatina, que regula la accesibilidad de estos factores de transcripción a los promotores de cada gen. La regulación de *IL12A* requiere de un bucle autocrino/paracrino de interferón de tipo I (Goriely et al., 2006; Kollet y Petro, 2006) para convertir al LPS en un estímulo óptimo.

Sin embargo, no hay una explicación mecanística para los altos niveles de *IL23A* provocado por el zimosano. Hay estudios que señalan la participación de otros factores de transcripción, además de c-Rel, como AP1 (Liu et al., 2009), ATF2 y SMAD family (Al-Salleeh y Petro, 2008), CREB y C/EBPβ (Kocieda et al., 2012), CHOP (Goodall et al., 2010), y XBP1 (Wang et al., 2013), pero estos estudios se han llevado a cabo principalmente en células múridas usando como estímulo LPS, virus y TNFα. La participación de CHOP y XBP1 es relevante ya que, junto con ATF6, son los factores de transcripción asociados a la respuesta de proteína mal plegada (UPR) en el estrés de retículo endoplasmático (ERS) y hay estudios que muestran que las moléculas asociadas a la respuesta UPR son elementos de un programa transcripcional controlado por los receptores de inmunidad innata (Claudio et al., 2013). CHOP es un miembro de la familia C/EBP que se activa con la kinasa PERK, la cual fosforila a eIF2α para conducir a una represión global de la traducción de la mayoría de los ARNm celulares y virales para impedir que haya una sobrecarga y un mal plegamiento de proteínas en el retículo endoplasmatico y para bloquear la producción de nuevas proteínas virales y limitar la expansión del virus (Donnelly et al., 2013). Sin embargo, el eIF2α fosforilado permite una traducción más eficiente de los ARNm de ATF4 (Harding et al., 2000) y CHOP (Palam et al., 2011). Si no se consigue la resolución del estrés, la fosforilación prolongada de eIF2α y CHOP desencadenan la apoptosis (He, 2006). En cambio la activación de algunos receptores TLR conduce a la desfosforilación de eIF2B, estimulando fuertemente la actividad de intercambio de guaninas y el reciclaje de eIF2α aunque éste permanezca fosforilado (Woo et al., 2012). El ARNm de *XBP1* se traduce en un factor de transcripción funcional cuando se escinden 26 nucleótidos de un intrón no convencional, que causa un cambio del marco de lectura, por la activación de la ribonucleasa IRE1α, que puede alcanzar un nivel bajo de *splicing* del ARNm de *XBP1* cuando no está fosforilada pero cuando hay estrés de retículo endoplasmático se autofosforila, formando oligómeros con mayor actividad ribonucleasa, y produce una degradación del ARNm localizado en el retículo endoplasmatico conocido como RIDD (*Regulated IRE1-Dependent Decay of mRNA*) en un intento de detener la sobrecarga de proteínas y que puede culminar en apoptosis (Han et al., 2009). La respuesta UPR se ha asociado con el aumento de la producción de IL-23 en la patogenia de la espondiloartritis anquilosante debido a la acumulación de homodímeros de la cadena

14

pesada de HLA-B27 mal plegados en monocitos y linfocitos (Kollnberger et al., 2004; Ciccia et al., 2009). En este estudio se ha llevado a cabo un análisis exhaustivo de los mecanismos involucrados en la regulación transcripcional de *IL23A* en células dendríticas derivadas de monocitos humanos. Los resultados de este estudio han revelado: i) un rol central de ATF2 en la regulación transcripcional de *IL23A* por zimosano, activado por fosforilaciones complementarias de sus Thr71 y 69 dependiente de las kinasas PKA, PKC y las MAPKs, ii) la desaparición nuclear de la proteína CHOP durante la fagocitosis del zimosano y la *Candida* formadora de hifas por las células dendríticas, sugiriendo que la desaparición de CHOP puede ser un mecanismo para preservar las células fagocíticas de la apoptosis dependiente de CHOP durante la invasión fúngica, pero que no está involucrado en la producción de IL-23.

Se ha descrito también el aumento de la producción de IL-23 en la ruta LPS/TLR4 por PGE_2 (Smeekens et al., 2010; Kocieda et al., 2012; Poloso et al., 2013; Kalim y Groettrup 2013), pero estos estudios han revelado resultados diferentes dependiendo del tipo celular y un efecto opuesto de las señales de los receptores de PGE_2 en la expresión de las subunidades IL-12 p40 o IL-23 p19. Mientras hay consenso con respecto al efecto inhibitorio de los receptores de prostanoide E (EP) en la transcripción de *IL12/23B*, la transcripción de *IL23A* puede activarse por señalización de EP, en particular de EP4 (Poloso et al., 2013). Sin embargo, el papel global de la cascada de mediadores lipídicos en la polarización de la respuesta de citocinas no se ha estudiado y puede ser un factor crítico en la respuesta a patrones fúngicos, ya que el zimosano y *Candida* son los estímulos arquetípicos de la generación de eicosanoides en el sistema inmune innato (Suram et al., 2006; Parti et al., 2010; Rodríguez et al., 2014). El β-glucano y los mananos de *Candida* son reconocidos por receptores lectina de tipo C en macrófagos y células dendríticas y activan una cascada de señalización que promueve la fosforilación y la activación dependiente de Ca^{2+} de la fosfolipasa A_2 citosólica (cPLA_2), conduciendo a una producción de eicosanoides que ejercen efectos autocrinos e influencian la expresión de genes involucrados en la defensa inmune (Suram et al., 2013). Por el contrario, el LPS induce un inicio retardado del eicosanoma relacionado con la inducción de enzimas de la ruta ciclooxigenasa (Song et al., 2015). En este estudio se han estudiado los mediadores lipídicos producidos por el zimosano en células dendríticas derivadas de monocitos humanos y su posible papel en la regulación de la transcripción de *IL23A*. Los resultados de este estudio han mostrado una fuerte liberación de ácido araquidónico y su conversión parcial a un gran conjunto de productos de oxidación como PGE_2, 12-HETE, LTB_4, LTE_4; y también la biosíntesis del mediador fosfolipídico 1-hexadecil-2-acetil-*sn*-glicero-3-fosfocolina (factor activador de plaquetas, PAF). La acción combinada de LTB_4, LTE_4 y PAF en sus receptores asociados a proteína G inducen fuertes señales que conducen a la fosforilación de ATF2 y explican su activación y su efecto consiguiente en la activación transcripcional de *IL23A*. Este estudio contribuye a caracterizar el papel de los mediadores lipídicos generados tras la activación de $cPLA_2$ en la inducción de *IL23A*.

Tampoco se conoce bien el mecanismo que ocasiona la represión transcripcional de *IL12A* por los β-glucanos. Estudios recientes han mostrado que el zimosano produce inhibición a través de represores transcripcionales HES1, HEY1, y el correpresor TLE. El zimosano también modula la acetilación de las histonas, bloqueando la accesibilidad de los factores de transcripción al promotor de *IL12A* (Álvarez et al., 2011). Este mecanismo molecular tiene relevancia clínica ya que la inhibición de las interacciones de los bromodominios de las proteínas que activan la transcripción con el mimético de acetil-L-lisina i-BET es una terapia prometedora para la sepsis. De hecho se ha encontrado que i-BET reduce 6,8 veces la transcripción de *IL12A* en macrófagos derivados de médula ósea estimulados con LPS (Nicodeme et al., 2010). Además la remodelación del nucleosoma 2 (Nuc-2) del promotor de *IL12A* es un factor importante en la regulación de este gen en células dendríticas (Goriely et al., 2003). Algunos estudios han sugerido que la regulación de *IL12A* puede depender de reacciones de acetilación/desacetilación en las que participan lisina desacetilasas de clase III (sirtuinas o SIRT) (Schug et al., 2010, Álvarez et al., 2011, Purushotham et al., 2012). Las sirtuinas son una familia de lisina desacetilasas dependientes de NAD^+ que influyen en la estructura de la cromatina y en la función de las proteínas eliminando grupos acetilo. La sirtuina SIRT1, el ortólogo humano de Sir2 en levaduras, cataliza la reacción de desacetilación de proteínas hidrolizando NAD^+ y transfiriendo el acetilo de la lisina al 2'-OH de la ADP-ribosa, generando una proteína con la lisina desacetilada, 2'-O-acetil-ADP-ribosa y nicotinamida. La nicotinamida es un subproducto que actúa como inhibidor con una IC_{50} de 85 µM (Peck et al., 2010), una concentración que sólo puede superarse en los alrededores de SIRT1, generando una retroalimentación negativa (Revollo y Li, 2013). Esta enzima usa exclusivamente NAD^+, actuando como sensor del estado energético de la célula. En la respuesta aguda al LPS se produce transitoriamente glucolisis aerobia (Tannahill et al., 2013), produciéndose un aumento de la concentración de lactato que sirve como marcador de supervivencia de la sepsis (Pierrakos y Vincent, 2010), aunque tardíamente esta respuesta cambia a fosforilación oxidativa (Liu et al., 2012) que conduce a la conocida "tolerancia tardía a la endotoxina" (Liu et al., 2011). Las células mieloides tratadas con β-glucano cambian su metabolismo de fosforilación oxidativa, para producir ATP a partir de la β-oxidación de ácidos grasos (Krawczyk et al., 2010), a glucolisis aerobia, conocido como "metabolismo de Warburg" ya que fue descrito por Warburg et al. (1927) como metabolismo propio de tumores. En la glucolisis aerobia hay un aumento del consumo de glucosa y producción de lactato para regenerar los niveles de NAD^+ y aumentar la producción de acetil-CoA para satisfacer las necesidades metabólicas durante la activación de las células inmunes (Cheng et al., 2014) para producir citocinas proinflamatorias y aumentar la fagocitosis (Zinkernagel et al., 2008). En la glucolisis aerobia también hay una inhibición de la cadena de transporte de electrones para aumentar las concentraciones de ROS por la liberación prematura del anión superóxido (Arnoult et al., 2011). En esta activación de la glucolisis aerobia por β-glucano, se activan los genes implicados en dicha ruta, como la piruvato kinasa (*PKM2*) por el factor de transcripción HIF1α, que es activado a su vez por Dectin-1. Se presenta en la Fig. 9 un esquema del metabolismo de Warburg o glucolisis aerobia.

17

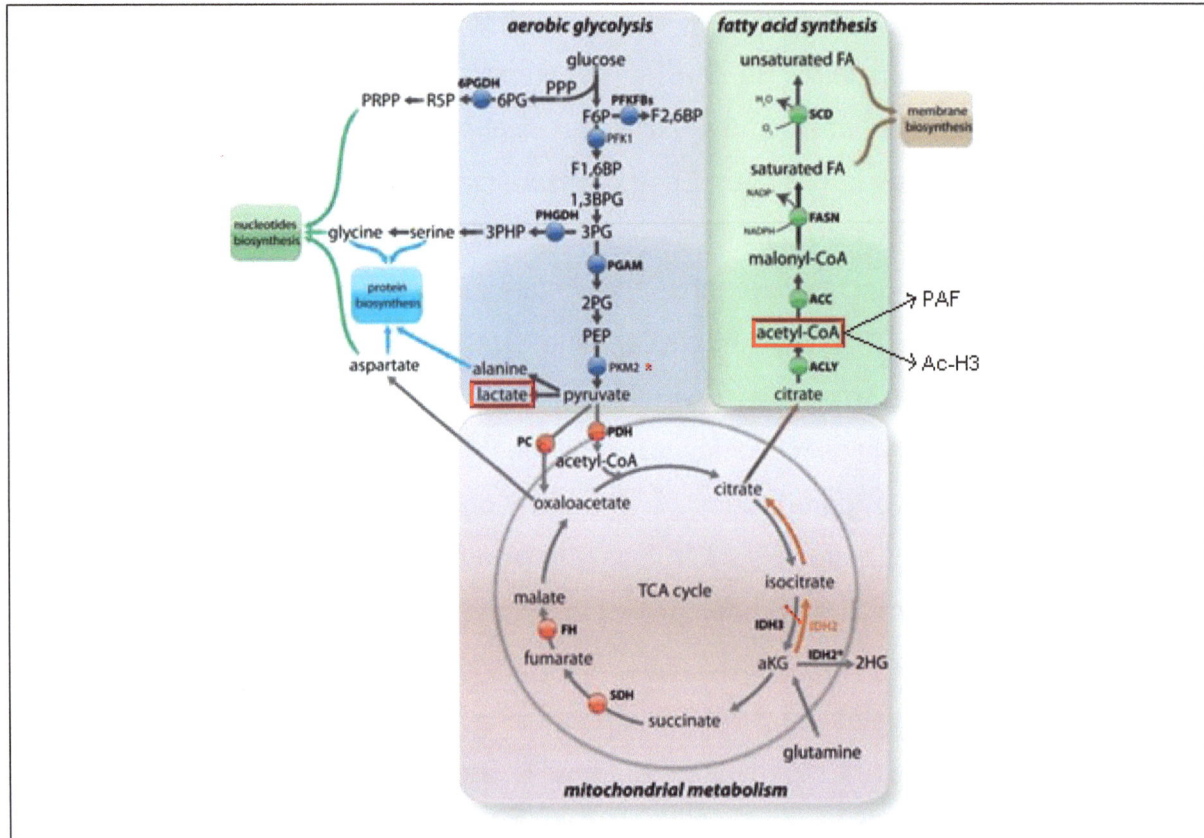

Fig. 9. Metabolismo de Warburg o glucolisis aerobia. Representación esquemática de los 3 componentes principales de la reprogramación metabólica en la que la glucolisis aerobia conduce a la formación de acetil-CoA citosólico para aumentar la síntesis de ácidos grasos para sintetizar membrana y también para la generación del mediador lipídico PAF (*platelet activating factor*) y para la acetilación de las histonas, como la H3. Los círculos sobre las reacciones enzimáticas indican que la enzima está activada en este programa metabólico, como la PKM2 (piruvato kinasa) por el factor HIF1α (asterisco rojo). El ciclo de Krebs está interrumpido por la inhibición de la enzima IDH3 que hace que el α-cetoglutarato (α-KG) que se forme se convierta en citrato a través de IDH2 y por la cataplerosis del citrato que se forma por esta vía o por la condensación del acetil-CoA mitocondrial con el oxalacetato (procedente del piruvato o del succinato). La interrupción del ciclo de Krebs conduce a la formación de lactato para regenerar los coenzimas reducidos en la glucolisis. Imagen modificada de Sciacovelli et al. (2013).

Debido a este cambio metabólico y epigenético, los ratones que han padecido una infección no letal de *Candida albicans* quedan protegidos de la sepsis por *Staphylococcus aureus* (Marakalala et al., 2013). Este fenómeno se conoce actualmente como "entrenamiento o memoria de la inmunidad innata" pero se observó por primera vez en conejos que desarrollaban una necrosis hemorrágica por superproducción de citocinas cuando se les inyectaba por segunda vez endotoxina, una reacción de hipersensibilidad que se conoce como Sanarelli-Shwartzman (Shwartzman,

1928) y posteriormente se describió el efecto contrario en una variante del modelo múrido ZIGI (*Zymosan-induced generalized inflammation*) en el que se inyectaba a los ratones 40 µg de LPS 6 días antes de la inyección de zimosano para prevenir una respuesta excesiva al zimosano y reducir la mortalidad de los ratones por debajo del 30% (Volman et al., 2002). El metabolismo tiene un papel clave en la regulación del sistema inmune innato (Pearce y Everts, 2015) y la manipulación del estado metabólico de las células dendríticas puede usarse para modificar las respuestas inflamatoria e inmune con propósitos terapéuticos (Everts y Pearce, 2014). Los niveles de NAD^+ pueden aumentar por un aumento trancripcional dependiente de AMPK de la enzima que cataliza un paso limitante de la ruta de salvamento de NAD^+ (Cantó et al., 2009), la nicotinamida fosforribosiltransferasa (NamPT) (Imai, 2010) o pueden disminuir por un aumento de la actividad de las enzimas poli-ADP-ribosa polimerasas (PARPs) que tienen una gran afinidad por el NAD^+ (Bai et al., 2011) y cuya función activadora de la transcripción se describe en las revisiones de Kim et al. (2005) y Schreiber et al. (2006).

Además de los niveles de NAD^+ según el estado energético de la célula, la actividad de SIRT1 se regula también por fosforilación de la Ser434 en su dominio desacetilasa por PKA, aumentando su actividad desacetilasa (Gerhart-Hines et al., 2011). SIRT1 reprime la transcripción de algunos genes de la glucolisis y proinflamatorios, como el IFNβ por desacetilación de IRF1 (Yang et al., 2013), y aumenta la lipolisis, biogénesis mitocondrial y autofagia (Liu y McCall, 2013). En la transcripción dependiente de κB, SIRT1 puede actuar en dos niveles de regulación: en la inhibición de la actividad transcripcional de NF-κB (Yeung et al., 2004) y en la represión de la accesibilidad de la cromatina por desacetilación de histonas (Imai et al., 2000; Landry et al., 2000). SIRT1 participa en la regulación de RelA/p65 y tiene un marcado efecto antiinflamatorio en numerosos sistemas (Yeung et al., 2004; Pfluger et al., 2008; Yoshizaki et al., 2009; Yoshizaki et al., 2010). En este estudio se han observado cambios en las concentraciones nucleares de NAD^+, un aumento de la proteína SIRT1 asociada al promotor de *IL12A* y una correlación de la actividad SIRT1 con la inhibición de la transcripción de *IL12A* durante la activación de células dendríticas por zimosano. Tras haber analizado las reacciones de acetilación/desacetilación de las proteínas Rel e histona, se postula que la inhibición de la transcripción de *IL12A* provocada por el

19

zimosano se explica con el incremento de la actividad de SIRT1 junto con un aumento de esta proteína, un aumento de la disposición de su cosustrato NAD^+ y la consiguiente desacetilación de histonas.

MATERIALES Y MÉTODOS

"La experiencia no yerra nunca; sólo nuestros juicios yerran"
Leonardo Da Vinci. "Scienza, principi e regole" en *XIX. Massime Filosofiche* (s. XV)

1. Reactivos

El zimosano y el manano de *Saccharomyces cerevisiae*, el β(1,3)-glucano curdlano de *Alcaligenes faecalis*, la laminarina de *Laminaria digitata*, LPS (lipopolisacárido) de *Escherichia coli*, las bolas de látex carboxiladas, la subunidad catalítica de la proteina kinasa A (PKAc), el inhibidor de la MAPK p38 SB203580, el inhibidor de MEK U0126, el inhibidor de la exportación nuclear dependiente de exportina leptomicina B, el inhibidor de la 5-lipoxigenasa zileuton y el antagonista del receptor del PAF WEB2086 se adquirieron a Sigma Chemical Co. (St. Louis, MO). El zimosano deplecionado se adquirió a InvivoGen (San Diego, CA) o se obtuvo hirviendo zimosano durante 1 hora en 10 M de NaOH, seguido de lavados abundantes. El inhibidor de JNK SP600125, el inhibidor de PKC bisindolilmaleimida I, H89, tunicamicina de *Streptomyces lysosuperficus*, el β(1,6)-glucano pustulano de *Umbilicaria pustulosa* y el inhibidor de cPLA$_2$ derivado de pirrolidina-1 (Cat. No 525143) fueron de Calbiochem (La Jolla, CA). *Candida albicans* (cepa Cek1) fue propocionada por el Dr. Jesús Pla de la Universidad Complutense de Madrid. El α(1,3-1,6)-glucano nigerano de *Aspergillus níger* fue donado por el Dr. Carlos R. Vázquez de Aldana y el Dr. Francisco del Rey del Instituto de Biología Funcional y Genómica de Salamanca. Los inhibidores de la actividad endonucleasa de IRE1α, MKC3946 y MKC8866 (Mimura et al, 2012) fueron donados por el Dr. John Patterson, MannKind Corporation, Valencia, CA. El activador reversible de AMPK A-769662 se adquirió a Tocris Bioscience (Bristol, UK). La histona recombinante H3.3 y las enzimas de restricción BstXI y PshAI fueron de New England BioLabs (Ipswich, MA). El anticuerpo monoclonal anti-P-H3 (S10) (#04187) se obtuvo de Upstate Biotechnology (Lake Placid, NY). Las proteínas recombinantes p300, pCAF y SIRT1 se adquirieron a Active Motif (Carlsbad, CA). El activador selectivo de SIRT1 SRT1720, el antagonista del receptor CysLT1 montelukast, el antagonista del receptor BTL1 U75302 y los estándares deuterados para la espectrometría de masas fueron de Cayman Chemical (Ann Arbor, MI). El inhibidor selectivo de SIRT1 EX-527 y el inhibidor de la 12/15-lipoxygenasa etil-3,4-dihidroxibenzilidencianoacetato (EDC) se adquirieron a Santa Cruz Biotechnology Inc. (Santa Cruz, CA). El inhibidor de PAF acetilhidrolasa (también conocida como *lipoprotein-associated phospholipase* A_2) darapladib fue de Selleckchem. Los cartuchos Strata™ C-18E SPE usados para los extractos lipídicos se obtuvieron de Phenomenex Inc.

a. Preparación de zimosano opsonizado

Se incubaron 3 mg de zimosano con 1 ml de suero humano en un baño a 37°C durante 20 min con agitación. Posteriormente se hicieron 4 lavados con 1 ml de PBS, centrifugando a 9300 g durante 1 min y finalmente se resuspendió, con ayuda del vórtex, en PBS a la concentración de 20 mg/ml

b. Esterificación de sacáridos en bolas de látex (esterificación de Neises-Steglich)

Las bolas de látex carboxiladas se usaron para revestirlas mediante unión covalente con laminarína, manano o LPS usando la esterificación de Neises-Steglich (Neises y Steglich, 1978). Se pesaron 75 mg de DCC (DiCiclohexilCarbodiimida) y 32 mg de DMAP (DiMetilAminoPiridina) y se disolvieron en 2 ml de acetonitrilo. A 2 mg de laminarína, de manano o de LPS se les añadió 1 ml de la disolución anterior y se incubó durante 15 min a temperatura ambiente para "activar" los grupos alcohol de los polisacáridos. Posteriormente se resuspendieron 6×10^8 bolas de látex con cada una de las disoluciones anteriores y se incubó en un agitador orbital a temperatura ambiente durante 3 horas. El esquema de la reacción que tuvo lugar se muestra en la Fig. 10.

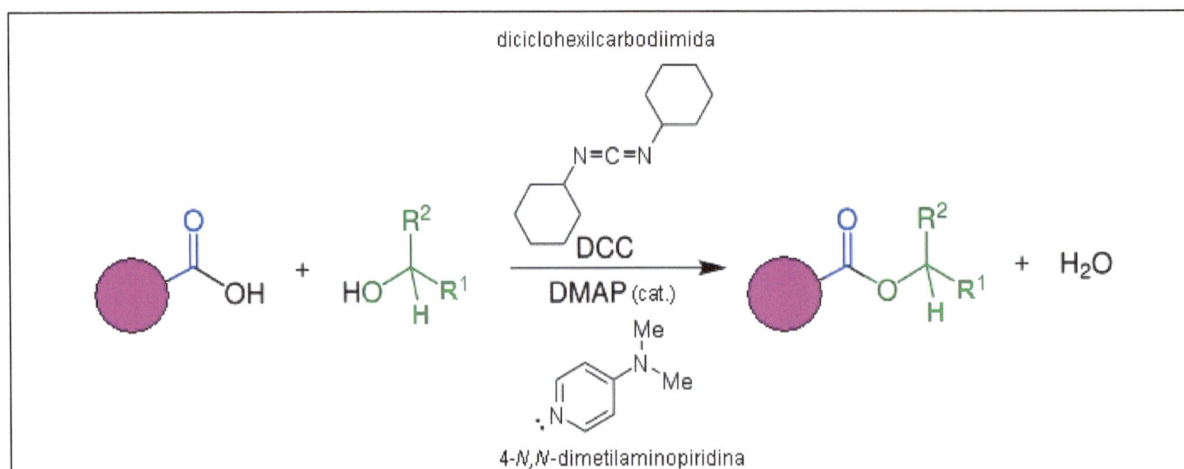

Fig. 10. Esterificación de Neises-Steglich. En color rosa se representan las bolas de látex destacando el grupo carboxilo y en verde un grupo hidroxilo perteneciente a un monosacárido. En esta reacción el nitrógeno nucleófilo de la DMAP desprotona el carboxilo, cargando negativamente un oxígeno que ataca nucleofílicamente a la DCC formando un intermedio O-acilurea. Este grupo carboxilo activado pasa nuevamente al DMAP, donde es atacado nucleofílicamente por el alcohol del monosacárido, generándose el éster y liberándose la DMAP que actúa como catalizador. El equilibrio

está desplazado hacia la formación de producto por la precipitación de éste y del subproducto diciclohexilurea.

Al cabo de este tiempo, se destruyó la carbodiimida sobrante por adición de 250 µl de una disolución de ácido acético 0,5 N. Se centrifugó a 3000 g durante 20 min y se descartó el sobrenadante. Posteriromente se hicieron tres lavados con acetona y un lavado con PBS para eliminar la diciclohexilurea que se formó como subproducto. Las bolas se resuspendieron en 1 ml de PBS y se sonicaron con el sonicador de aguja 10 veces (30s ON / 30s OFF) a máxima potencia (A = 40%) para deshacer los agregados de bolas. Finalmente, se volvió a centrifugar a 3000 g durante 20 min, se resuspendieron las bolas en 375 µl de PBS estéril y se guardaron a 4°C para su empleo al día siguiente como estímulo.

c. Síntesis de AAD (3-Aminopiridina-A-Dinucleótido) por reacción de Schmidt

La 3-Aminopiridina Adenina Dinucleotido (AAD), un análogo de NAD^+ que aumenta la concentración celular de NAD^+ inhibiendo las deshidrogenasas (Fisher el al, 1973), se sintetizó con 39 mM de Ácido Nicotínico Adenina Dinucleótido (NAAD) y 0,25% de azida sódica en presencia de 1M de ácido sulfúrico, como se describe en Palmere y Conley (1970), en un volumen final de 193 µl. Se incubó a 37°C durante 90 min, para permitir las reacciones que se detallan en la Fig. 11.

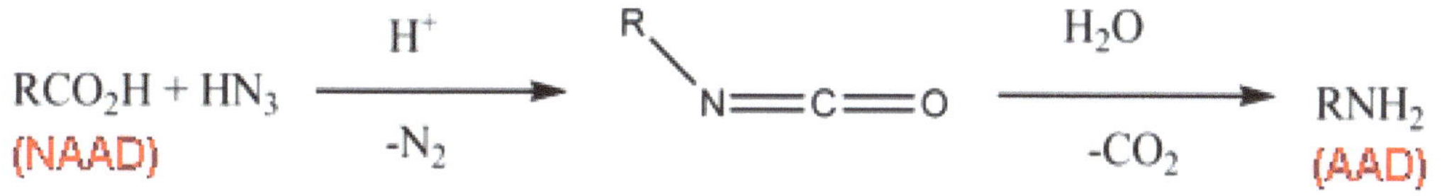

Fig. 11. Reacción de Schmidt. En medio ácido por la presencia de ácido sulfúrico 1M, se protona el carboxilo del Ácido Nicotínico Adenina Dinucleótico (NAAD) y la azida sódica generando ácido hidrazoico que ataca nucleofílicamente el carboxilo generándose un intermedio isocianato y liberándose gas nitrógeno. El intermedio isocianato al protonarse es atacado nucleofílicamente por una molécula de agua generándose un intermedio carbamato que se descarboxila, generando una amina, en este caso la 3-Aminopiridina Adenina Dinucleótido (AAD). El equilibrio está desplazado hacia la formación de producto por la liberación de los gases nitrógeno y CO_2.

Terminada la reacción se añadieron 57 µl NaOH 5M para neutralizar el H_2SO_4 sobrante.

Con esta reacción se obtuvieron 250 µl de una disolución acuosa de AAD 30 mM.

2. Obtención de células dendríticas y macrófagos de concentrados leucoplaquetarios (*Buffy coats*)

Ambos tipos de células se obtuvieron de monocitos humanos recogidos de concentrados leucoplaquetarios (*Buffy coats*) proporcionados por el Centro de Hemoterapia y Hemodonación de Castilla y León en citrato tamponado (CPD). Los concentrados leucoplaquetarios pertenecían a donantes sanos de grupo sanguíneo 0. Estos concentrados se diluyeron a la mitad con PBS y se añadieron 30 ml de este preparado sobre 15 ml de Ficoll (polímero sintético de sacarosa). Posteriormente se centrifugó a 485 g durante 30 min sin freno y se obtuvieron las capas que se detallan en la Fig. 12.

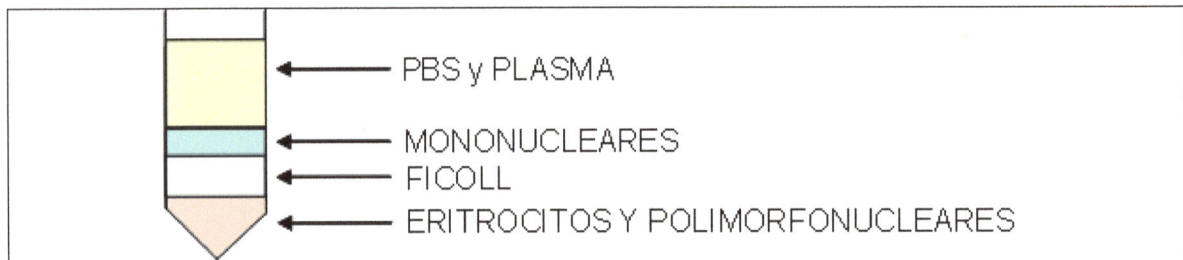

Fig. 12. Esquema de las diferentes fases obtenidas con centrifugación con Ficoll. De las diferentes fases que se obtienen con Ficoll, se recogió la fase de mononucleares con cuidado de no recoger la fase de Ficoll para evitar recoger también la capa de plaquetas que se encuentra en la interfase Ficoll-mononucleares.

Se recogieron en cada tubo cónico Falcon 2 anillos de mononucleares, que se lavaron con PBS hasta 50 ml para lavarlos por centrifugación a 300 g durante 10 min con freno.

a. Obtención de células dendríticas

Posteriormente se resuspendió el pellet celular en OptiPrep (Iodixanol 60%) y se añadieron 7 ml de Ficoll y 20 ml de solución δ=1.065 gr/ml (compuesta por EDTA 1 mM + 0,5% de BSA + OptiPrep 33% en HBS) y finalmente 1 ml de HBS (HEPES 10mM + 0,8% NaCl a pH 7,4). Esta centrifugación en gradiente de densidad se llevó a cabo a 485 g durante 25 min sin freno. Tras esta centrifugación se formaron las capas que se detallan en la Fig. 13.

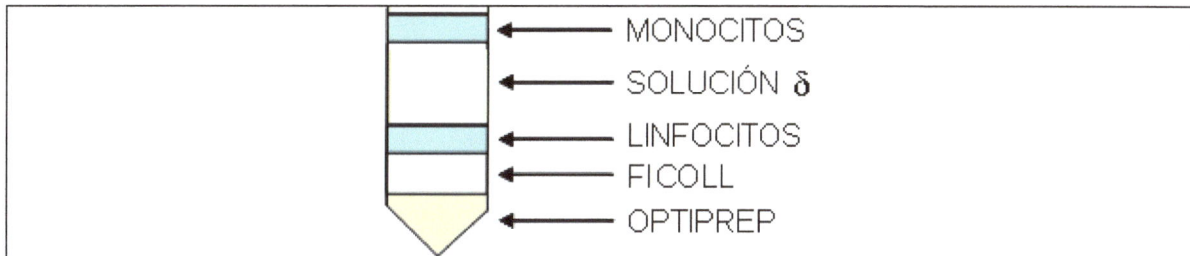

Fig. 13. Esquema de las diferentes fases obtenidas con centrifugación con Optiprep, Ficoll y solución δ. De las diferentes fases que se obtienen en esta centrifugación con gradiente de densidades, se recogió la fase de monocitos con cuidado de no recoger la fase de solución δ que separa la fase de monocitos de la de linfocitos.

Se recogieron 2 anillos de monocitos en un tubo cónico Falcon y se lavaron con PBS mediante centrifugación a 300 g durante 5 min con freno. Tras finalizar los lavados, se hizo el recuento del número total de células y se distribuyeron en placas en medio RPMI 1640 suplementado con FBS al 10%, 1% glutamina y penicilina/estreptomicina. Transcurridas dos horas, se eliminó el medio con las células no adheridas y se inició el proceso de diferenciación a células dendríticas como se describe en Valera et al. (2008) mediante la adición de GM-CSF (800 U/ml) e IL-4 (500 U/ml) durante 5 días. La diferenciación se comprobó por inmunofluorescencia con citometría de flujo de CD40, CD80, CD83, CD86, CD11b, CD11c y receptores lectina de tipo C. Las células dendríticas derivadas de monocitos *in vitro* comparten los mismos marcadores que las células dendríticas inflamatorias y las IDECs: CD14$^+$ CD11b (Greter el al. 2012, León et al. 2007), CD206/Receptor de manosa (Wollenberg et al 2002; Segura et al. 2009), CD172a (Greter et al. 2012) y FcεRI (Hammad et al 2010). También son HLA-DR$^+$ CD11c$^+$ BDCA1$^+$ CD1a$^+$ (Guttman-Yassky et al. 2007). En la Fig. 14 se muestran fotomicrografías de monocitos y células dendríticas.

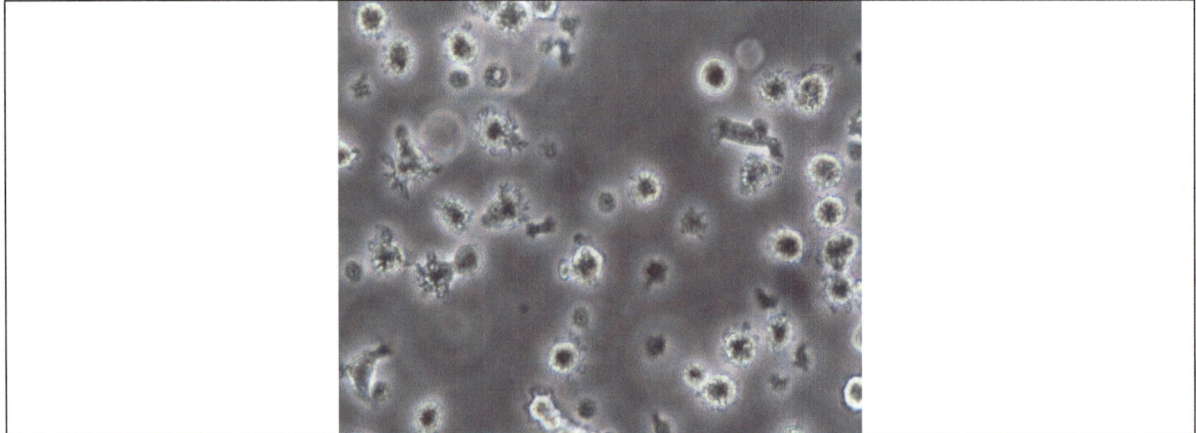

Fig. 14. Fotomicrografía de células dendríticas diferenciadas a los 5 días. Se observan las numerosas dendritas que emiten y hace que se denominen células dendríticas, frente a la forma esférica de los monocitos.

b. Obtención de macrófagos

Tras aislamiento similar al descrito para las células dendríticas, la diferenciación se hizo mediante cultivo en medio suplementado con suero humano inactivado al 5%. A los 3 días se hizo un lavado con PBS y se añadió medio fresco. A los 7 días ya alcanzaron su diferenciación a macrófagos, como se puede observar en la fotomicrografía de la Fig. 15.

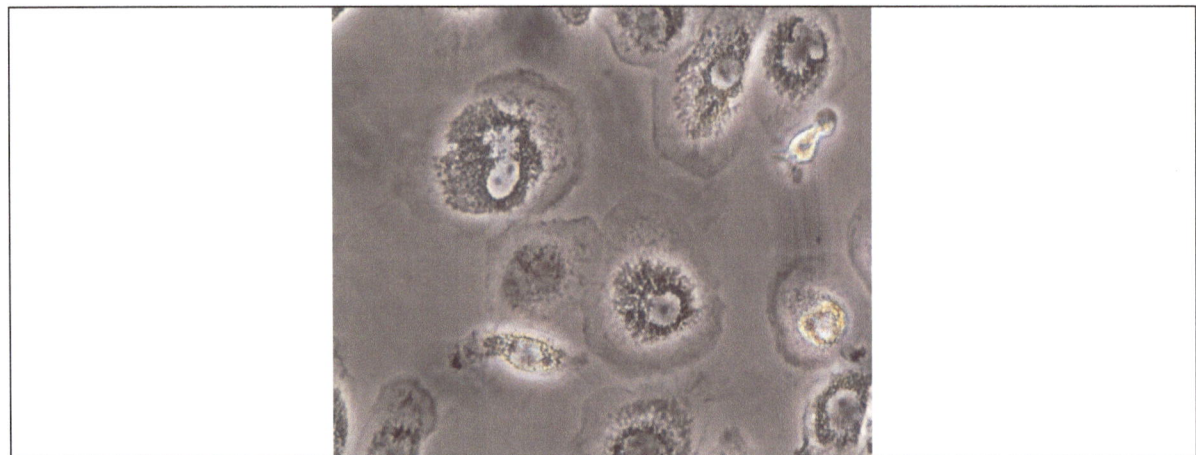

Fig. 15. Fotomicrografía de macrófagos diferenciados a los 7 días. Se observa la típica forma de "huevo frito" de los macrófagos tras diferenciar monocitos (con forma esférica) durante 7 días.

3. Estudio de los mecanismos de regulación transcripcional a nivel del promotor (ADN)

a. Inmunoprecipitación de cromatina (ChIP)

Se llevaron a cabo con los anticuerpos contra ATF2 (Santa Cruz sc-6233), P-Thr71-ATF2 (Cell Signaling # 9221), P-Thr69-ATF2 (Abcam ab28848), ATF4 (Santa Cruz sc-200), ATF6, C/EBPβ (Santa Cruz sc-150), CHOP (Santa Cruz sc-793), CREB (Santa Cruz sc-186), P-CREB (Ser133, Millipore # 06-519), XBP1 (BioLegend # 647501), anti-SIRT1 (Santa Cruz sc-15404) y anti-SIRT6 de Abcam plc (Cambridge, UK). Tras la estimulación, se lavaron 20×10^6 de células por condición 2 veces con PBS y se fijaron con 1% de formaldehído durante 15 min a temperatura ambiente, para permitir la reacción que se muestra en la Fig. 16.

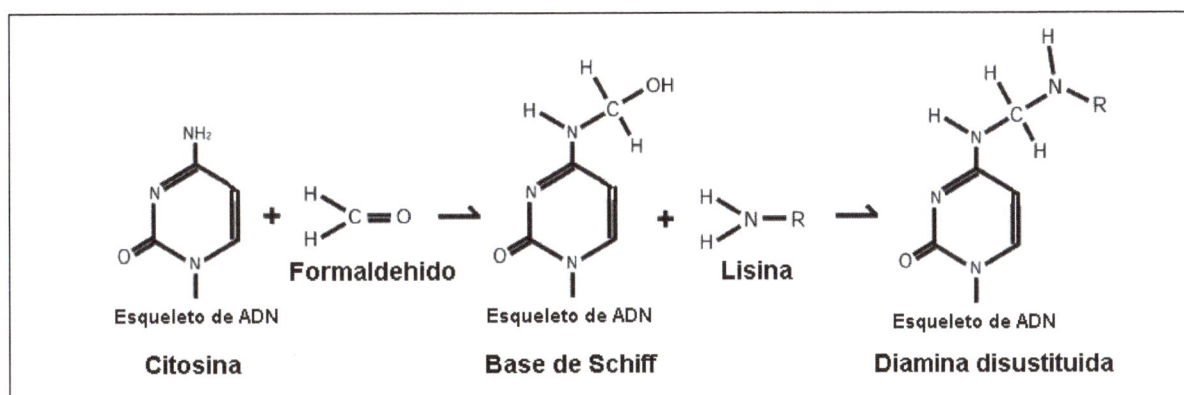

Fig. 16. Reacción de entrecruzamiento del formaldehído. El formaldehído ataca electrofílicamente el grupo amino de una citosina del ADN formando inicialmente una base de Schiff. Posteriormente una segunda amina de una lisina de las proteínas ataca nucleofílicamente a la base de Schiff condensando en una diamina disustituida que mantiene unida covalentemente la proteína al ADN.

La reacción de entrecruzamiento se paró consumiendo el formaldehído sobrante con 0,125 M de glicina. Las células se recogieron por microcentrifugación a 300 g durante 5 min, se lavaron con 5 ml de PBS frío, se resuspendieron en 3 ml de tampón de lisis con alta concentración de sal (*Buffer Lysis High Salt*) y se incubaron durante 30 min en hielo. Se centrifugó a 590 g durante 5 min y se lavó el precipitado con 1 ml de PBS frío. El precipitado se congeló en nitrógeno líquido y se guardó a -80ºC. Posteriormente, el precipitado se resuspendió en 300 µl de *Buffer Lysis High Salt* y la sonicación de la cromatina se llevó a cabo en un Bioruptor de Diagenode (Liege, Bélgica) con 6 tandas de 5 min cada una (30 s ON - 30 s OFF). Posteriormente se centrifugó a 9300 g durante 15 min a 4ºC para obtener la cromatina fragmentada en el sobrenadante. Se añadieron 600 µl de la solución de cromatina sobre 50 µl de bolas de agarosa con Proteína A/G PLUS durante una hora a 4ºC bajo rotación continua. Tras retirar las bolas, se incubaron 10 µg de anticuerpo por condición durante toda la noche a 4ºC. Posteriormente se añadieron 50 µl de bolas de agarosa con Proteína A/G y se incubaron durante 2 horas a 4ºC en un agitador orbital. Las bolas se recogieron por centrifugación a 13400 g durante 1 min y se lavaron dos veces con 800 µl de *Buffer Lysis High Salt*, otras 2 veces con 800 µl de tampón de lavado (que contiene LiCl 0.25M, NP40 1%, Deoxicolato 1%, EDTA 1mM, Tris-HCl 10mM a pH 8,1) y finalmente se añadieron 400 µl de tampón de elución. Los enlaces cruzados se revirtieron calentando a 68ºC durante 2 horas y se aisló el ADN inmunoprecipitado por extracción con 400 µl de fenol/cloroformo/isoamilalcohol. Se centrifugó a 14000 g durante 3 min, se recogió la fase acuosa y se precipitó el ADN por adición de 40 µl de acetato sódico 3M y 1 ml de etanol absoluto durante toda la noche a -20ºC. Se centrifugó a 14000 g durante 25 min a 4ºC, se lavó con etanol al 70% mediante centrifugación a 14000 g durante 10 min, y se resuspendió el ADN en 30 µl de H_2O miliQ. Finalmente con el ADN extraído se hizo una PCR cuantitativa (qPCR) como se describe posteriormente con las siguientes secuencias de oligos:

IL23A X2-Box/TRE S: 5´-CTCTAGCCACAGCAACCACA-3'

IL23A X2-Box/TRE AS: 5´-GCCCGCCCTTTATACCAGCA-3'

IL23A CHOP-C/EBP proximal S: 5´-AGAACTCCTGGGCTTCCTAGCCAT-3'

IL23A CHOP-C/EBP proximal AS: 5´-GGCCTCATTCTGACGTCATCCA-3'

IL23A CHOP-C/EBP distal S: 5´-TAACGGTTTAGGCCCAGCTGAC-3'

IL23A CHOP-C/EBP distal AS: 5´-TGTTGCGTGGCAGGAACTACA-3'

IL23A C/EBPβ S: 5´-TTCCCAGTTCTCCAAGTTCC-3'

IL23A C/EBPβ AS: 5´-TTGATTCCTACCTGATGCCC-3'

IL23A CRE S: 5´-AGACCTCCATTCAGGACAAG-3'

IL23A CRE AS: 5´-TCGAAGACGTCAGAATGAGG-3'

IL23A ATF2 S: 5´-CATTGCAAACAGCTCACCAT-3'

IL23A ATF2 AS: 5´-ATTTCCTCACTTCCTCCTGC-3'

IL12A control S: 5´-GCGAACATTTCGCTTTCATT-3´

IL12A control AS: 5´-ACTTTCCCGGGACTCTGGT-3´

PTGS2 promoter S: 5'-CTGGGTTTCCGATTTTCTCA-3'

PTGS2 promoter AS: 5'-CCCATGTGACGAAATGACTG-3'

Se usó un anticuerpo irrelevante (IgG de suero humano, ref. I4506 de Sigma) y las secuencias del promotor de *IL12A* como control de la especificidad de la unión. Los resultados se expresan como porcentaje del *input*.

b.   Reconstitución de nucleosomas y ChIP secuencial

El nucleosoma se reconstituyó *in vitro* usando el EpiMark™ Nucleosome Assembly kit (New England Biolabs) de acuerdo con el protocolo de ensamblaje por diluciones. Con este propósito, se mezclaron 25 pmoles de una secuencia de ADN amplificada por PCR que contiene un sitio κB del promotor de *IL12A* con 50 pmoles de dímeros de histona H2A/H2B humana recombinante purificada y 25 pmoles de tetrámeros de histona H3.1/H4 en 1,5 M de NaCl. Se incubó 30 min a temperatura ambiente y la concentración de sal se fue diluyendo con buffer hipotónico (Tris 10 mM, pH 8) hasta alcanzar una concentración de NaCl de 187,5 mM, lo que permite que cada tetrámero de histona se asocie con dos dímeros de histona para formar el octámero de histona con el ADN. Los nucleosomas reconstituidos se sometieron a ensayos de fosforilación con 20 ng de PKA y/o acetilación con 300 ng de pCAF antes de realizar las reacciones de unión del nucleosoma con 0,5 ug de los factores de transcripción c-Rel y RelA en PBS con 30 μM de garcinol y 10 μM de H89 durante 1 hora a temperatura ambiente. Para evaluar la unión de las proteínas Rel al nucleosoma, se realizó ChIP secuencial fijando primero con 1% de formaldehído durante 15 min, parando la reacción con 0,125 M de glicina durante 5 min. Posteriormente se añadieron anticuerpo anti-histona H3 y bolas de proteína A/G y se mantuvo la incubación durante 2 h. Se centrifugó durante 30 s a 4000 g y el inmunoprecipitado se disolvió en 100 μl de 10 mM DTT para separar las cadenas del anticuerpo. Se volvió a centrifugar durante 30 s a 4000 g para retirar las bolas y el sobrenadante se diluyó con PBS para que la concentración final de DTT fuera 40 veces menor. Posteriormente se hizo un nuevo ChIP con el anticuerpo que reconoce el dominio N-terminal de c-Rel y RelA/p65 e incubación durante la noche en un agitador orbital. Tras una nueva ronda de inmunoprecipitacion, se incubó con bolas de G sefarosa durante 2 h, se centrifugó a 590 g durante 5 min, se lavó 4 veces con tampón de lavado, se eluyó en 400 μl de tampón de elución de Santa Cruz 2 horas a 65ºC, se recogió el sobrenadante y se purificó el ADN con fenol/cloroformo/isoamilalcohol, recogiendo la fase acuosa. El ADN se precipitó añadiendo 40 μl de acetato sódico 3 M y

1 ml de etanol absoluto durante toda la noche a -20ºC. Tras un lavado con etanol al 70%, se resuspendió en 10 µl de H_2O miliQ y se llevó a cabo una PCR cuantitativa a tiempo real con 5 µl de muestra y los oligos Nuc-1 del promotor de *IL12A*.

c.   Ensayo "*pull down*"

El ensayo de "*pull down*" del RHD de c-Rel se llevó a cabo con sondas biotiniladas del sitio κB proximal del promotor *IL12A* humano (Sentido: 5`-GAGTCCCGGGAAAGTCCTGCCGCGC-3´ y antisentido 5´-GCGCGCAGGACTTTCCCGGGACTC-3´) y proteínas recombinantes acetiladas *in vitro* con p300 o sin tratar. Las reacciones de unión se llevaron a cabo con 5 µg de sonda hibridada, 100 µl de bolas de estreptavidina-agarosa, 96 µl de tampón de lisina acetiltransferasas 5×, y diferentes concentraciones de c-Rel recombinantes en un volumen final de 500 µl. La incubación se llevo a cabo durante una hora a temperatura ambiente en un agitador orbital. Las muestras se centrifugaron a 5000 × *g* en una microcentrífuga durante 30 s, y el precipitado se lavó 4 veces con PBS. Las muestras precipitadas se hirvieron 5 min en 50 µl de tampón Laemmli y se desarrollaron en SDS/PAGE al 12%. Las proteínas se transfirieron a membranas de nitrocelulosa y las proteínas se identificaron con anticuerpos que reconocen el dominio N-terminal de c-Rel y con anti-Ac-Lys.

d.   Ensayo de Accesibilidad de la Cromatina (ChA) medido por RT-qPCR (ChA-RT-PCR)

Para cuantificar la remodelación de los nucleosomas del promotor de *IL12A* la accesibilidad de cromatina se midió por PCR cuantitativa a tiempo real. Se resuspendieron 5×10^6 células dendríticas en 1 ml de tampón de lisis frio (10 mM Tris-HCl, 15 mM NaCl, 3 mM $MgCl_2$, 0.5% Nonidet P-40, 0,15 mM espermina y 0,5 mM espermidina, pH 7'5) y se incubaron en hielo durante 5 min. La suspensión se centrifugo para precipitar los núcleos y se resuspendió en un tampón adecuado para la digestión por nucleasas de acuerdo con las instrucciones del fabricante (*New England Biolabs*): Los núcleos se digirieron con 50 unidades de BstXI o 50 unidades de PshAI durante una hora a 37 ºC. Tras tratar con 0,1 mg/ml de RNasa A, las reacciones se pararon por tratamiento con 1 mg/ml de proteinasa K toda la noche a 37 °C. El ADN genómico se extrajo con fenol/cloroformo y se usaron 150 ng de ADN genómico para hacer la PCR cuantitativa a tiempo real con *SYBR green* con duplicado de muestras. El Nuc-1 y Nuc-2 del promotor *IL12A* contienen sitios de restricción para las enzimas PshAI (localizado en el nucleótido −69) y BstXI (localizado en el nucleótido −298). El incremento en la accesibilidad de la cromatina resulta en un aumento de la digestión del ADN por las enzimas y por tanto en una amplificación reducida en la PCR cuantitativa. Para normalizar la cantidad de ADN, cada muestra se analizó con oligos para el promotor de la ciclooxigenasa-2 (*PTGS2*), una secuencia única en el genoma que no es digerida por las enzimas de restricción usadas en los ensayos. Los resultados se expresan como porcentaje de la muestra sin digerir de cada condición usando la formula $(Nt_{no\,E} - Nt_E/Nt_{no\,E}) \times 100\%$, con $Nt = 2^{Ct(primer\,Pr\,ptgs)\,-\,Ct(primer\,Nuc)}$. La secuencia de los oligos son:

Nuc-1 *IL12A* promoter S: 5'-TAATCCGAAAGCGCCGCAAGC-3'

Nuc-1 *IL12A* promoter AS: 5'-ACACATGCTGAGCCGGCACTG-3'

Nuc-2 *IL12A* promoter S: 5-CGGGGCGGGGTAGCTTAGACA-3'

Nuc-2 *IL12A* promoter AS: 5'-CCTCCAGCTCGGCCCAAAATGAA-3'

4. Estudios de transcripción del ARN mensajero

a. PCR cuantitativa a tiempo real (RT-qPCR)

Las células se centrifugaron a 300 g durante 5 min y el precipitado se resuspendió en 1 ml de TRIzol (que contiene fenol saturado de agua e isotiocianato de guanidinio) y se centrifugó a 12000 g durante 10 min a 4°C para eliminar los restos celulares. El sobrenadante se recogió sin apurar y se añadieron 200 µl de cloroformo. Tras agitación, la solución se mantuvo durante 3 min a temperatura ambiente y se centrifugó a 12000 g durante 15 min a 4°C para separar la fase orgánica (con cloroformo y fenol) de la fase acuosa. Se recogió la fase acuosa sin apurar y se añadieron 250 µl de isopropanol y 250 µl de una disolución 0,8 M de citrato sódico y 1,2 M NaCl. Se incubó 10 min a temperatura ambiente con agitación ocasional y se centrifugó a 12000 g durante 10 min a 4°C para precipitar el ARN. Se resuspendió el precipitado de ARN por inversión en 1 ml de etanol al 75% (en H_2O DEPC) y se dejó precipitar a -20°C durante toda la noche. Posteriormente, se centrifugó a 7600 g durante 5 min a 4°C, se descartó el sobrenadante y se lavó nuevamente el precipitado con 1 ml de etanol al 75%. Tras secado del precipitado, se añadieron 12 µl de H_2O DEPC. Se valoró la cantidad de ARN con el Nanodrop y se calentaron 3 µg de ARN de cada muestra durante 10 min a 68°C. Posteriormente se incubaron en tampón de retrotranscripción (50 mM Tris-HCl, 75 mM KCl, 3 mM MgCl$_2$, 10 mM DTT, 1 mM dNTPs, 15 ng/µl de oligos N6 y 1 U/µl de RNAsin, pH 8'3) con 10 U/µl de la retrotranscriptasa del virus de la Leucemia Murina de Moloney (M-MLV) durante 1h a 37°C.

En una placa de 96 pocillos se añadió a cada uno 1,5 µl de la muestra anterior y 23,5 µl de la *master mix* de *SYBR green* con 200 nM de los oligos correspondientes. Se usó la *GAPDH* como gen de expresión constitutivo para valorar la abundancia relativa de los diferentes ARNm usando el método comparativo de los ciclos umbrales. Las condiciones del termociclador fueron 5 min a 95°C (*hot start*), 45 ciclos de 95°C durante 15 s (desnaturalización del ADN), 60°C durante 20 s (anillamiento de oligos) y 72°C durante 5 s. (elongación a una velocidad de 400 pb/s). Las secuencias de los oligos son:

ALOX12 S: 5´-CACCATGGAAATCAACACCC-3´

ALOX12 AS: 5´-GTGCTCACTGCCTTATCAAA-3´

ALOX15 S: 5´-CTTGCTCTGACCACACCAGA-3´

ALOX15 AS: 5´-GCTGGGGCCAAACTATATGA-3

ATF2 S: 5´-CATTGCAAACAGCTCACCAT-3´

ATF2 AS: 5´-ATTTCCTCACTTCCTCCTGC-3´

CHOP S: 5´-GCAGAGATGGCAGCTGAGTC-3'

CHOP AS: 5´-AGCCAAGCCAGAGAAGCAGGGT-3'

CSF2 S: 5'-GGCTAAAGTTCTCTGGAGGAT-3'

CSF2 AS: 5'- ACTGTTTCATTCATCTCAGCAG-3

IL10 S: 5´-GAGAACAGCTGCACCCACTT-3´

IL10 AS: 5´-GGCCTTGCTCTTGTTTTCAC-3´

IL12/23B S: 5`-CATGGGCCTTCATGCTATTT-3`

IL12/23B AS: 5`-TTTGCATTGTCAGGTTTCCA-3

IL23A S: 5'-CATGGGCCTTCATGCTATTT-3'

IL23A AS: 5'-TTTGCATTGTCAGGTTTCCA-3'

LPCAT1 S: 5´-GCTGGCTTTCAAGATGTACG-3´

LPCAT1 AS: 5´-TCAATGGCTCGGAATAGGTC-3´

LPCAT2 S: 5´-TTGCTTCCAATTCGTGTCTTATT-3´

LPCAT2 AS: 5´-ATCCCATTGAAAAGAACATAGCA-3´

LPCAT3 S: 5´-CAGGGAGAGCTGATTGACAT-3´

LPCAT3 AS: 5´-CAGAAGGGGTGGTTGTCATA-3´

GAPDH S: 5´-GTCAGTGGTGGACCTGACCT-3´

GAPDH AS: 5´-AGGGGAGATTCAGTGTGGTG-3´

PTGS2 S: 5'-CAATTGTCATACGACTTGCA-3'

PTGS2 AS: 5'- GTGGGAACAGCAAGGATTTG-3'

SIRT1 S: 5'-GCAGATTAGTAGGCGGCTTG-3'

SIRT1 AS: 5'-TCTGGCATGTCCCACTAT-3'.

TNFA S: 5'-GTTGTAGCAAACCCTCAA-3'

TNFA AS: 5'-TTGAAGAGGACCTGGGA-3'

XBP1 S: 5´-TAAGACAGCGCTTGGGGATGGA-3'

SXBP1 AS: 5´-CTGCACCTGCTGCGGACTCA-3'

b. Análisis por PCR del *splicing* de *XBP1*

El ARNm extraído con TRIzol/cloroformo se precipitó con isopropanol y se retrotranscribió como se describe para las reacciones de RT-PCR. Una vez obtenido el cDNA, se añadieron 3 µl de muestra en 22 µl del tampón de reacción (20 mM Tris-HCl, 50 mM KCl, 1'5 mM $MgCl_2$, 100 µM dNTPs, pH 8'4) con 50 U/ml de Taq y 500 nM de los oligos que abarcan las regiones sin *splicing* (*XBP1* S: 5`-TAAGACAGCGCTTGGGGATGGA-3´ y *XBP1* AS: 5´-ATACCGCCAGAATCCATGGGGA-3´). Las condiciones del termociclador fueron 40 ciclos de 95°C durante 30 s (desnaturalización del ADN), 57,1°C (5°C menos que la temperatura de fusión de los oligos) durante 45 s (anillamiento de oligos) y 72°C durante 1 min (elongación a una velocidad de 10 pb/s) Para detectar correctamente la forma con o sin *splicing* y la banda heterodúplex se llevó a cabo una electroforesis en un gel de agarosa al 3%. Se usó el gen constitutivo *GAPDH* como control de carga. Cuando el propósito del experimento era la cuantificación del *splicing*, se llevó a cabo una RT-qPCR como se describe anteriormente usando un oligo antisentido que anilla sobre la unión de *splicing* (*sXBP1* AS: 5´-CTGCACCTGCTGCGGACTCA-3´).

c.   Protocolo de nucleofección (*knock down*)

Las células dendríticas se transfectaron con el kit nucleofector de células dendríticas humanas Amaxa™ usando el programa U-002 del sistema *Amaxa Nucleofector II*. En cada transfección se usaron 2 x 10^6 de células y 0,07 nmol de una mezcla de 4 siRNAs llamada *ON-TARGET plus* para ATF2 humano (5´-GAGAAGAGCAGCUAACGAA-3´, 5´-CAUGGUAGCGGAUUGGUUA-3´, 5´-GGAAGUACCAUUGGCACAA-3´, 5´-UGAGGAGCCUUCUGUUGUA-3´) o para siRNAs sin diana (5´-UGGUUUACAUGUCGACUAA-3´, 5´-UGGUUUACAUGUUGUGUGA-3´, 5´-UGGUUUACAUGUUUUCUGA-3´, 5´-UGGUUUACAUGUUUUCCUA-3´), en 0,1 ml de solución de nucleofector para células dendríticas humanas (que contiene 147 mM de KH$_2$PO$_4$, 24 mM de NaHCO$_3$, 3'7 mM de glucosa, 242 µM de ATP y 393 µM de MgCl$_2$, pH 7'4). Las células dendríticas se nucleofectaron al tercer día de la diferenciación y se usaron 12 x 10^6 de células por condición para realizar los experimentos 2 días después.

5. Estudios de metabolitos

a.   Extracción de NAD$^+$ y ensayo cíclico colorimétrico

Las concentraciones de NAD$^+$ intracelular se determinaron con un ensayo enzimático cíclico (Van Gool et al., 2009). 15–30 × 10^6 de células dendríticas se precipitaron, se lavaron con PBS, y se lisaron con 400 µl de medio hipotónico. Las células no lisadas se eliminaron por centrifugación y los núcleos se precipitaron y resuspendieron en medio hipertónico (20 mM Hepes, 25% glicerol, 0,5 M NaCl, 1,5 mM MgCl$_2$, 0,5 mM EDTA, 50 mM NaF, 5 µg/ml leupeptina, y 0,5 mM PMSF, pH 7'9) durante 10 min en hielo. La cromatina se precipitó a 90.000 *g* durante 30 min. Los citosoles y los extractos nucleares se trataron con 250 mM de HCl durante 20 min para destruir el NADH (Lowry et al., 1961) y posteriormente se neutralizó por adición de 250 mM de NaOH. Las muestras se mezclaron con tampón de ciclación que contiene 125 mM Tris-HCl, 1,25 mM de metosulfato de fenazina (PMS), 0,625 mM de azul de tiazolilo/bromuro de metiltiazolildifenil-tetrazolio (MADT) y 15 unidades de alcohol deshidrogenasa, pH 8'8. La absorbancia o densidad óptica a 570 nm se midió como blanco y se iniciaron las reacciones cíclicas añadiendo 20 µl de etanol 6 M (Fig. 17)

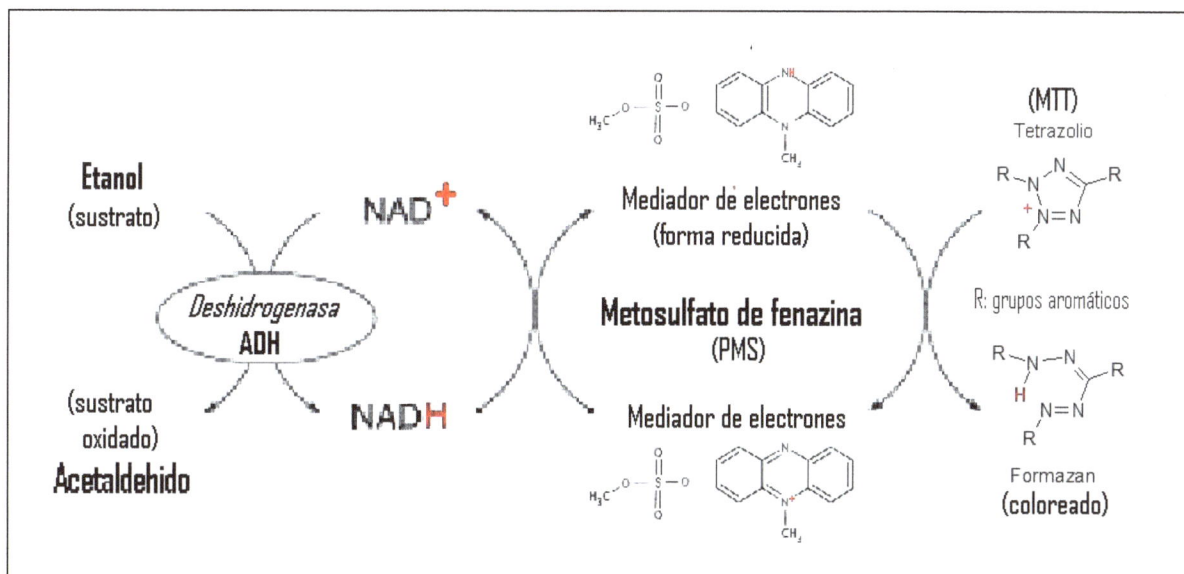

Fig. 17. Ensayo cíclico colorimétrico del NAD. Cuando se añade el etanol comienza la reacción llevada a cabo por la enzima alcohol deshidrogenasa que transfiere el hidrógeno del etanol al NAD^+, generando respectivamente acetaldehído y NADH. El NAD^+ se regenera transfiriendo el hidrógeno del NADH al PMS que actúa como catalizador y lo transfiere a su vez a la sal de tetrazolio que se reduce generando formazán, un compuesto coloreado cuyo pico de absorción es a 570 nm.

Las muestras se incubaron a 37 °C y las absorbancias se midieron a 5, 10, 15 y 20 min usando un lector de placas de ELISA. Los valores del blanco se restaron de todas las $A_{570\ nm}$ para analizar su concentración. Los niveles de NAD^+ de las muestras se calcularon con una recta estándar de diluciones seriadas conocidas de NAD^+. Los valores de NAD^+ se normalizaron frente a los niveles de proteína y se presentan como nmol NAD^+/mg proteína comparado con el control.

b. **Ensayo de mediadores lipídicos por cromatografía líquida de ultra-rendimiento de fase inversa (UPLC) y espectrometría de masas con ESIQ/TOF (*electrospray ionization quadrupole / time-of-flight*)**

Los estudios iniciales se llevaron a cabo con 15×10^6 de células dendríticas por condición en medio RPMI en presencia de citocinas y sin rojo fenol para imitar casi exactamente las condiciones experimentales de los demás ensayos. Por ese motivo el suero fetal bovino no se retiró del medio. Puesto a que los resultados iniciales sugerían que la presencia de suero podría afectar la detección de leucotrienos y PAF debido a la presencia de enzimas inactivadoras, se llevaron a cabo experimentos adicionales usando RPMI sin suero suplementado con 0,25% de BSA deslipidada o 0,1% de BSA estándar. Los estándares deuterados se añadieron tras recoger los sobrenadantes después de haber realizado dos centrifugaciones de 5 min a 300 g a 4ºC para retirar las células y a 840 g para retirar las partículas de zimosano. Los lípidos se extrajeron por adición de etanol (15% final) y tras centrifugar a 1210 g durante 5 min para retirar las proteínas precipitadas. El medio se aplicó en cartuchos StrataTM C-18E SPE y se eluyó con metanol. El residuo lipídico se evaporó a sequedad en un SpeedVac y se conservó bajo atmósfera de N_2. Previamente a la cromatografía los lípidos se disolvieron en 40 µl de solvente A (8,3 mM de ácido acético tamponado a pH 5,7 con hidróxido amónico) y 20 µl de solvente B (acetonitrilo/metanol 65:35, v/v). Se usaron dos gradientes diferentes para mejorar la detección de los compuestos. Se inyectó una alícuota de 7,5 µl de cada muestra en el sistema cromatográfico. La separación se llevó a cabo con el sistema Acquity™ UPLC (Waters, Manchester, UK) equipado con una columna Acquity UPLC® BEH C18, 1,7 µm, 2,1×100 mm (Waters). La columna cromatográfica se dirigió hacia una fuente de ionización por electrospray de un espectrómetro de masas SYNAPT HDMS G2 (Waters). El análisis de los espectros de masas se realizó en modo "ión negativo", un método que permite la detección de analitos a baja energía (escaneo completo) o alta energía (energía de colisión) con una fragmentación parcial del ión. El espectrómetro de masas funcionó en modo sensibilidad con un umbral de 5 ppm para masa residual máxima RMS. Se usó formiato de sodio para la calibración y leucina-encefalina (m/z 554,2615) como referencia de la precisión de masa. Para la cuantificación, se usaron estándares externos de PGE_2, PGD_2, LTB_4, 12-HETE, PAF C16:0, PAF C18:0 y AA para obtener la recta de regresión de las áreas de los picos cromatográficos para cada concentración de cada compuesto. Todos los compuestos se identificaron inyectando estándares cuya masa coincidía exactamente junto con el patrón de fragmentación observado en la función de alta energía. Los iones con m/z 351,217, m/z 335,222, m/z 319,22 y m/z 303,233 obtenidos en la función de baja energía, se usaron para la cuantificación de PGE_2, LTB_4, 12-HETE y AA respectivamente, mientras que el fragmento de ión de m/z 315.196 se usó para la cuantificación de PGD_2. Para el ensayo de PAF, se usó la extracción *Bligh and Dyer* (Bligh y Dyer 1959) en la que se añaden a 1 ml de sobrenadante 3,7 ml de cloroformo/metanol 1:2 y posteriormente se añaden 1,25 ml de cloroformo y 1,25 ml de agua miliQ. Se vorteó para romper las fases, se extrajo la fase de cloroformo y se llevó a cabo una cromatografía con un flujo de 0,35 ml/min usando el gradiente siguiente: inicial, 100% A; 1 min, 100% A; 2,5 min, 20% A; 4 min, 20% A; 5,5 min, 0,1% A; 8,0 min, 0,1% A; 10 min, 100% A, y se mantuvo isocrático (mismo solvente) durante 2 min para recuperar la presión inicial antes de la siguiente inyección. Los solventes fueron (A) metanol/agua/ácido fórmico (50:50:0.5, v/v/v) y (B) metanol/acetonitrilo/ácido fórmico (59:40:0.5, v/v/v), ambos con 5 mM de formiato de amonio. Se inyectó 7,5 µl del extracto. Los parámetros del espectrómetro de masas se ajustaron de la siguiente manera: capilaridad, 0,9 kV; cono de muestra, 18 V; temperatura de la fuente, 90°C; temperatura de desolvatación, 320°C; cono de gas, 45 l/h; y gas de desolvatación, 900 l/h. Los datos se adquirieron con el programa MassLynx a una velocidad de 5 escaneos/s dentro del rango 0-12 min y 100-1200 Da m/z para la función de baja energía, y 50-900 Da m/z para la función de alta energía (método MSE, energía de colisión de la trampa 30 V), con ionización en modo positivo (ESI+). El PAF se detectó y cuantificó como el ión [M+H]+ m/z 524.3711 para el PAF C16:0 y m/z 552.4024 para el PAF C18:0.

c.   Ensayo colorimétrico de punto final de acetil-CoA

Se llevó a cabo con un ensayo enzimático de punto final (Morgunov y Schrerer 1998). 15×10^6 de células dendríticas se precipitaron a 450 g durante 5 min, se lavaron en 1 ml de PBS frío y se lisaron en 400 µl de medio hipotónico (5 mM Hepes, 1,5 mM $MgCl_2$, 10 mM KCl, 0,5% NP40, 50 mM NaF, 5 µg/ml leupeptin y 0,1 mM PMSF, pH 7'9) durante 10 min en hielo. Los niveles de proteína se determinaron por espectrofotometría UV y las muestras de 20 µl se mezclaron con 170 µl de tampón de reacción que contiene 100 mM Tris/HCl, 100 µM DTNB, (ácido ditiobisnitrobenzoico o reactivo de Ellman), 1 mg/ml BSA y 5 U de citrato sintasa recombinante, pH 8'1. Se midió la absorbancia o densidad óptica a 412 nm como blanco y se inició la reacción añadiendo 10 µl de ácido oxalacético 10 mM (Fig. 18). Las muestras se incubaron a 37°C y la absorbancia se midió con un lector de placas de ELISA tras 5 min de reacción a 412 nm (amarillo), que es la absorbancia del ácido tionitrobenzoico.

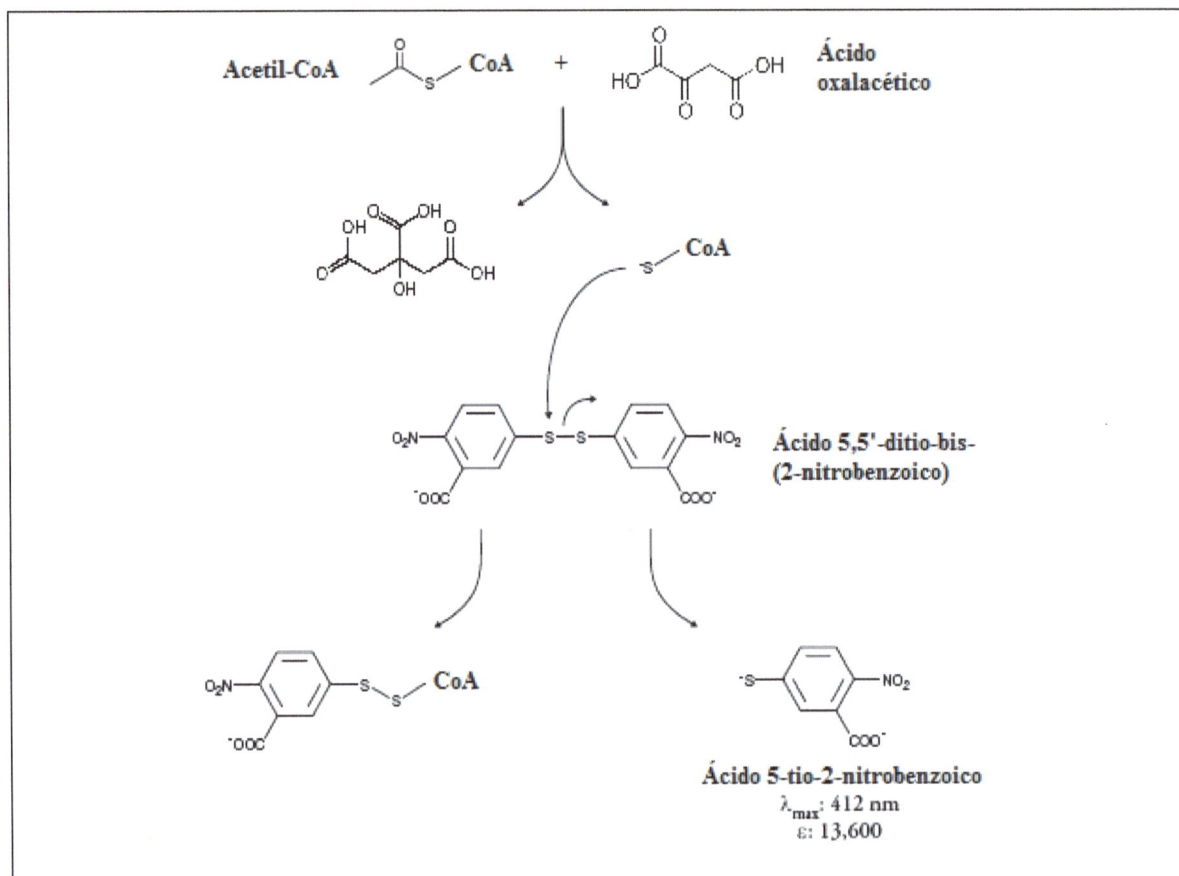

Fig. 18. Reacción catalizada por la citrato sintasa. El acetil-CoA se valora añadiendo el cosustrato ácido oxalácetico (OAA) para que la citrato sintasa produzca ácido cítrico con la liberación de coenzima A que tiene 1 grupo tiol. El grupo tiol ataca nucleofílicamente el enlace disulfuro del ácido ditiobisnitrobenzoico, liberándose el ácido tionitrobenzoico que puede determinarse espectrofotométricamente por su absorbancia a 412 nm.

d. Ensayos de ELISA competitivos de leucotrienos LTB$_4$ y LTE$_4$

Se recogieron los sobrenadantes de 5 x 10^6 de células dendríticas por condición mediante 2 centrifugaciones de 5 min a 300 g para retirar las células y a 840 g para retirar las partículas de zimosano. Los lípidos se extrajeron de los sobrenadantes con 15% de etanol tras centrifugar a 1210 g durante 5 min para retirar las proteínas precipitadas. Tras elución con metanol en cartuchos StrataTM C-18E SPE, el extracto lipídico se evaporó a sequedad en un SpeedVac y se resuspendió en 250 µl de tampón EIA.

En una placa de ELISA se dejaron los 2 primeros pocillos de blanco, los 2 siguientes de unión no específica, donde se añadieron 50 µl de trazador (leucotrieno unido a acetilcolinesterasa) en 100 µl de tampón EIA, los 2 siguientes de unión máxima, donde se añadieron 50 µl de trazador y 50 µl de antisuero anti-leucotrieno en 50 µl de tampón

EIA. En los 8 siguientes se añadieron los estándares del leucotrieno que se prepararon por dilución seriada de una concentración stock conocida (5 ng/ml de LTB$_4$ y 10 ng/ml de LTE$_4$) y finalmente se añadieron por duplicado 50 µl de las muestras eluidas en tampón EIA junto con 50 µl de trazador y otros 50 µl de antisuero. Posteriormente se cubrió la placa con una película y se incubó 18 horas a temperatura ambiente en el caso del LTE$_4$ o a 4ªC en el caso del LTB$_4$. Se lavaron 5 veces todos los pocillos con tampón de lavado (que contiene Polisorbato 20) y luego se revelaron los pocillos añadiendo 200 µl de reactivo de Ellman, ácido ditiobisnitrobenzoico con acetiltiocolina, y en los 2 pocillos de actividad total se añadieron 5 µl de trazador. Se puso la película sobre la placa con papel de aluminio para protegerlo de la luz y se incubó una hora en el caso del LTE$_4$ y 1,5 horas en el caso del LTB$_4$, para que se desarrollara la reacción que se detalla en la Fig. 19.

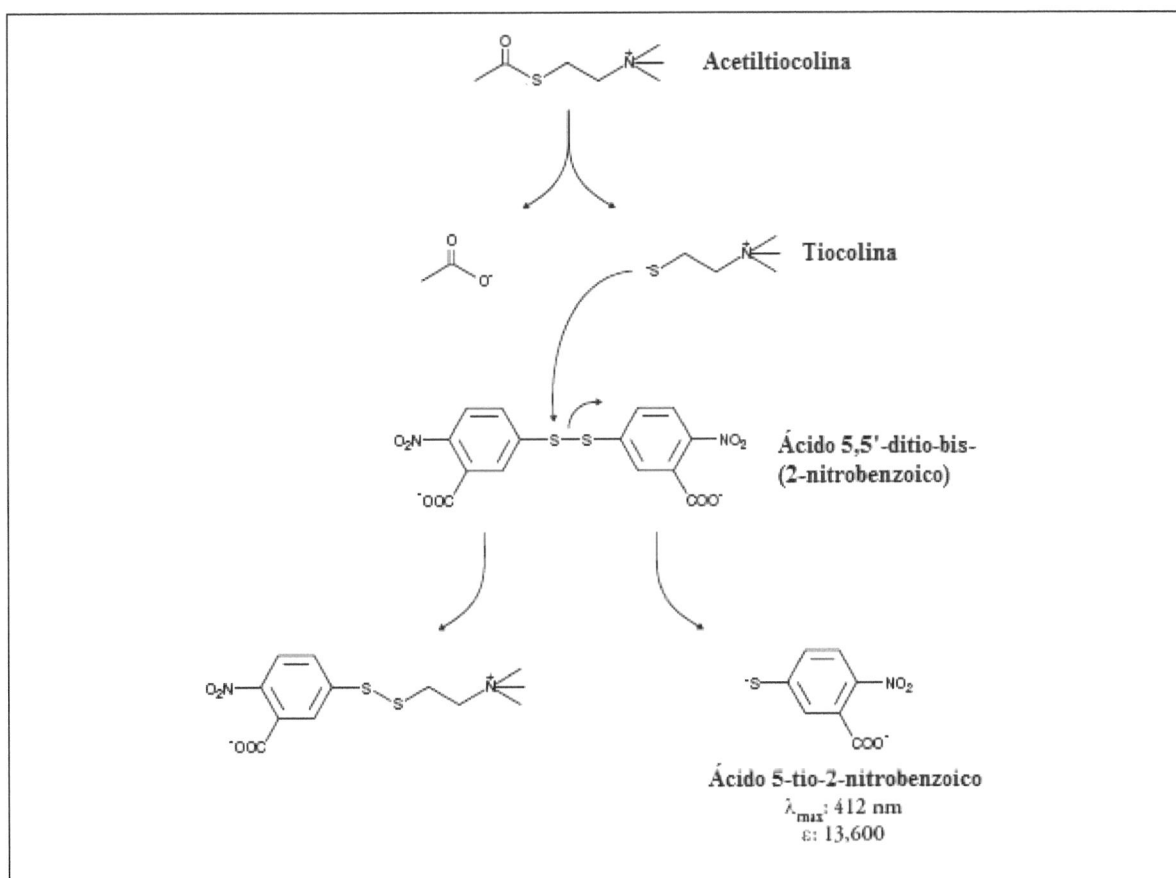

Fig. 19. Reacción catalizada por la acetilcolinesterasa. El leucotrieno se valora de forma inversamente proporcional a la cantidad de acetilcolinesterasa que hay unida en el pocillo. Se añade acetiltiocolina y la acetilcolinesterasa libera la tiocolina del acetilo, que tiene 1 grupo tiol. Él grupo tiol ataca nucleofílicamente el enlace disulfuro del acido ditiobisnitrobenzoico, liberándose el ácido tionitrobenzoico que puede determinarse espectrofotométricamente por su absorbancia a 412 nm.

Se retiró la película cuidadosamente y se leyó la placa a una longitud de onda de 412 nm (amarillo), que es a la que absorbe el ácido tionitrobenzoico. Cuanto más leucotrieno esté presente en la muestra, menos trazador se habrá unido al pocillo y presentará menor color amarillo. En la Fig. 20 se muestra el esquema de todo el proceso.

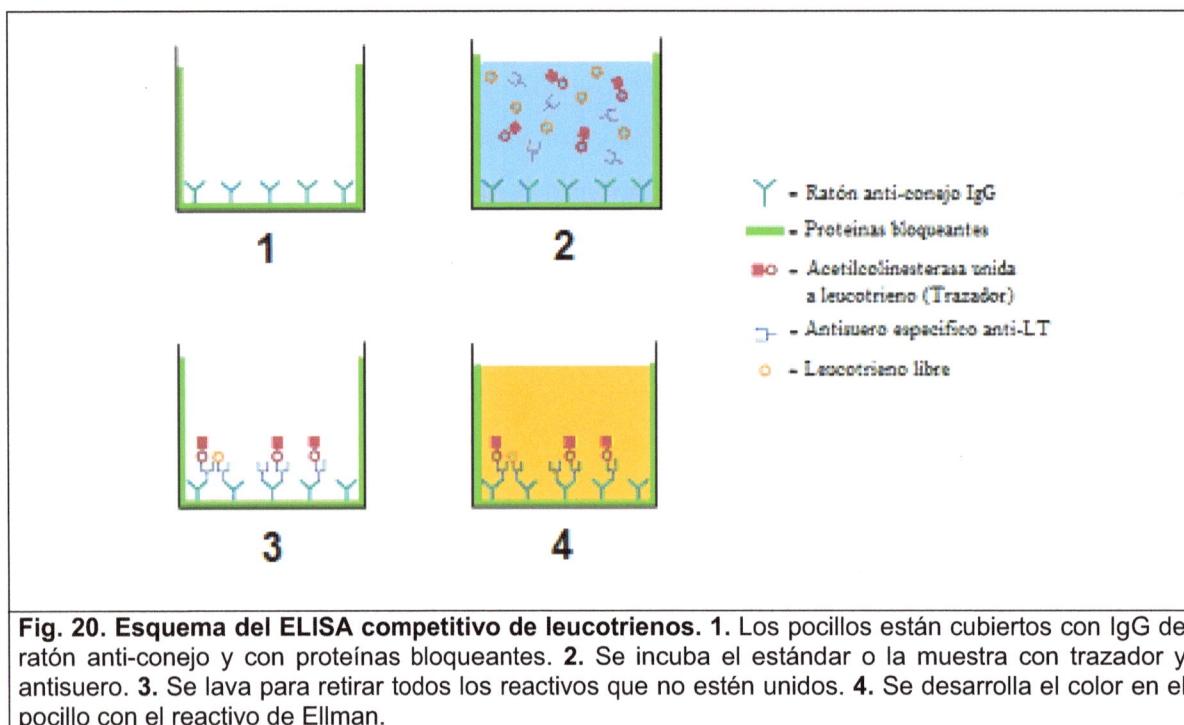

Fig. 20. Esquema del ELISA competitivo de leucotrienos. 1. Los pocillos están cubiertos con IgG de ratón anti-conejo y con proteínas bloqueantes. **2.** Se incuba el estándar o la muestra con trazador y antisuero. **3.** Se lava para retirar todos los reactivos que no estén unidos. **4.** Se desarrolla el color en el pocillo con el reactivo de Ellman.

A las lecturas de absorbancia debe sustraerse la absorbancia del blanco y posteriormente la absorbancia de los pocillos de unión inespecífica, obteniéndose los valores B. Se toma como lectura válida cuando la absorbancia de los pocillos de unión máxima menos la absorbancia de los pocillos de unión inespecífica, llamado valor B0, haya alcanzado el mínimo de 0,3. Finalmente se divide cada valor B entre el valor B0 y mediante regresión del valor B/B0 se obtiene la concentración en pg/ml.

e. Ensayo de actividad de LPCATs y ALOXs en microsomas *in vitro*

Se distribuyeron 30 x 10^6 de células dendríticas en dos tubos. Uno de ellos se estimuló con 1 mg/ml de zimosano y el otro se mantuvo como control. La incubación se mantuvo durante 15 min en un agitador a 37°C. La estimulación se paró mediante adición de 15 ml de 100 mM Tris-HCl pH 7,4 frío y se centrifugó 5 min a 300 g para precipitar las células. Se descartó el sobrenadante y se resuspendió el precipitado en 3 ml de 100 mM Tris-HCl pH 7,4 con 0,2 μM de $CaCl_2$. En ese tampón se sonicó dos veces durante 30 s ON / 30 s OFF con el sonicador de aguja al 30% para obtener microsomas. Posteriormente se repartió cada ml en un tubo de cristal para la realización de la medida de las actividades LPCATs y ALOXs en presencia de 20 μM de 1-hexadecil-2-lisoglicero-3-fosfocolina (liso-PAF C16:0) y 100 μM de acetil-CoA, en presencia o ausencia de 100 μM de araquidonil-CoA. Las muestras se incubaron en un baño con agitación a 37°C durante 30 min y se paró la reacción enzimática añadiendo 3,7 ml de cloroformo/metanol 1:2 según el protocolo de *Bligh and Dyer* (1959). La extracción se continuó añadiendo 1,25 ml de cloroformo y 1,25 ml de agua miliQ y se vorteó para romper las fases. Se recogió la fase orgánica, se secó bajo corriente de N_2 y se analizaron los lípidos mediante UPLC y espectrometría de masas. En la Fig. 21 se muestra un esquema de todo el proceso.

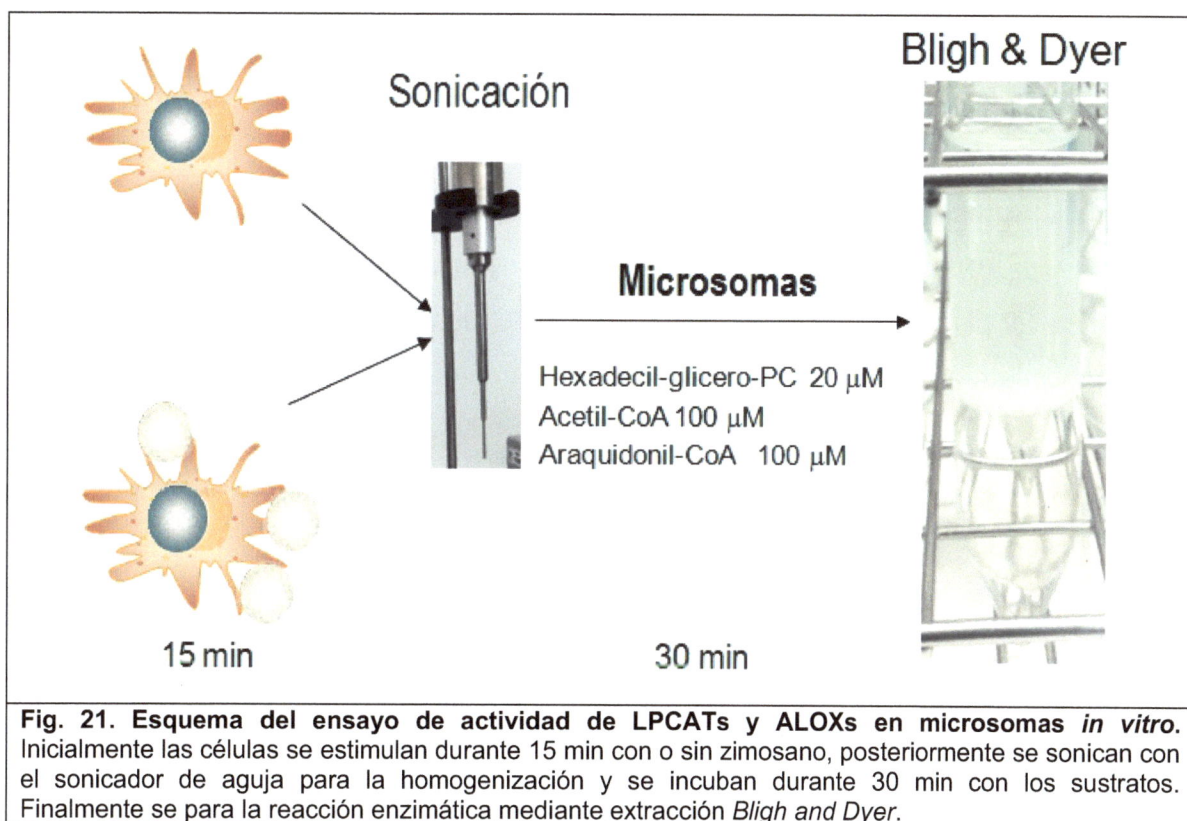

Fig. 21. Esquema del ensayo de actividad de LPCATs y ALOXs en microsomas *in vitro*. Inicialmente las células se estimulan durante 15 min con o sin zimosano, posteriormente se sonican con el sonicador de aguja para la homogenización y se incuban durante 30 min con los sustratos. Finalmente se para la reacción enzimática mediante extracción *Bligh and Dyer*.

6. Estudios de expresión y análisis de proteínas

a. Expresión de las proteínas de la familia Rel humanas

El constructo con el cDNA de c-Rel completo fue proporcionado por el Dr. Tse-Ha Tan (Baylor College of Medicine, Houston, TX). El dominio de homología de Rel (RHD) del c-Rel humano (aa 1–309) se construyó con PCR del constructo anterior con PfuUltra II Fusion HS DNA polymerase (Agilent Technologies, Santa Clara, CA) por su alta fidelidad y rapidez (30s/Kb). La reacción se realizó con 50 ng de *template*, buffer 10x (2,5 µl), 5 ng de cada *primer*, 2,5 mM dNTPs, 0,5 µl de PfuUltra en un volumen de 25 µl completado con agua. Las condiciones del termociclador fueron las siguientes: 5 min de desnaturalización a 94°C; 40 ciclos de 30 s de desnaturalización a 94°C, 30 s de anillamiento a 65°C y 30 s de elongación a 72°C; y 10 min de extensión final a 72°C. A los 50 µl de producto de PCR eluído del dominio RHD de c-Rel, se añadieron solución de BSA 10x (7 µl), buffer 3 10x (New England BioLabs, 50 mM Tris-HCl, 10 mM $MgCl_2$, 1 mM DTT, 100 mM NaCl (7 µl), 1 µl de NotI y de SalI y 4 µl de H_2O miliQ para completar un volumen de 70 µl. La digestión se realizó durante la noche a 37°C. Por otro lado se digirieron 3 µg del plásmido pET28a inicialmente con NotI (puesto que ambas enzimas interfieren por la proximidad de los sitios de restricción en la secuencia *polylinker* y NotI carece de la actividad exonucleasa presente en SalI) añadiendo: 2 µl de solución de BSA, 2 µl de "*buffer 3*" 10x, 1 µl de NotI y H_2O miliQ para completar un volumen de 20 µl. La incubación se mantuvo a 37°C durante la noche. Posteriormente la mezcla de la reacción se cargó en un gel de agarosa 0,5% a 90V para comprobar si se había producido la digestión y purificar la banda mediante extracción con *GFX PCR DNA & Gel Band Purification Kit* en 50 µl de H_2O miliQ. Al producto extraído se añadieron 7 µl de BSA 10x, 7 µl de buffer 3 10x, 1 µl de NotI y SalI y 4 µl de H_2O miliQ para llegar hasta 70 µl y se incubó una hora a 37°C. Tras las respectivas digestiones se purificaron los insertos y el plásmido. Para determinar la proporción a la que se encuentran el plásmido y el inserto, y poder definir las condiciones de la reacción de ligadura, se corrieron en un gel de agarosa al 0,5% 2 µl de cada preparación. El inserto deberá estar en exceso respecto del plásmido para evitar el reanillamiento y la reacción no debe hacerse en un volumen superior a 8 µl (normalmente los insertos suelen estar más concentrados que el plásmido así que se suele añadir 3 µl de cada uno). La muestra se completó con un 1 µl de buffer 10x y 1 µl de ligasa de T4, y H_2O miliQ hasta 10 µl. La incubación se realizó durante la noche a 19ºC para ligar los productos de PCR en fase al *tag* de histidina N-terminal usando sitios Sall-NotI del vector pET-28a. El pCMV4 con la secuencia de RelA humano se obtuvo de Addgene, y la secuencia codificante se ligo en fase al *tag* de histidina N-terminal de igual manera usando sitios HindIII-NotI de un vector pET-28a. pGEX-GSTp65$^{12–317}$ y pGEX-GSTp65$^{12–317(S276C)}$ fueron de las colecciones de BCCM/LMBP (Gent, Belgium).

Posteriormente se transformaron por choque térmico bacterias de la cepa de *E. coli* XL1-Blue que es deficiente en endonucleasa, lo que mejora la calidad de las *miniprep*, y es deficiente en recombinasa, lo que mejora la estabilidad del inserto. Además tiene el gen *lacI* (represor) para *screening* por color si se transforma con un plásmido que tenga el gen de la β-galactosidasa. En dos tubos cónicos Falcon de 15 ml se añadieron 100 µl de XL1-Blue y todo el producto de la ligación y se mantuvo durante 30 min en hielo. El choque térmico se realizó incubando, inicialmente, a 42ºC durante 45s y, posteriormente, durante 2 min en hielo. Se añadieron 800 µl de LB y se mantuvo a 37ºC en un baño durante una hora, aproximadamente. Aprovechando que al cabo de ese tiempo las bacterias han sedimentado, se descartaron 700 µl de medio y se tomaron los 150 µl en los que se resuspendió el precipitado. La suspensión bacteriana se plaqueó en una placa de Agar-LB con 0.03 mg/ml de kanamicina y se mantuvieron en una estufa a 37ºC durante la noche. Las colonias bacterianas obtenidas se recogieron en un volumen de 5 µl y se mezclaron con 5 µl de medio de PCR que contenía un oligo sentido de T7 y el oligo antisentido de c-Rel. La PCR se hizo en el termociclador con el programa: 5 min a 94ºC; 40 ciclos de 30 s a 94ºC, 30 s a 52ºC y 72ºC 1 min; 10 min de extensión final a 72ºC. Posteriormente se corrieron todas las muestras en un gel de agarosa 1% a 90V para comprobar en cuáles aparecía la banda correspondiente a la amplificación del inserto. En tubos universales se dispensaron 6 ml de LB y 18 µl de kanamicina 10 mg/ml para obtener la concentración final de 0,03 mg/ml, a los que se añadieron las correspondientes alícuotas de bacterias. Los tubos se dejaron entreabiertos y se incubaron durante la noche en un agitador orbital a 37ºC y 240 rpm. Al día siguiente se centrifugaron los tubos 10 min a 2310 g y 4ºC, y se purificaron los plásmidos con *plasmidPrep Mini Spin Kit* de *Illustra* mediante elución en 50 µl de agua miliQ. Posteriormente se valoraron las muestras con el *Nanodrop* para determinar la concentración de cada elución y proceder a su secuenciación para confirmar la presencia del inserto adecuado.

Las proteínas recombinantes se expresaron en la cepa de *Escherichia coli* BL21 (DE3) que es una cepa lisogénica de la cepa B que naturalmente carece de proteasas y cuyo profago λ contiene una ARN polimerasa de T7 inducible bajo control del promotor *lac*. En dos tubos cónicos Falcon de 15 ml se añadieron 100 µl de BL-21 y 1 µl del respectivo plásmido y se dejó 5 min en hielo. Después se realizó el choque térmico, inicialmente 45 s a 42°C y, posteriormente 2 min en hielo. Se añadieron 800 µl de LB y se mantuvo a 37°C en un baño termostatizado durante una hora para su recuperación metabólica y descartar el sobrenadante. El precipitado bacteriano se plaqueó en Agar-LB con 0,03 mg/ml de kanamicina y se mantuvo en una estufa a 37°C durante la noche. En tubos universales se añadieron 5 ml de LB y 15 µl de kanamicina 10 mg/ml. Se picaron dos colonias en su tubo correspondiente, se dejaron los tubos entreabiertos y se incubaron durante la noche en el agitador orbital a 37°C y 240 rpm. Al día siguiente, se añadieron a dos Erlenmeyer de 500 ml autoclavados, 250 ml de LB con 750 µl de kanamicina (0,03 mg/ml concentración final) y el contenido de los tubos universales. Se procedió a incubar durante tres horas en el agitador orbital a 37°C y 240 rpm para promover el crecimiento de las bacterias. Posteriormente se añadió IPTG (IsoPropil-β-D-TioGalactósido, inductor no metabolizable del operón *lac*) 1 M en una proporción 1:1000 (255 µl para una concentración final de 1 mM) y se mantuvo la incubación durante 5 horas más en el agitador orbital a 30°C (para detener su crecimiento) y 240 rpm para inducir la síntesis de la ARN polimerasa de T7 y, en consecuencia, la síntesis de la proteína. Finalmente se añadió todo el contenido a tubos de centrífuga grandes y se centrifugó a 5525 g durante 10 min a 4°C. El precipitado se conservó a -80°C hasta el momento de extraer la proteína. Las proteínas con colas de His se purificaron con bolas de níquel, para ello se resuspendió cada precipitado con 25 ml de buffer de unión (20 mM de Tris-HCl pH 7'9, 500 mM de NaCl y 5 mM de imidazol) y se pasó a tubos cónicos Falcon, a los que se añadieron 200 µl de PMSF 0,1 M (Cf = 0,8 mM) para inhibir las proteasas que se pudieran liberar de las bacterias. Se sonicó en hielo con el sonicador de aguja 12 veces en ciclos de 30s *on*/30s *off* a máxima potencia (A: 30%), se añadieron 5 ml de NP40 10% y se mantuvo la mezcla 10 min a 4°C. Se tomaron 20 µl (esta fracción se denomina **TL)** y la preparación se transfirió a tubos de centrífuga y se centrifugó a 22100 g durante 30 min a 4°C. Mientras se centrifugaba, se lavaron las bolas de Ni tres veces con 400 μl de agua y dos veces con buffer de unión. El sobrenadante resultante de la centrifugación del lisado bacteriano se decantó en un tubo cónico Falcon y se tomaron 20 μl del sobrenadante y del precipitado: (fracciones **SB y PE)**. Al sobrenadante se le añadieron las bolas de Ni y se mantuvieron durante la noche en un rotor en cámara fría a 4°C para que las proteínas con colas de His puedan unirse a las bolas de Ni. Al día siguiente se separaron las bolas del sobrenadante: se tomaron 20 μl (FlowThrow, **FT)** y las bolas se lavaron dos veces con 10 ml del buffer de lavado (20 mM de Tris-HCl pH 7'9, 500 mM de NaCl y 20 mM de Imidazol) y se pasaron a tubos Eppendorfs. Después se hicieron cuatro eluciones con 350 μl de buffer de elución (20 mM de Tris-HCl pH 7'9, 500 mM de NaCl y 500 mM de Imidazol) en el que el Imidazol desplaza la interacción de las His de la proteína con el Ni de las bolas (agitando 15 min con el rotor a temperatura ambiente para cada elución): 4 eluciones de las cuales también se tomaron 20 μl de muestra, al igual que de las bolas eluidas: **BAE**. A las muestras se las añadió buffer de Laemmli 2x y se calentaron durante 5 min a 98°C, antes de cargarse en un gel de poliacrilamida 10%. Tras la electroforesis se procedió a la tinción con azul Coomassie. Posteriormente se juntaron los volúmenes procedentes de las distintas eluciones en una membrana de diálisis y se introdujo en unos 600/700 ml de buffer de diálisis (de baja fuerza iónica con quelante: EDTA 1 mM, NaCl 50 mM y Tris-HCl 20 mM, pH 7,4) a 4°C. Se hizo un cambio de medio a las tres horas y otro tras la noche. Al día siguiente se valoró la concentración de proteína por el método de Bradford, se alicuotó la muestra en fracciones de 100 μl en tubos Eppendorfs y se conservaron a –80°C. Las proteínas GST-tag se purificaron con bolas de glutatión-Sepharose^{TM} 4 Fast Flow GST-níquel (GE Healthcare) de forma análoga y el tag GST se cortó con trombina y se separó de ella por incubación con bolas de benzamidina-Sepharose^{TM} 4 (GE Healthcare).

b. Análisis de la acetilación de c-Rel por espectrometría de masas

Se llevó a cabo un análisis por espectrometría de masas para identificar las lisinas acetiladas de c-Rel. Para esto, se acetilaron 3 µg de proteína c-Rel *in vitro* con 600 ng de p300 en tampón de lisina acetiltransferasas a 30°C durante 1 hora. Los productos de reacción se separaron por SDS/PAGE al 12% y se tiñeron con plata. Primeramente se incubó con la solución de fijación (metanol 10% y ácido acético glacial 10%) durante 30 min toda la noche. Posteriormente se incubó con la solución de sensibilización (68 g/l acetato sódico, 30% etanol absoluto y 0,2% de tiosulfato sódico) durante 45 min a 4°C. Tras tres lavados con agua miliQ durante 5 min para eliminar la fase orgánica, se tiñó con una disolución de 0,1% de nitrato de plata y nuevamente se lavó 2 veces con agua miliQ durante 1 min. Posteriormente se incubó con la solución de revelado (25 g/l carbonato sódico, 0,015% formaldehído y 0,25 ppm de tiosulfato sódico) durante 5 min. Finalmente se incubó con la solución de parada (14,6 g/l de EDTA sódico) durante 10 min. Se hicieron tres lavados con agua miliQ durante 5 min y, provisto de gorro y guantes estériles, se cortaron con un bisturí estéril las bandas de c-Rel acetilado por p300 y sin acetilar, se introdujeron en tubo Eppendorfs, se cubrieron con agua miliQ y se digirieron con tripsina (Shevchenko et al, 2006). Los péptidos trípticos resultantes se extrajeron con acetonitrilo y se desalaron mediante extracción con boquillas C18 STAGE de fase inversa (Rappsilber et al, 2007). Los análisis de espectrometría de masas se realizaron en un sistema nano-flow UPLC (Waters) conectado a un instrumento LTQ-Orbitrap Velos (Thermo Fisher Scientific) equipado con una fuente de nanoelectroespray (Proxeon). La espectrometría de masas se manejó en un modo dependiente de datos para monitorizar los espectros MS y MS/MS. El escáner completo del espectro de MS (con m/z de 300 a 1800) se adquirió con el Orbitrap con una resolución de R = 30.000 en m/z 400 tras la acumulación de 106 iones. Los 10 iones más intensos del escáner previamente desarrollado por el Orbitrap a una resolución de R = 7.500 se secuenciaron por disociación inducida por colisión de alta energía en el Orbitrap. Los espectros de masas se analizaron usando el programa *Proteome Discoverer* (Thermo Fisher Scientific) y el algoritmo *Sequest*. Todos los espectros de masas en tándem se buscaron en una base de datos que contiene las secuencias humanas anotadas en UniProt, c-Rel clonado y tripsina. El índice de falso positivo requerido se fijó al 1% del nivel de proteína y la desviación de masa permitida máxima se fijó a 10 ppm en el modo MS y 20 miliunidades de masa para los picos MS/MS. Se buscó la carbamidometilación de las cisteínas como modificación fija (por yodoacetamida), y la oxidación de metioninas y acetilación de lisinas como modificaciones variables. Se permitió un máximo de 2 roturas perdidas.

c. Fosforilación y ensayo de acetilación y desacetilación *in vitro*

Para la fosforilación se incubó una alícuota de 1 μg de proteínas sustrato a 30 °C durante 20 min en tampón de reacción: 12 mM MOPS/NaOH, 0'3 mM EDTA, 0'01% β-mercaptoetanol, 0'5% glicerol, 0'01% Brij-35 y 0'1 mg de BSA que contiene 15 ng de PKAc y suplementado con 10 mM de $Mg(Ac)_2$ y 20 μM ATP, pH 7. La reacción se paró con el inhibidor de PKA H89.

Para los ensayos de acetilación se incubó 1 μg de histona H3, RelA/p65, o c-Rel recombinantes, fosforilados o no previamente, a 30°C con 200 ng de p300 o pCAF recombinantes en tampón para lisina acetiltransferasas (50 mM Tris HCl, 0'1 mM EDTA, 10% glicerol, 1 mM DTT, y 200 μM acetil-CoA, pH 8) durante 1 h. La reacción se paró añadiendo tampón Laemmli y calentando a 97 °C durante 5 min. Se separó por SDS-PAGE, y se analizó por inmunodetección

Los ensayos de desacetilación se realizaron tras la inhibición de las actividades lisina acetiltransferasa con 30 μM de garcinol. Posteriormente se incubaron 1 μg de proteínas acetiladas con 100 ng de SIRT1 recombinante en tampón de desacetilasa (50 mM Tris-HCl, 137 mM NaCl, 2'7 mM KCl, 1 mM $MgCl_2$, 1 mg/ml BSA, pH 8) con 250 mM de NAD^+ a 37 °C durante una hora. Las proteínas se analizaron posteriormente por inmunodetección.

d. Extractos nucleares y citosólicos (kit de Active Motif) e inmunodetecciones (*Western blot*)

Las células se centrifugaron a 300 g durante 5 min. Posteriormente se lavaron con 1 ml de PBS con inhibidores de fosfatasas, se centrifugaron a 6000 g durante 30 s, y se resuspendió el precipitado por agitación con la micropipeta en 300 µl de tampón hipotónico. Se incubó durante 15 min en hielo y a continuación se añadieron 15 µl de NP-40 10%. Se vorteó durante 10 s y se centrifugó a 14000 g durante 30 s a 4°C. El sobrenadante contiene los extractos citosólicos y el precipitado con los núcleos se resuspende mediante agitación con la micropipeta en 50 µl de tampón de lisis (tampón AM1 con cóctel de inhibidores de fosfatasas [PIC] y 1 mM de DTT). Se vorteó durante 10 s, se incubó 30 min en hielo y se volvió a vortear 30 s. A continuación, se centrifugó a 14000 g durante 10 min a 4°C para obtener en el sobrenadante los extractos nucleares. Se valoró la proteína con el método Bradford y se cargaron entre 50 µg y 100 µg de proteína en geles de poliacrilamida (SDS/PAGE) al 10-12% para separarlos por electroforesis a 25 mA. El contenido del gel se transfirió a una membrana de nitrocelulosa a 400 mA durante 1h 30 min. Posteriormente se lavó la membrana con TTBS y se incubó durante 90 min en 5 ml de solución de bloqueo (5% BSA en TTBS). Posteriormente se incubó durante la noche en la cámara fría a 4°C con una alguno de los siguientes anticuerpos primarios:

c-Rel C-terminal (Santa Cruz sc-71), c-Rel N-terminal (Santa Cruz sc-70), RelA/p65 (N-terminal, #06–418) Ac-histona H3 (# 05-928), Ac-Lys-14-histona H3 (#07-353), y P-Ser10-histona H3 (#04-817) de Upstate Biotechnology, P-Ser276-RelA (#3031), Ac-Lys (#9441), Ac-Lys310-RelA (#3045), AMPKα (#2532), y fosfo-AMPKα (#2535) de Cell Signaling Technology, CHOP, P-eIF2α (InVitrogen ref 44728G), ATF6 (Abcam ab11909). anti-P-Ser663-5-lipoxigenasa (Cell Signaling # 3749) y anti-5-lipoxigenasa (Cell Signaling # 3289),

Al día siguiente se hicieron 5 lavados de unos 8 min con TTBS y se incubó con una solución 1:2000 del anticuerpo secundario (en 10 ml de 5% BSA en TTBS) durante una hora a temperatura ambiente. Posteriormente se hicieron cuatro lavados de 5 min con TTBS y se incubó durante 1 min con el reactivo ECL (luminol + peróxido de hidrógeno). Finalmente se reveló introduciendo la membrana junto con una película fotográfica en una *casette* de autorradiografía

Para tener un control de carga se hizo un rebloteo de la membrana mediante 3 lavados con TTBS durante 10 min, se incubó durante 75 min en 5 ml de solución de bloqueo (5% leche en TTBS) y posteriormente se incubó en una solución 1:10000 del anticuerpo primario contra la proteína de unión a la caja TATA (TBP) (Diagenode ref TBPCSH-100) o la Histona H3 (Millipore # 05-928). Finalmente se incubó con el anticuerpo secundario anti-ratón o anti-conejo, respectivamente, durante una hora a temperatura ambiente. La cuantificación de las bandas fue llevada a cabo con el software de imagen BioRad Quantity One (BioRad, Hercules, CA).

e.   Inmunoprecipitación

Se recogieron las células y se precipitaron por centrifugación a 300 g durante 5 min y posteriormente se lavó el precipitado con 5 ml de PBS con un cóctel de inhibidores de fosfatasas (PIC), centrifugando nuevamente a 300 g durante 5 min. Las células se resuspendieron en 400 µl de tampón hipotónico y se incubaron durante 15 min en hielo. Posteriormente se añadieron 20 µl de detergente, se agitó varias veces con la pipeta y se centrifugó a 14000 g durante 0,5 min, para obtener el precipitado de núcleos y el sobrenadante de citosol que se puede guardar a -80ºC. El precipitado de núcleos se resuspendió, agitando varias veces con la pipeta, en 100 µl de *Complete Digestion Buffer* (*Digestion Buffer* suplementado con 0,5 µl de *Enzymatic Shearing cocktail* por cada 100 µl) y se mantuvo durante 90 min en hielo. Se paró la reacción con 2 µl de 0,5 M EDTA, se vorteó 2 s, se dejó en hielo 5 min y se centrifugó a 14000 g durante 10 min. El sobrenadante es la fracción de núcleos digeridos. Se valoró la proteína con el método Bradford con el fin de cargar 600 µg de muestra en 500 µl de tampón de inmunoprecipitación que contiene 20 mM Tris-HCl (pH 7,5), 150 mM NaCl, 5 mM EDTA, 1% Nonidet P-40, 1 mM Na_3VO_4, 10 µg/ml aprotinina y leupeptina, 100 µg/ml inhibidor de tripsina de soja, 1 mM PMSF y 1 mM DTT y se incubó con 6 µg de anticuerpo precipitante durante toda la noche a 4ºC en un agitador orbital. Se lavaron tres veces 60 µl de bolas de proteína G Sefarosa (GE) con 250 µl de tampón de lavado de inmunoprecipitación suplementado con un cóctel de inhibidores de fosfatasas (PIC), 1 mM de DTT y 1 mg/ml de BSA. Se centrifugó a 1500 g durante 0,5 min y se añadieron finalmente 60 µl de tampón de lavado a las bolas. Se añadió la muestra a las bolas de proteína G-Sefarosa y se incubó 2 horas a 4ºC en un agitador orbital. Se centrifugó a 1500 g durante 30 s para lavar repetidamente las bolas con los inmunocomplejos. La resuspensión final se hizo en 20 μl de tampón de carga Laemmli y se hirvió durante 5 min. Las proteínas se separaron mediante SDS-PAGE y el nivel de proteína cargada y coinmunoprecipitada se determinó por inmunodetección.

f.   Microscopía de fluorescencia confocal de barrido láser

Se recogieron 100.000 células por condición, se centrifugaron a 6000 g durante 30 s para activar su capacidad de adherencia y se resuspendieron en medio RPMI a la concentración de $1x10^6$ cél./ml en placas de 12 pocillos que contenían cristales cubiertos con poli-L-lisina para permitir su adherencia durante 12 horas. Tras estimulación, se lavaron con PBS y se fijaron con formaldehído al 10% PBS durante 30 min. Tras tres lavados con PBS, se procedió a su permeabilización con Triton 0,3% en PBS durante 10 min. Tras dos nuevos lavados con PBS suplementado con BSA al 0,2% BSA, se utilizó SBFi 10% como bloqueante y tras dos lavados se incubó durante una hora con el anticuerpo primario anti-CHOP (Santa Cruz sc-793) o anti-5-lipoxigenasa (Cell Signaling # 3289) a la concentración de 10 μg/ml en PBS + 1% BSA. Tras nuevos lavados, se realizó la incubación durante 1 hora con el anticuerpo secundario IgG anti-conejo de cabra marcado con Alexa-Fluor 480 (verde) 1:100 en PBS + 1% BSA junto con el DAPI 1:1000. Tras lavado con PBS suplementado con BSA al 0,2% BSA, las preparaciones se montaron con Gelvatol y se sellaron. Los cristales se observaron por microscopía de fluorescencia confocal de barrido láser usando un microscopio Leica TCS SP5 equipado con un láser de luz blanca y un objetivo de inmersión Leica 63PL APO NA 1.40. El análisis de imágenes y los fluorogramas de colocalización subcelular se generaron y analizaron usando el paquete de software del confocal Leica y el programa ImageJ Fiji (National Institutes of Health).

7. Análisis estadístico

Los datos se representan como la media ± SEM y se analizaron con el programa estadístico *Prism 4.0* (GraphPad Software). La comparación entre 2 grupos de experimentos se llevó a cabo usando el test *t* de Student de 2 colas. El ANOVA de dos vías se usó para la comparación de dos variables nominales, por ejemplo, tratamiento a diferentes tiempos. Las diferencias se consideran significativas para $p < 0,05$.

RESULTADOS

"La química del laboratorio y la química de la vida obedecen a las mismas leyes. No hay dos químicas"
Claude Bernard. *Leçons sur les phénomènes de la vie (1878)*

1. Papel de la acetilación de las proteínas de la familia Rel y la histona H3 en la unión al ADN

El análisis por espectrometría de masas del RHD (Dominio de Homología de Rel) de c-Rel acetilado *in vitro* mostró acetilaciones en las Lys-116, -124, -193, -210, -261, -284, -295 y -302, a juzgar por la detección del ion imonio acetilado de m/z 126 en la fragmentación de algunos péptidos que corresponde a la presencia de una lisina acetilada y el correspondiente aumento de 42 en la relación m/z de los péptidos que están acetilados (Zhang et al, 2004). De todas las acetilaciones, la única con función conocida es la K-210 (Fig. 22), que modula la interacción de las proteínas Rel con la proteína inhibitoria IκBα (Chen et al, 2002).

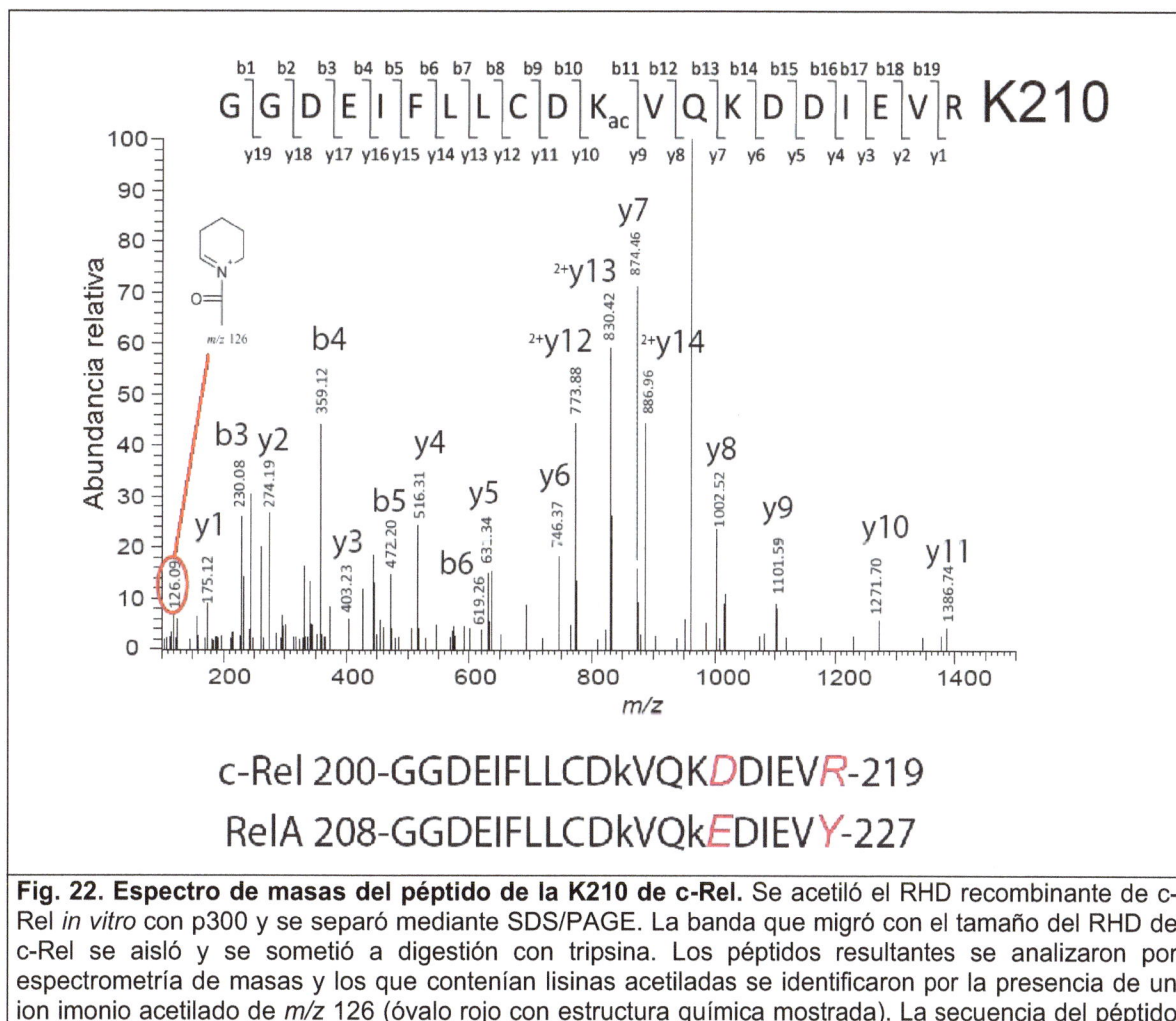

Fig. 22. Espectro de masas del péptido de la K210 de c-Rel. Se acetiló el RHD recombinante de c-Rel *in vitro* con p300 y se separó mediante SDS/PAGE. La banda que migró con el tamaño del RHD de c-Rel se aisló y se sometió a digestión con tripsina. Los péptidos resultantes se analizaron por espectrometría de masas y los que contenían lisinas acetiladas se identificaron por la presencia de un ion imonio acetilado de *m/z* 126 (óvalo rojo con estructura química mostrada). La secuencia del péptido

51

se muestra encima del espectro de masas indicando la lisina que se acetila. La comparación de las secuencias de RelA/p65 y c-Rel que abarca la lisina 218 y 210, respectivamente, se muestra en la parte inferior de la figura. Las lisinas acetiladas se marcan con k y las letras en rojo y cursiva se usan para resaltar las secuencias no conservadas.

Puesto que se ha descrito que la fosforilación de la Ser-276 de RelA/p65 favorece la acetilación de la Lys-310 (Zhong et al, 1997; Zhong et al, 2002; Chen et al, 2005), se diseñaron experimentos adicionales llevando a cabo fosforilaciones *in vitro* de las proteínas Rel antes de la acetilación. Debido a que la fosforilación de RelA/p65 se ha considerado como una modificación postraduccional que favorece la acetilación de la Lys-310-RelA/p65, se llevaron a cabo experimentos usando la proteína completa como sustrato. Como se muestra en la Fig. 23*A*, tanto p300 como pCAF indujeron la acetilación de RelA/p65 y de c-Rel. La acetilación de la Lys-310 de RelA/p65, que aumenta su capacidad transactivadora (Chen et al, 2002), se detectó claramente. En cambio, el anticuerpo anti-Ac-Lys-310-RelA/p65 no mostró reactividad con c-Rel, lo que está de acuerdo con la ausencia de homología de estas proteínas en las inmediaciones de la Lys-310 de RelA/p65. La fosforilación de RelA/p65 aumentó la acetilación de la Lys-310, especialmente cuando se usaba p300. Esto se observó cuando la fosforilación se llevó a cabo con la subunidad catalítica de PKA (PKAc) y con IKKβ. Puesto que IKKβ sólo fosforila la Ser-536 (Fig. 23*B*), estos resultados indican que la acetilación de RelA/p65 no sólo se aumenta con la fosforilación de la Ser-276 sino que también se facilita por la fosforilación de otras Ser y/o Thr fuera del RHD, ya que el efecto de IKKβ se observó en ausencia de la fosforilación de la Ser-276. Cuando se usó c-Rel en el ensayo, la acetilación fue incluso menor en las muestras tratadas con PKAc (Fig. 23*A*, *paneles inferiores*), sugiriendo que la fosforilación de c-Rel no es un requisito para la acetilación por p300 o pCAF. Cuando la histona H3 se usó como sustrato, no se observaron diferencias en cuanto al grado de acetilación de la Lys-14 en muestras fosforiladas previamente, en comparación con muestras no fosforiladas (Fig. 23C).

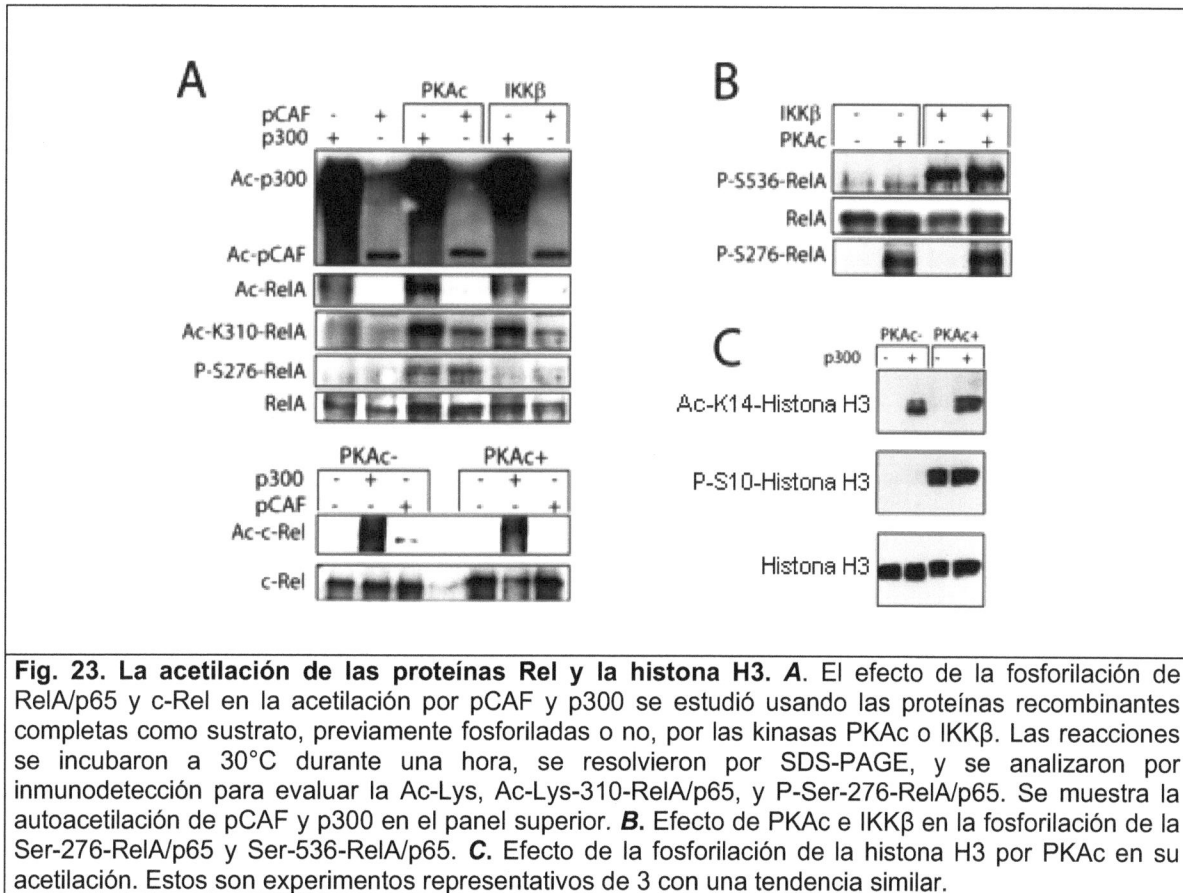

Fig. 23. La acetilación de las proteínas Rel y la histona H3. *A*. El efecto de la fosforilación de RelA/p65 y c-Rel en la acetilación por pCAF y p300 se estudió usando las proteínas recombinantes completas como sustrato, previamente fosforiladas o no, por las kinasas PKAc o IKKβ. Las reacciones se incubaron a 30°C durante una hora, se resolvieron por SDS-PAGE, y se analizaron por inmunodetección para evaluar la Ac-Lys, Ac-Lys-310-RelA/p65, y P-Ser-276-RelA/p65. Se muestra la autoacetilación de pCAF y p300 en el panel superior. ***B***. Efecto de PKAc e IKKβ en la fosforilación de la Ser-276-RelA/p65 y Ser-536-RelA/p65. ***C***. Efecto de la fosforilación de la histona H3 por PKAc en su acetilación. Estos son experimentos representativos de 3 con una tendencia similar.

Para estudiar la acetilación de las proteínas Rel en las células, se realizaron inmunoprecipitaciones en fracciones nucleares ya que la acetilación en lisinas no se pudo valorar con certeza en lisados celulares. Como se muestra en la Fig. 24*A*, la translocación nuclear de RelA/p65 y c-Rel se observó a una y cinco horas tras la estimulación con zimosano. RelA/p65 mostró el mismo grado de acetilación en la Lys-310 a una hora y en menor medida a cinco horas, lo que indicaría que se habría producido la desacetilación por SIRT1 en la Lys-310. Se observó un bajo nivel de acetilación de c-Rel a una hora tras la estimulación con zimosano y LPS más IFNγ, pero no a las cinco horas. Para abordar el efecto de la acetilación del nucleosoma en la unión del factor de transcripción, se llevaron a cabo reacciones de fosforilación y acetilación en nucleosomas reconstituidos con una secuencia de ADN que contiene un sitio κB poco canónico. Los cambios más destacados se observaron en la unión de c-Rel, ya que la fosforilación del nucleosoma aumentó cinco veces la unión de c-Rel, y la acetilación indujo un aumento aditivo (Fig. 24*C*). En cambio, el aumento de la unión de RelA/p65 no fue significativo (Fig. 24*B*). Para abordar si la acetilación del dominio RHD influye en la unión a los sitios κB, se llevó a cabo un ensayo "*pull down*" usando el RHD de c-Rel. Como se muestra en la Fig. 24*D*, la acetilación del RHD de c-Rel no modifica el grado de unión a la sonda de ADN. En conjunto, estos resultados sugieren que las reacciones de fosforilación y acetilación del nucleosoma son las que influyen en la unión de c-Rel al ADN.

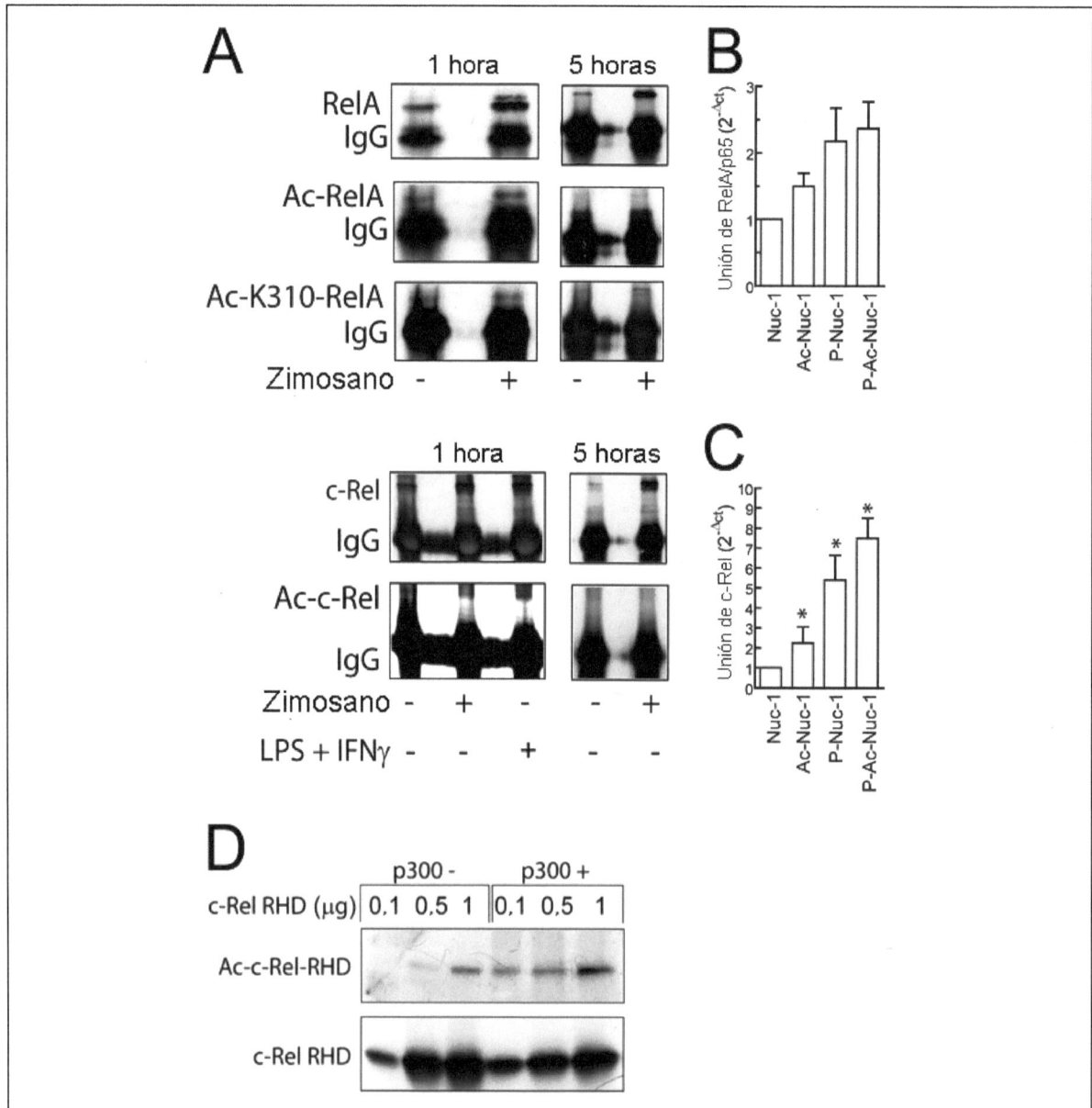

Fig. 24. Immunoprecipitación de proteínas Rel y efecto de la acetilación del nucleosoma y del RHD de c-Rel en la unión al sitio κB. A. Se inmunoprecipitaron los extractos nucleares de células dendríticas estimuladas con zimosano o con la combinación LPS e IFNγ con anticuerpos anti-RelA/p65 y anti-c-Rel. Se analizó la presencia de Ac-RelA/p65 y Ac-c-Rel mediante inmunodetección. Las inmunodetecciones son representativas de 3 experimentos independientes con una tendencia similar. **B y C.** Unión de RelA/p65 y c-Rel a un sitio κB (secuencia Nuc-1 del promotor de *IL12A*) reconstituido *in vitro*. Se incubaron 0,5 μg de RelA/p65 o c-Rel con el nucleosoma reconstituido fosforilado y/o acetilado

que contiene 0,5 µg de histonas durante una hora a 37 °C. Tras este tiempo se llevó a cabo un ChIP secuencial usando el anticuerpo anti-histona H3 en el primer paso y tras separar las cadenas del anticuerpo con DTT, se usó el anticuerpo que reconoce el dominio N-terminal de RelA/p65, y el dominio C-terminal de c-Rel en el segundo paso. Los resultados representan la media ± S.D. de 5 experimentos. *p < 0,05. **D.** El experimento de "*pull down*" se llevó a cabo con una sonda biotinilada y diferentes concentraciones de c-Rel recombinante acetilado *in vitro* o sin tratar. La incubación se llevó a cabo durante una hora a temperatura ambiente en un agitador orbital. Los extractos se corrieron en SDS/PAGE al 12%. Las proteínas se identificaron por inmunodetección con un anticuerpo que reconoce el dominio N-terminal de c-Rel y RelA/p65, un anti Ac-Lys-310-RelA, y un anti-Ac-Lys. Éste es un experimento representativo de 3 con una tendencia idéntica.

2. Activación transcripcional de *IL23A*

a. CHOP desaparece de los extractos nucleares tras la estimulación con zimosano

La fagocitosis de zimosano supone un gran gasto energético para las células fagocíticas que además pueden requerir un aumento de la síntesis proteica y poner a la células en riesgo de Estrés de Retículo Endoplasmático (ERS), lo que activaría una Respuesta de Proteínas Mal plegadas (UPR). Hay estudios previos que sugieren que CHOP y XBP1 están involucrados en la activación transcripcional de *IL23A*, por lo que se contempló la posible aparición de la Respuesta de Proteínas Mal plegadas en células dendríticas estimuladas con zimosano. Inesperadamente, aunque de acuerdo con otros artículos que muestran que la expresión de la proteína CHOP ha sido detectada en monocitos humanos en reposo (Riek et al, 2012) y que la respuesta UPR se requiere para una función apropiada de las células dendríticas (Iwakoshi et al, 2007), se observó la proteína CHOP en extractos nucleares de las células en reposo (Fig. 25*A*). En cambio, CHOP no se detectó en los citoplasmas ni en lisados totales (no se muestra), sugiriendo una localización preferente de CHOP en el núcleo lo que probablemente explica los pocos estudios que hay de la presencia de esta proteína en células en reposo. La adición de diferentes estímulos no mostró un aumento significativo de la proteína CHOP en el núcleo, mientras que zimosano y β-glucano puro indujeron la desaparición de la proteína nuclear (Fig. 25*A*). Se observaron resultados similares en macrófagos (Fig. 25*B*). Experimentos adicionales mostraron que el efecto del zimosano se conseguía a concentraciones tan bajas como 0,5 mg/ml (Fig. 25*C*), se producía de forma temprana, a los 30 min de la adición de zimosano (Fig. 25*D*), y se mantenía durante al menos siete horas (Fig. 25*E*). Como estos resultados podrían indicar la proteólisis como principal mecanismo que explica la desaparición de CHOP de los extractos nucleares, se estudió el efecto de la cicloheximida y del inhibidor del proteosoma MG-132. La cicloheximida sólo disminuyó la expresión de CHOP parcialmente tras 2 horas de incubación y el MG-132 no inhibió la desaparición de CHOP de los extractos nucleares, haciendo improbable que la inhibición de la traducción y la degradación proteosomal pudieran explicar el efecto del zimosano (Fig. 25*F*). Se usaron diferentes estímulos para analizar la influencia de la estructura de la unión del β-glucano y la presentación del estímulo en estado particulado. Como se muestra en los paneles derechos de la Fig. 25*F*, el β(1,3)-glucano insoluble curdlano y las bolas de látex cubiertas con el β(1,6)-glucano pustulano indujeron la desaparición de CHOP de las fracciones nucleares, mientras que el β-glucano soluble laminarina no indujo esta desaparición. Estos resultados sugieren que la unión de receptores específicos de β-glucano y el estado particulado del estímulo influyen en la presencia de CHOP en las fracciones nucleares. Salvo el α-glucano nigerano, todos los β-glucanos probados indujeron la transcripción de *IL23A*. El curdlano se tuvo que probar a menor concentración por su solubilidad limitada (Fig. 25*G*).

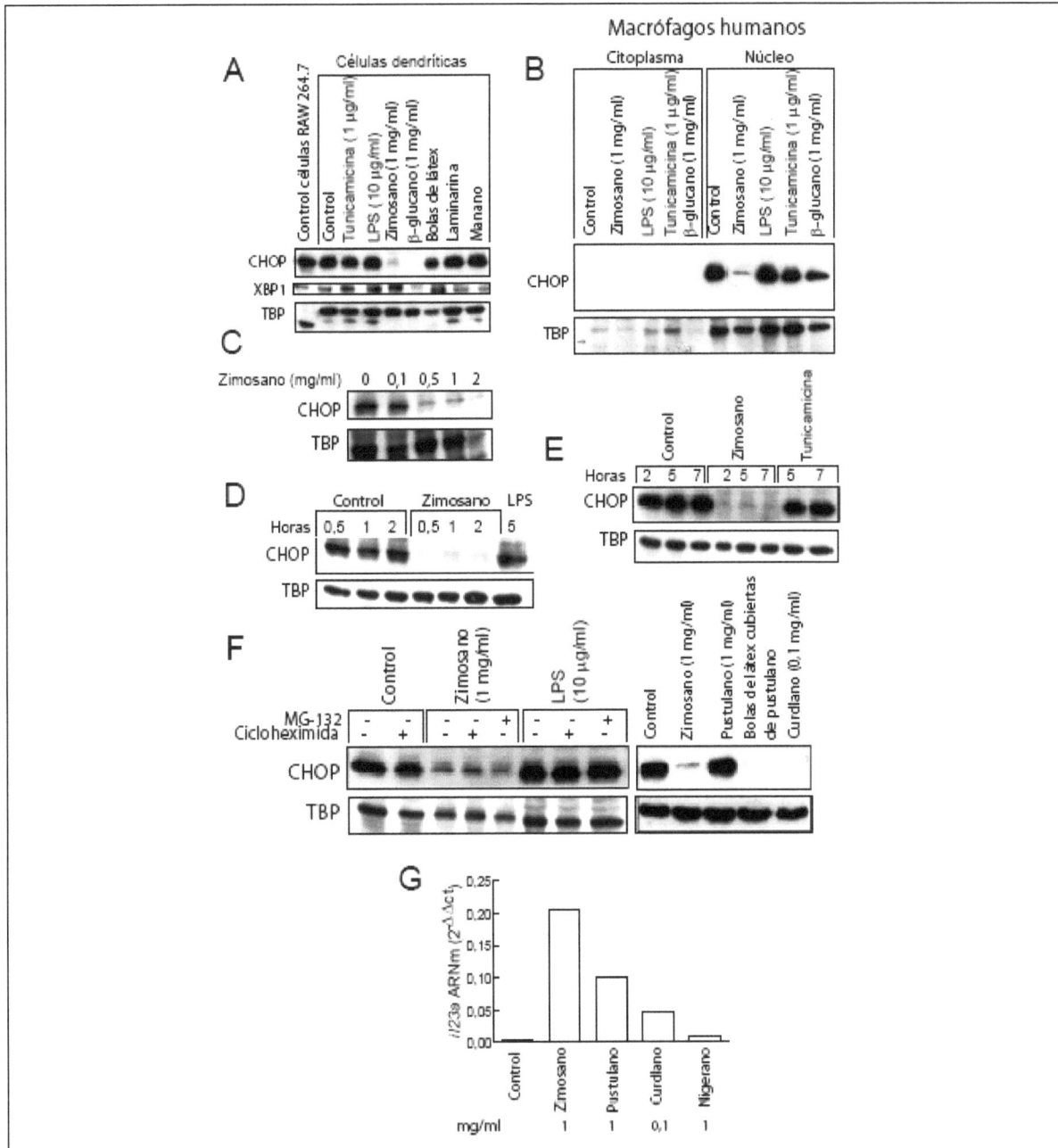

Fig. 25. Efecto de la incubación de las células dendríticas con diferentes estímulos sobre los niveles nucleares de la proteína CHOP A. Se incubaron células dendríticas durante dos horas con diferentes estímulos y se recogieron los extractos nucleares para detectar las proteínas CHOP y XBP1. Se usaron la TBP y la β-tubulina como controles de carga de las proteínas nucleares y citoplasmáticas, respectivamente. Se usaron las células RAW267.7, que expresan constitutivamente CHOP por estar infectadas con el virus de la leucemia de Abelson, como control positivo. Esto explica la diferente migración de TBP en esa calle. **B.** Se muestra un experimento representativo en macrófagos humanos. **C.** Efecto de las diferentes concentraciones de zimosano en los niveles nucleares de CHOP. **D y E.** Desaparición del CHOP nuclear a lo largo del tiempo en respuesta a un mg/ml de zimosano. **F.** Efecto del inhibidor de la síntesis proteica cicloheximida y el inhibidor de proteosoma MG-132 en la proteína CHOP. El panel derecho muestra el efecto de los diferentes β-glucanos según la estructura de sus uniones en la desaparición de CHOP. **G.** Inducción de la transcripción de *IL23A* en células dendríticas estimuladas 4 horas con glucanos de diferentes estructuras. Los resultados representan la media ± SEM de 6 experimentos.

Se estudiaron también los posibles mecanismos que expliquen la presencia de CHOP en el núcleo de células dendríticas en reposo por señales provocadas por componentes del medio de cultivo. La ausencia de IL-4 no afectó a la expresión de CHOP (no se muestra), pero la eliminación de suero bovino fetal (SBF) redujo su expresión. Sin embargo, el zimosano también produjo la desaparición de CHOP bajo esas circunstancias (Fig. 26A). Estos resultados sugieren que las señales provocadas por el suero pueden estar involucradas en la presencia de CHOP en el núcleo de células dendríticas. Para determinar si la translocación entre el núcleo y el citoplasma puede explicar la desaparición de CHOP de las fracciones nucleares, se llevó a cabo microscopía de fluorescencia confocal de barrido láser. Como se muestra en la Fig. 26C, el tratamiento con zimosano indujo el desplazamiento de CHOP de áreas nucleares y perinucleares a la periferia de partículas fagocitadas, sugiriendo que la translocación puede explicar esta desaparición del núcleo. Puesto que la fagocitosis de zimosano no impidió la detección de CHOP por microscocopía de inmunofluorescencia y fue imposible detectar CHOP en los citoplasmas por inmunodetección, estos resultados podrían explicarse por retención en fagolisosomas, modificaciones postraduccionales y/o degradación lisosomal parcial que modificase su peso molecular y su correcta identificación por inmunodetección. La leptomicina B, un inhibidor de la translocación proteica dependiente de señal de exportación nuclear (NES), se usó para profundizar en el mecanismo de la translocación de CHOP. Aunque este tratamiento produjo cambios morfológicos en las células dendríticas, no influyó significativamente en la distribución subcelular de CHOP tanto en inmunodetecciones (Fig. 26B) como en microscopía de inmunofluorescencia (Fig. 26C). Una forma de caracterizar el mecanismo de la inducción de CHOP es analizar el estado de fosforilación de eIF2α. Como se muestra en la Fig. 26D, el zimosano indujo una ligera fosforilación de eIF2α, mientras que la tunicamicina, un nucleósido antibiótico que induce la respuesta UPR por bloquear la N-glicosilación de las proteínas, produjo un efecto notable, que está de acuerdo con que el zimosano tiene un efecto limitado en la cascada de eIF2α. Se abordó también el estudió de otra rama de la UPR que se activa por escisión de ATF6. La estimulación con zimosano durante una hora indujo un claro retraso en la migración del ATF6 completo (Fig. 26E), lo que probablemente se deba a la glicosilación de la proteína antes de escindirse por las proteasas de Sitio-1 (S1p) (Hong et al, 2004). El retraso en la migración de ATF6 fue menos claro a 4 horas, lo que sugiere nueva síntesis de la proteína completa tras la fagocitosis de zimosano, pero se pudo detectar la escisión de ATF6 a este tiempo. Como la escisión de ATF6 es difícil de detectar y la medida de la unión de coactivadores a secuencias específicas de ADN se ha usado para salvar esta dificultad, se estudió la unión de ATF6 a los sitios CHOP-C/EBP, CRE y ATF2 del promotor de *IL23A*. No se observó su unión en respuesta a LPS y zimosano (no se muestra), sugiriendo que esta rama de la UPR no está involucrada en la regulación transcripcional de *IL23A*.

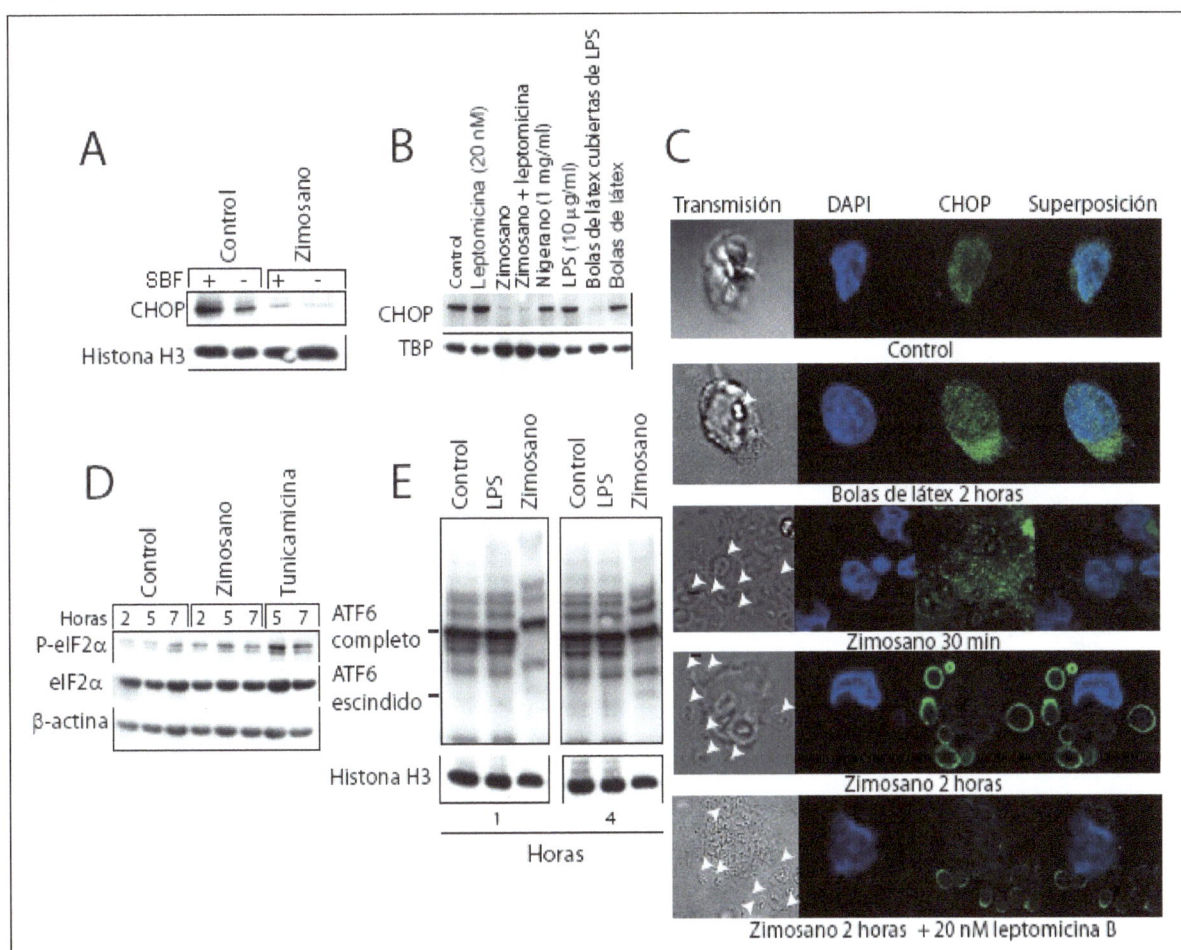

Fig. 26. Efecto de los diferentes tratamientos sobre los niveles de CHOP y efecto del zimosano y la tunicamicina en la fosforilación de eIF2α y la escisión de ATF6. A. Se incubaron células dendríticas durante cuatro días con GM-CSF e IL-4 en presencia de suero bovino fetal (SBF). Al final de este periodo se retiró el medio y se sustituyó por nuevo medio con o sin SBF durante 24 horas antes de estimular 1 hora con zimosano. Se detectó la proteína CHOP en los extractos nucleares. **B.** Efecto de la leptomicina, nigerano y bolas de látex revestidasde LPS sobre los niveles nucleares de CHOP. **C.** Se adhirieron células dendríticas a cubreobjetos de cristal cubiertos con poli-L-lisina durante 12 horas y luego se estimularon durante los tiempos indicados con bolas de látex y partículas de zimosano en presencia o ausencia de 20 nM de leptomicina B, y se procesaron como se describe en Material y Métodos. Las fotomicrografías se obtuvieron con microscopía de fluorescencia confocal de barrido láser.

Las flechas indican la presencia de partículas en las fotomicrografías de transmisión. **D.** Las células dendríticas se trataron durante los tiempos indicados con 1 mg/ml de zimosano o 1 µM de tunicamicina y los lisados celulares se recogieron a los tiempos indicados para detectar la fosforilación de eIF2α. **E.** Las células dendríticas se estimularon con 10 µg/ml de LPS y 1 mg/ml de zimosano durante los tiempos indicados para estudiar la escisión de ATF6. Los resultados son representativos de al menos 3 experimentos independientes. P indica fosfato.

Dado que el zimosano esta compuesto de una capa externa de manano y una capa más interna de β-glucanos que es accesible en levaduras en gemación (Clavaud et al, 2009), proceso crítico para la invasión de los tejidos en infecciones fúngicas, se probó el efecto de las bolas de látex cubiertas covalentemente con laminarina o manano y se compararon sus efectos con los producidos por *Candida*. Como se muestra en la Fig. 27*A*, el recubrimiento de laminarina convirtió a las bolas de látex en un estímulo capaz de inducir la desaparición de CHOP de las fracciones nucleares. La incubación de las células dendríticas con *Candida* inactivada por calor (Fig. 27*A*, panel derecho) o con el α-glucano nigerano que posee estructura particulada (Fig. 26*B*) no indujo la desaparición de CHOP, mientras que sí se observó en presencia de *Candida* formadora de hifas a partir de las 2 horas (Fig. 27*A* y *B*).

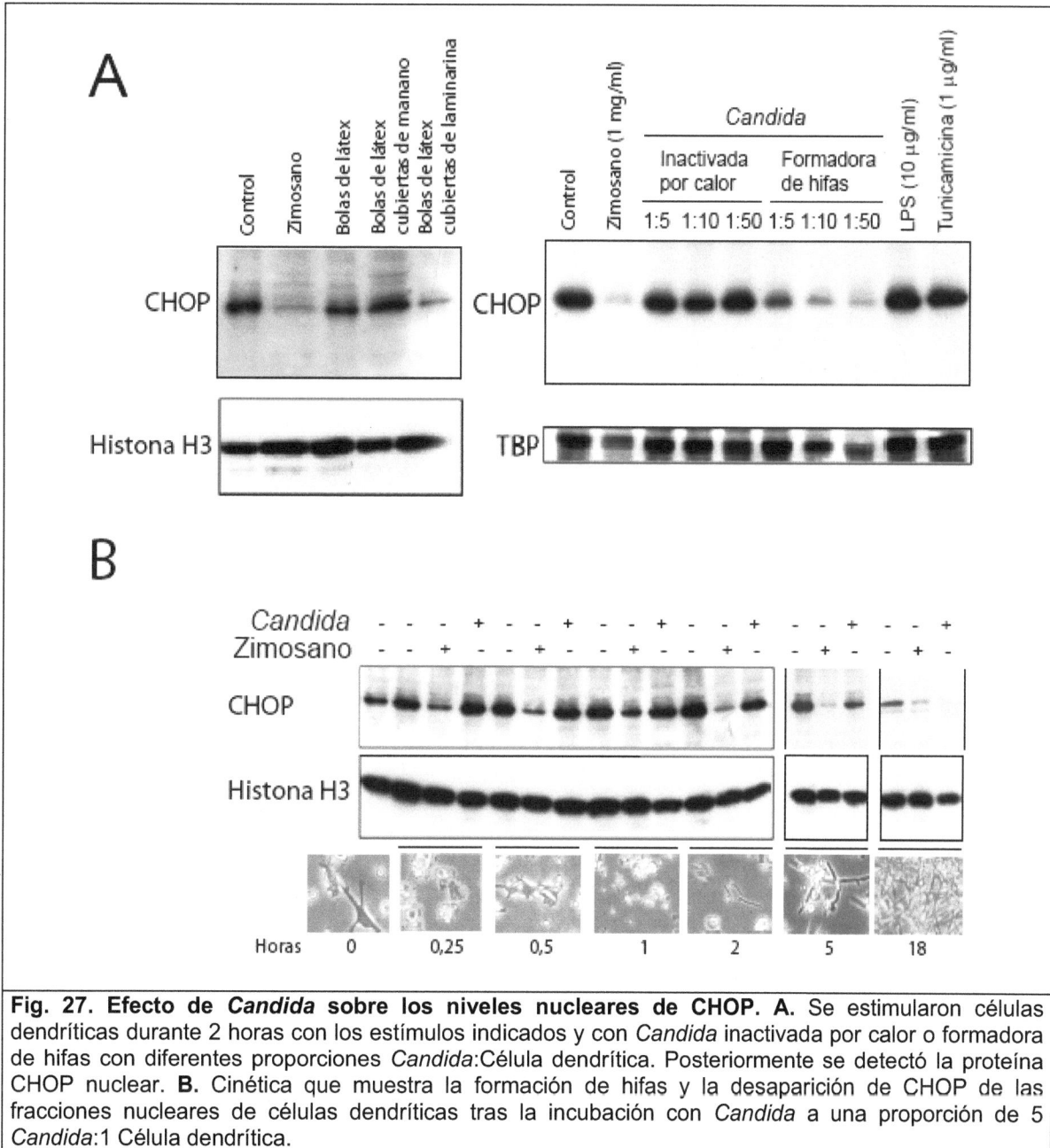

Fig. 27. Efecto de *Candida* sobre los niveles nucleares de CHOP. A. Se estimularon células dendríticas durante 2 horas con los estímulos indicados y con *Candida* inactivada por calor o formadora de hifas con diferentes proporciones *Candida*:Célula dendrítica. Posteriormente se detectó la proteína CHOP nuclear. **B.** Cinética que muestra la formación de hifas y la desaparición de CHOP de las fracciones nucleares de células dendríticas tras la incubación con *Candida* a una proporción de 5 *Candida*:1 Célula dendrítica.

Estos datos indican que los β-glucanos particulados inducen la desaparición de CHOP de las fracciones nucleares y su asociación con los fagolisosomas del citoplasma. Esto puede ocurrir durante la formación de hifas y cuando el LPS se presenta en un estado particulado (Fig. 26*B*). Estos hallazgos estarían de acuerdo con estudios anteriores que asocian la señal TLR3/4 con la supresión de la rama de ATF4/CHOP de la UPR (Woo et al, 2009; Woo et al, 2012).

b. El zimosano en un activador débil del *splicing* de XBP1

La rama IRE1α/XBP1 de la UPR, independiente de la rama PERK/eIF2α/ATF4, puede ejercer un efecto protector del efecto proapoptótico de CHOP y cooperar con la señal TLR en la respuesta inmune innata (Martinon et al, 2010). Además se ha descrito la coincidencia del *splicing* del ARNm de XBP1 con la producción de IL-23 (Wang et al, 2013). El zimosano indujo el *splicing* de *XBP1* a lo largo del tiempo a juzgar por la aparición de las formas con *splicing* (*sXBP1*) e híbridas de *XBP1* (*hXBP1*) tras una hora de estimulación con zimosano, observándose un pico a 3-5 horas y su desaparición a 24 horas. La tunicamicina indujo una respuesta intensa que pudo observarse hasta 24 horas (Fig. 28*A*). Este efecto se observó a una concentración de zimosano tan baja como 0,1 mg/ml y también se produjo con partículas de β-glucano, pero no con LPS, manano ni laminarina (Fig. 28*B* y *C*). Se confirmó la verdadera naturaleza de la banda heterodúplex llevando a cabo una nueva reacción de PCR tomando como molde las bandas de *hXBP1* y *sXBP1*. Como se muestra en el recuadro de la Fig. 28*A*, la banda de *hXBP1* produjo tres bandas de nuevo, mientras que la banda *sXBP1* sólo generó su propia banda. De acuerdo con la dependencia del *splicing* de *XBP1* con la actividad endonucleasa de IRE1α, el inhibidor de IRE1α MKC8866 bloqueó completamente el efecto del zimosano y la tunicamicina (Fig. 28*D*).

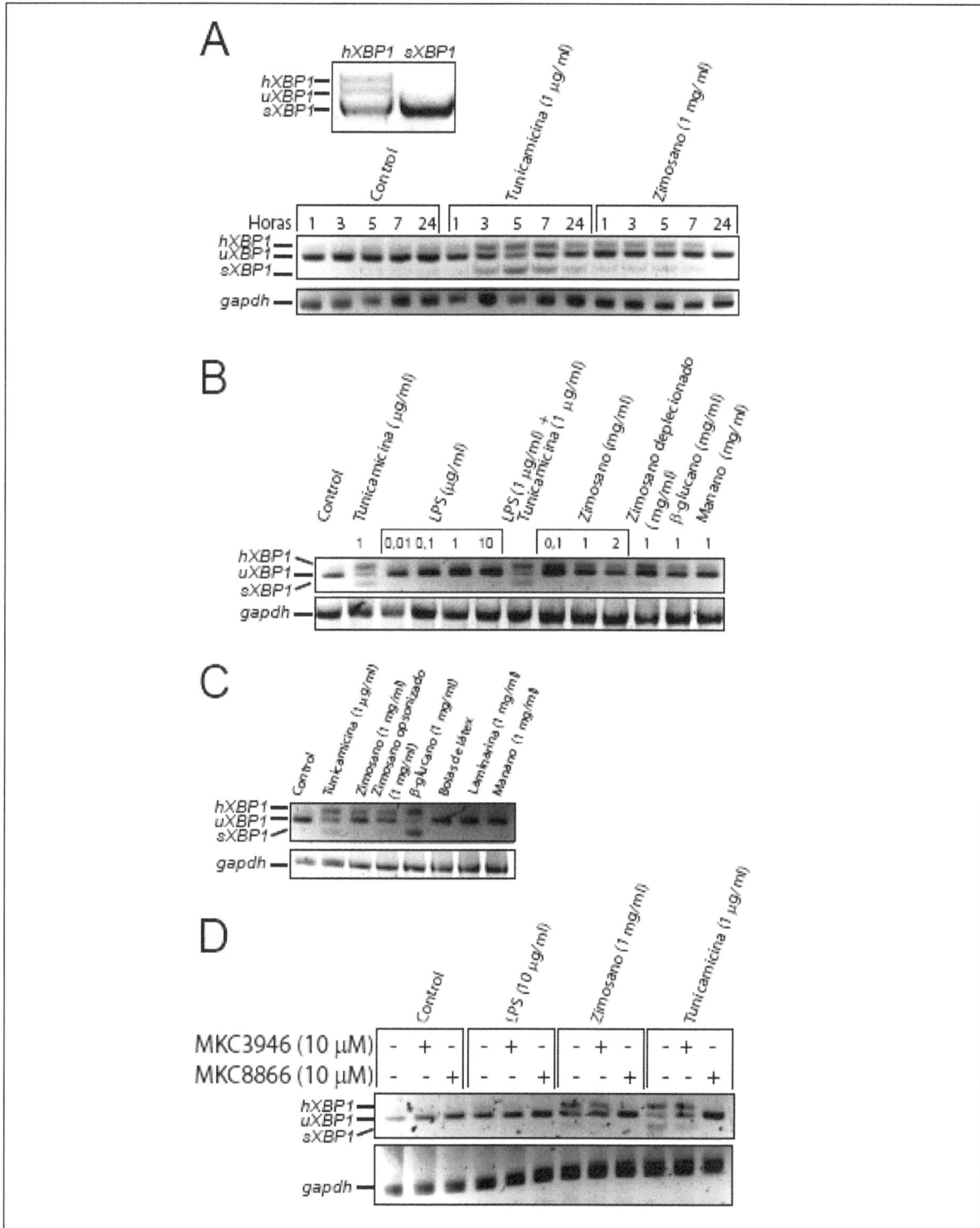

Fig. 28. Efecto de diferentes estímulos sobre el *splicing* de *XBP1*. A. Cinética del *splicing* de *XBP1* en respuesta a tunicamicina y zimosano. **B y C.** Efecto de diferentes concentraciones de estímulo en el *splicing* de *XBP1* a un tiempo fijo de 5 horas. **D.** Efecto de los inhibidores del dominio endonucleasa de IRE1α, MKC3946 y MKC8866, en el *splicing* de *XBP1* en células dendríticas tratadas 5 horas con diferentes estímulos. *hXBP1* indica la banda híbrida de *XBP1*, *uXBP1* indica *XBP1* sin *splicing* y s*XBP1* con *splicing*. El recuadro en A muestra el resultado de una PCR tomando como molde las bandas de *hXBP1* y *sXBP1* de células dendríticas tratadas durante cinco horas con tunicamicina para revelar la presencia de *sXBP1* y *uXBP1* en la banda *hXBP1*.

Teniendo en cuenta la bibliografía acerca de la participación de CHOP y XBP1 en la activación transcripcional de *IL23A*, se estudió el efecto de los inhibidores de la actividad endonucleasa de IRE1α. Como se muestra en la Fig. 29*A*, MKC3946 y MKC8866 inhibieron el *splicing* de *XBP1* sin afectar significativamente o incluso aumentando ligeramente la transcripción de *CHOP*, lo que sugiere que la ruta PERK/eIF2α/ATF4/CHOP puede activarse por la inhibición del *splicing* de *XBP1* (Mimura et al, 2012). En la Fig. 29*B* se compara la estructura del inhibidor de la endonucleasa IRE1α MKC-3948 con la estructura del ARN. La transcripción de *IL23A* y *PTGS2* no mostró ningún cambio significativo en presencia de estos inhibidores.

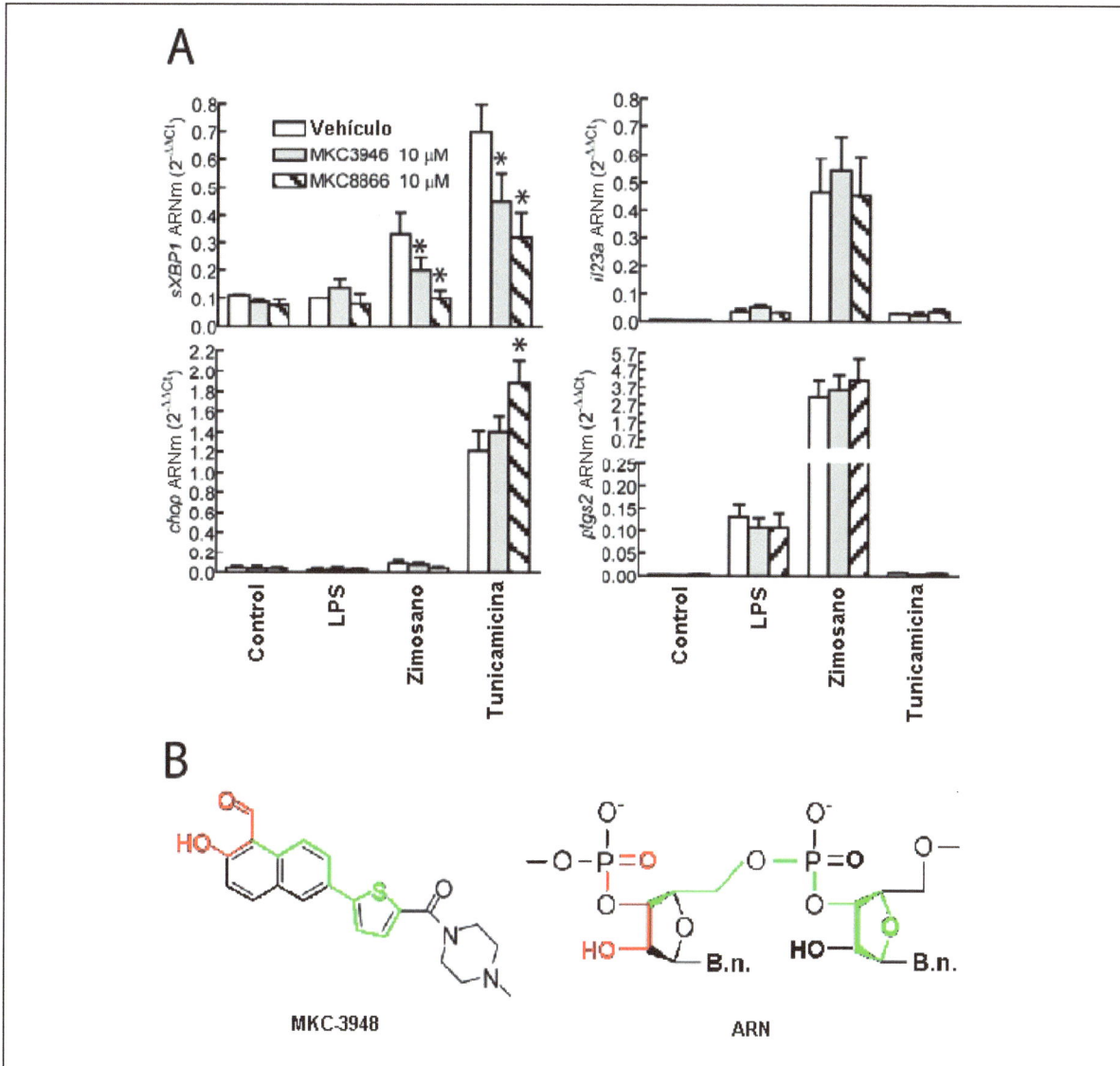

Fig. 29. Efecto de la modulación farmacológica de la actividad endonucleasa de IRE1α. A. Transcripción de *sXBP1*, *CHOP*, *IL23A*, y *PTGS2* producidas por LPS, zimosano y tunicamicina a las concentraciones habituales cuando las células dendríticas fueron preincubadas 30 min con vehículo o los fármacos indicados, previamente al tratamiento con los distintos estímulos. Los resultados representan la media ± SEM de 5-7 experimentos. *$p < 0,05$ en comparación con las células tratadas con vehículo. **B.** Comparación de las estructuras del inhibidor MKC-3948 y la estructura general del ARN. En rojo la parte reconocida por el centro catalítico y en verde otra parte de la estructura reconocida por IRE1α. No se incluye la fórmula molecular del MKC-8866 ya que es secreto comercial de MannKind Corporation.

La proteína fosfatasa PP2A regula dos ramas de la UPR. Por un lado, desfosforila IRE1α (Qiu et al, 2010) y previene la degradación endonucleolítica de los ARNm denominada RIDD (Han et al, 2009). Por otro lado, desfosforila la subunidad eIF2Bε y la hace resistente a P-eIF2α (Woo et al, 2012). Como la proteína fosfatasa PP2A puede ser activada por 1,9-didesoxiforskolina (ddF) (Neviani et al, 2005), se estudió su efecto en el *splicing* de *XBP1*. La ddF inhibió el *splicing* de *XBP1* y la transcripción de CHOP producida por la tunicamicina, pero no el efecto del zimosano (Fig. 30*A-D*). Para estudiar la modulación de la proteína CHOP por fosforilación/desfosforilación se llevaron a cabo experimentos adicionales con los inhibidores de serina/treonina fosfatasas fluoruro sódico y el de tirosina fosfatasas peroxovanadato. Como se muestra en la Fig. 30*E*, el fluoruro sódico no afectó a la presencia de CHOP en las fracciones nucleares. En cambio, la incubación de células dendríticas en reposo con peroxovanadato sódico indujo la desaparición de la proteína CHOP, lo que está de acuerdo con la participación descrita de la fosforilación de la Tyr22 de CHOP en su degradación (Ohoka et al, 2007). En la Fig. 30*F* se muestra el mecanismo de inhibición de las tirosina fosfatasas por el peroxovanadato, donde se compara la estructura de los estados de transición de estas fosfatasas con un fosfato y con un peroxovanadato.

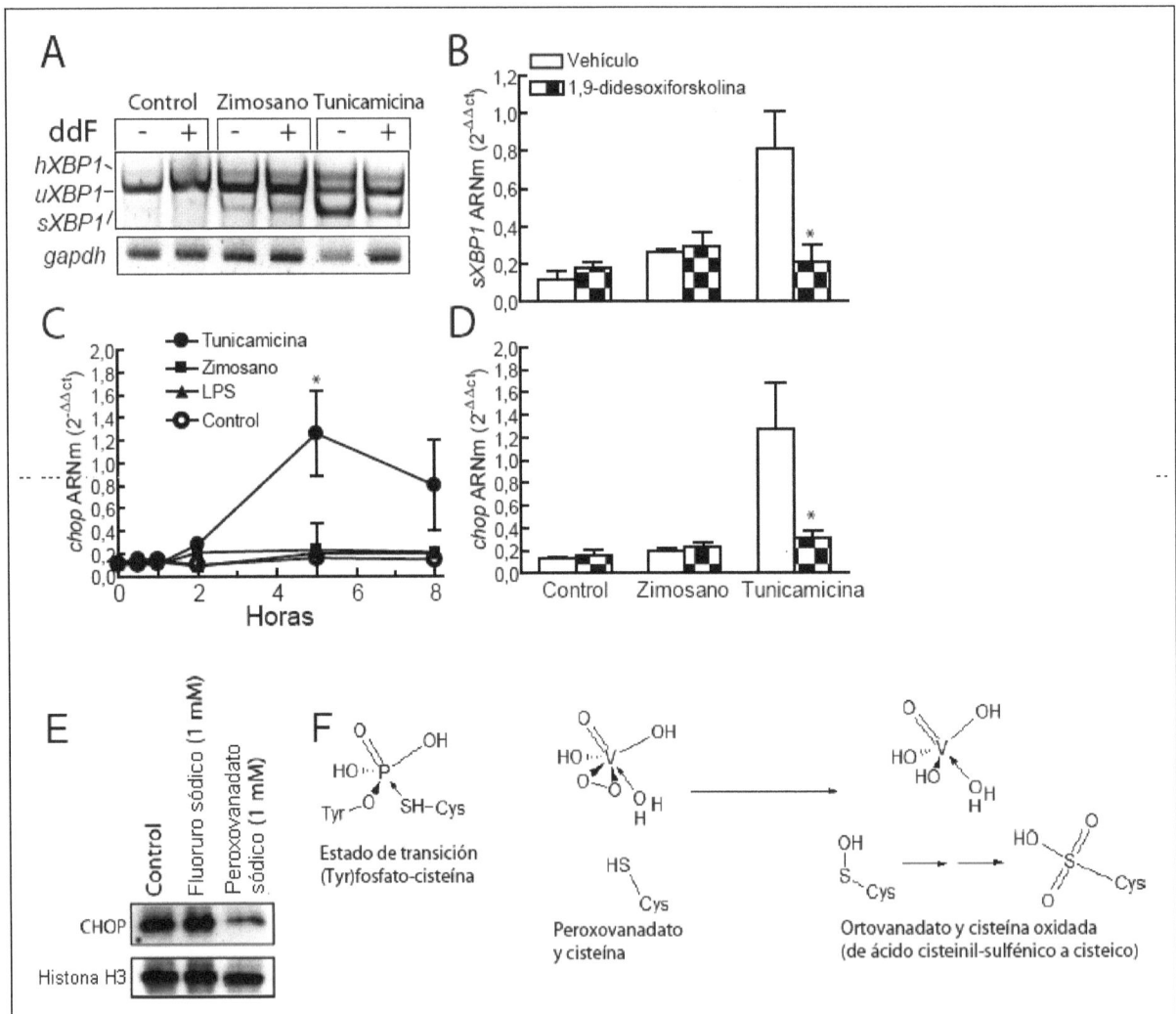

Fig. 30. Efecto de la modulación farmacológica de PP2A y las actividades tirosina fosfatasa en la respuesta UPR. A. Efecto de 40 µM de ddF en el *splicing* de *XBP1* provocado por zimosano y tunicamicina a 5 horas. **B.** Efecto de ddF en el *splicing* de *XBP1* usando la RT-PCR cuantitativa con un oligo que anilla sobre la unión de *splicing*. Se usó zimosano a una concentración de 1 mg/ml y tunicamicina a 1 µg/ml. Se añadió ddF una hora antes del estímulo. **C.** Efecto del zimosano y tunicamicina en la transcripción de *CHOP*. **D.** Efecto del ddF en la transcripción de *CHOP*. **E.** Efecto del inhibidor de serina/treonina fosfatasas fluoruro sódico y el inhibidor de tirosina fosfatasas peroxovanadato en los niveles de CHOP en las fracciones nucleares de células dendríticas incubadas durante una hora en presencia de estos inhibidores. Los resultados representan la media ± SEM de 3 experimentos o un experimento representativo en A y E. *$p < 0.05$.) **F.** Comparación de la estructura del estado de transición del fosfato con la de los aniones vanadato que lo imitan coordinando una molécula de agua y reacción de oxidación de la cisteína catalítica de las tirosina fosfatasas por el peroxovanadato.

c. Unión de factores de transcripción al promotor de *IL23A*

Hay muchos sitios de unión potencialmente implicados en la regulación transcripcional de *IL23A*, como reveló el análisis bioinformático del promotor con la base de datos TRANSFAC (Fig. 31*A*). De acuerdo con la desaparición de la proteína CHOP de los extractos nucleares, el zimosano indujo una disminución de la unión de CHOP a ambos sitios CHOP-C/EBP (Fig. 31*B*). En consonancia con su pertenencia a la misma familia de factores de transcripción, el LPS aumentó la unión de C/EBPβ a los sitios CHOP-C/EBP y al sitio C/EBPβ a -764, mientras que el zimosano no lo hizo (Fig. 31*C*). La unión de XBP1 a las cajas X2 no se aumentó respecto de los niveles del control en células tratadas con zimosano y LPS durante una hora (no se muestra), pero de acuerdo con el efecto más importante de las partículas de β-glucano en el *splicing* de *XBP1* a tiempos más tardíos, el zimosano deplecionado comercial y tratado con NaOH aumentó más de 2 veces la unión de XBP1 a la caja X2 a 5 horas tras la adición de las partículas. La tunicamicina produjo un mayor aumento de la unión de XBP1 y el MKC8866 inhibió su unión (Fig. 31*D*). Los experimentos controles con un anticuerpo irrelevante no mostraron aumento de la unión en respuesta al zimosano (Fig. 31*C* y *D*). La unión de CREB al sitio CRE se detectó en células en reposo a un nivel similar al observado en células estimuladas (Fig. 31*E*), mientras que la unión de P-Ser133-CREB aumentó significativamente en respuesta a LPS. Estos datos concuerdan con los estudios actuales de la activación de CREB donde se describe la fosforilación del factor de transcripción una vez unido al promotor y la compleja interrelación de kinasas y coactivadores (Naqvi et al, 2014).

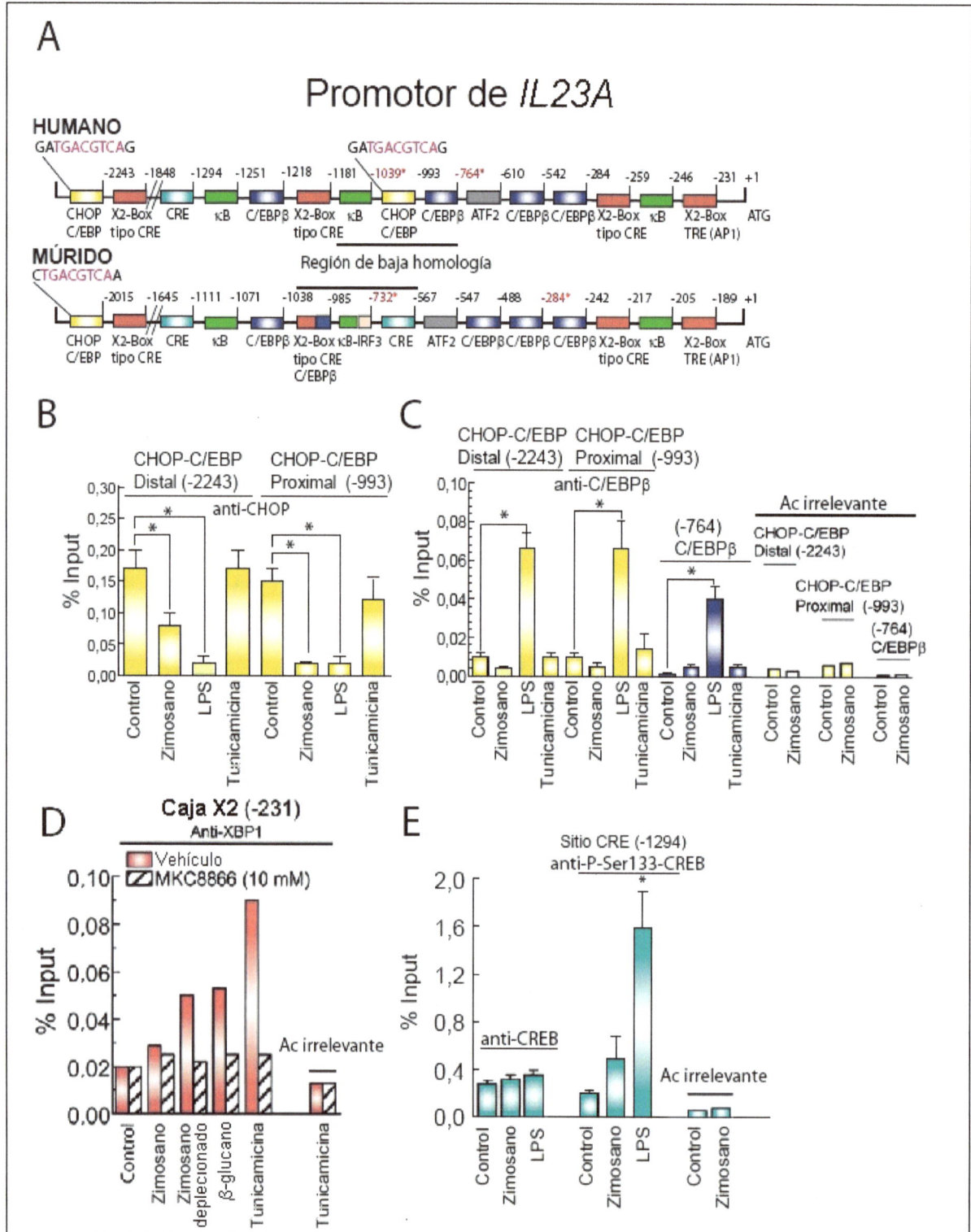

Fig. 31. Sitios de unión para factores de transcripción en el promotor de *IL23A*. A. Estructura de los promotores de *IL23A* humano y múrido mostrando los sitios de unión más relevantes para factores de transcripción identificados con la base de datos TRANSFAC. Los sitios se numeran teniendo en cuenta la metionina del inicio de traducción. Las letras rojas en los sitios CHOP-C/EBP indican la secuencia consenso CRE incluida en la secuencia consenso de CHOP. Hay una región de baja homología en ambos promotores que se marca con una línea. Sin embargo, estas áreas contienen sitios de unión que muestran analogía y una alta puntuación para la unión de los mismos factores de

transcripción en ambas especies. Estos sitios están marcados en rojo y con asterisco. **B y C.** Efecto de los diferentes estímulos en la unión de CHOP y C/EBPβ a los sitios C/EBP mediante ChIP. Se usó un anticuerpo irrelevante para mostrar la especificidad de la unión de los factores de transcripción. **D.** Efecto del zimosano deplecionado comercial (sin actividad estimuladora de TLR2), β-glucano obtenido por tratamiento del zimosano con NaOH, y tunicamicina en la unión de XBP1 a la caja X2 proximal y su inhibición por 10 µM MKC8866. El experimento se realizó con células dendríticas recogidas tras 5 horas con el estímulo, de acuerdo con la aparición óptima del *splicing* de *XBP1* a ese tiempo. Los números entre paréntesis indican la posición de los sitios de acuerdo con A. **E.** La unión de CREB y P-Ser133-CREB al sitio CRE. Se estimularon células dendríticas con 1 mg/ml de zimosano, 1 µg/ml de tunicamicina y 10 µg/ml de LPS durante 1 hora, antes de recoger las muestras para ChIP. Los resultados representan la media ± SEM de 3 a 5 experimentos en B, C y D, y un experimento representativo en D. *$p < 0,05$.

El zimosano aumentó fuertemente la unión de P-Thr71-ATF2 a su sitio en el promotor tras 1 hora de estímulo. Este resultado también se observó en respuesta a tunicamicina, pero no a LPS (Fig. 32*A*). De acuerdo con el concepto de que la activación de ATF2 depende de fosforilaciones complementarias en las Thr69 y Thr71 de la región N-terminal que dependen de PKA, PKC y MAPKs (Ouwens et al, 2002; Chen et al, 2007a), la inhibición de estas actividades produjo una fuerte reducción de la unión de P-Thr71-ATF2 por el inhibidor de PKA H89, de PKC bisindolilmaleimida I y de MEK U0126, pero no por el inhibidor de la MAPK p38 SB203580 ni el de JNK SP600125 (Fig. 32*A*). Para confirmar estos hallazgos, se llevaron a cabo inmunodetecciones de P-Thr71-ATF2 en fracciones nucleares. Como se muestra en la Fig. 32*B*, se observaron varias bandas en el área comprendida por los pesos moleculares de los estándares proteicos 75 y 52,7 kDa. Esto concuerda con la existencia de distintas isoformas de ATF2 y la posible aparición de cambios de movilidad inducido por fosforilaciones, ya que todas ellas contienen la secuencia Thr-Pro-Thr-Pro. Este hallazgo también está de acuerdo con los resultados de ChIP ya que el U0126, pero no el SP600125, mostró una inhibición significativa de P-Thr71-ATF2 (Fig. 32*B*). De acuerdo con la dependencia descrita de la fosforilación de la Thr69 de la fosforilación precedente en la Thr71, el inhibidor de MEK disminuyó la unión de P-Thr69-ATF2 tras una hora de estímulo con zimosano, mientras que no se detectó unión a las cuatro horas. En cambio, el inhibidor de JNK no inhibió la unión a ningún tiempo (Fig. 32*C*). La aparición de una unión masiva de ATF2 a su sitio en respuesta al zimosano también se observó con el anticuerpo anti-ATF2 (Fig. 32*D*), sugiriendo que bajo condiciones control no hay unión de esta proteína al promotor y que ésta depende de su estado de fosforilación. De acuerdo con la falta de efecto de la inhibición de JNK, la unión de c-Jun al sitio ATF-2 no fue detectada en ensayos de ChIP (no se muestra). Cuando el efecto de estos inhibidores se estudió en la transcripción de *IL23A*, contrariamente al inhibidor de JNK, los inhibidores de la MAPK p38, de PKC y PKA disminuyeron significativamente la transcripción de *IL23A* (Fig. 32*E*). A diferencia de la constante inhibición de la unión de P-Thr71-ATF2 por el inhibidor de MEK, sólo se observó la inhibición de la transcripción de *IL23A* en 3 de 6 experimentos independientes que se muestran por separado en la Fig. 32*F*, sugiriendo que hay mecanismos de activación transcripcional alternativos y/o fosforilaciones que pueden evitar el paso dependiente de MEK. A diferencia de los resultados descritos en células RAW264.7 transfectadas (Liu et al, 2009), la unión de ATF-2 a la caja X2 de tipo TRE en -231 se detectó a muy bajo nivel y no alcanzó significación estadística (no se muestra). Puesto que la tunicamicina indujo la unión de P-Thr71-ATF2 al promotor de *IL23A* y se ha descrito que aumenta el efecto del LPS en la producción de IL-23 (Goodall et al, 2010), se estudió el efecto de la combinación de ambos estímulos en la transcripción de *IL23A*. Como se muestra en la Fig. 32*G*, se observó un efecto sinérgico sobre la transcripción de *IL23A*, aunque no se alcanzó el nivel detectado con zimosano. Debido a que los factores de transcripción con cremallera de leucinas pueden reconocer sitios de unión al ADN que contienen secuencias similares, se estudió la unión de ATF4 utilizando un anticuerpo irrelevante al sitio ATF2. Mientras que el anticuerpo irrelevante no mostró ningún cambio significativo tras el tratamiento con zimosano, la unión de ATF4 se incrementó en respuesta al zimosano, LPS y tunicamicina, pero en el caso del zimosano en menor grado que la unión de P-Thr71-ATF2 (Fig. 32*H*), sugiriendo que ambos factores de transcripción pueden unirse a este sitio.

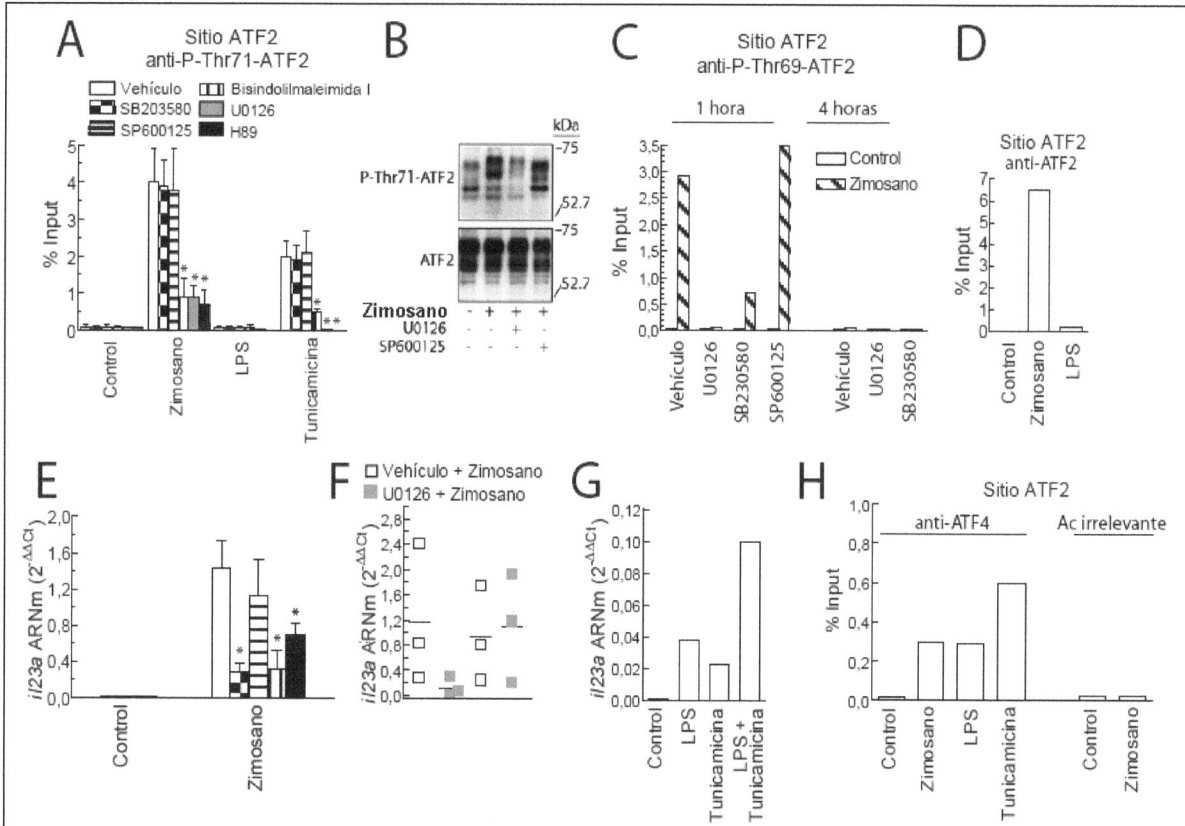

Fig. 32. Unión de ATF2 y transcripción de *IL23A*. A. Unión de P-Thr71-ATF2 al sitio ATF2 en presencia o ausencia de inhibidores farmacológicos tras una hora con los estímulos. **B.** Presencia de proteínas ATF2 en las fracciones nucleares de células dendríticas estimuladas con zimosano durante una hora en presencia o ausencia de U0126 y SP600125. **C.** La unión de P-Thr69-ATF2 al sitio ATF2 se estudió a una y cuatro horas de estímulo con zimosano en presencia o ausencia de U0126, SB203580 y SP600125. Éste es un experimento típico que muestra la continua falta de efecto del inhibidor de JNK y el fuerte efecto del inhibidor de MEK en P-Thr69-ATF2. **D.** La unión de ATF2 se confirmó con anticuerpo anti-ATF2. **E y F.** Efecto de los inhibidores farmacológicos en la transcripción de *IL23A* en respuesta al zimosano. El inhibidor de la MAPK p38 SB203580, el inhibidor de MEK U0126 y el inhibidor de PKA H89 se usaron a 10 µM. El inhibidor de JNK SP600125 se usó a una concentración de 25 µM. El inhibidor de PKC bisindolilmaleimida I se usó a una concentración de 0,3 µM. Se desglosa el resultado de los experimentos individuales en células dendríticas estimuladas con zimosano en presencia o ausencia de U0126 en E para revelar que el tratamiento fue efectivo en 3 de 6 experimentos. **G.** Efecto de LPS, tunicamicina y su combinación en la transcripción de *IL23A*. **H.** Unión de ATF4 y de un anticuerpo irrelevante como control al sitio ATF2. Los resultados representan la media de 2 experimentos por duplicado. Los resultados en A y D representan la media ± SEM de 5 experimentos y en B, C, F y G la media de dos experimentos con tendencia similar. *$p < 0,05$ en comparación con células tratadas con vehículo.

El efecto variable de la inhibición de MEK en la transcripción de *IL23A* se estudió en dos experimentos donde la inhibición de la actividad de MEK y la unión de P-Thr71-ATF2 por U0126 se confirmó, mientras que la transcripción de *IL23A* no se redujo y la unión de ATF4 aumentó (Fig. 33*A-D*). Se llevaron a cabo análisis adicionales de la fosforilación de la Thr69-ATF2 evaluando el efecto de la bisindolilmaleimida I y H89. Como se muestra en la Fig. 33*E*, ambos compuestos inhibieron la unión de P-Thr69-

ATF2 al sitio ATF2. Se obtuvo una demostración adicional de la participación de ATF2 en la transcripción de *IL23A* con experimentos de *knock down* usando nucleofección con siRNA. Como se muestra en la Fig. 33*F*, el *knock down* de *ATF2* redujo significativamente su transcripción al igual que la de *IL23A*, mientras que no se afectaron las transcripciones de *IL12/23B* e *IL10*.

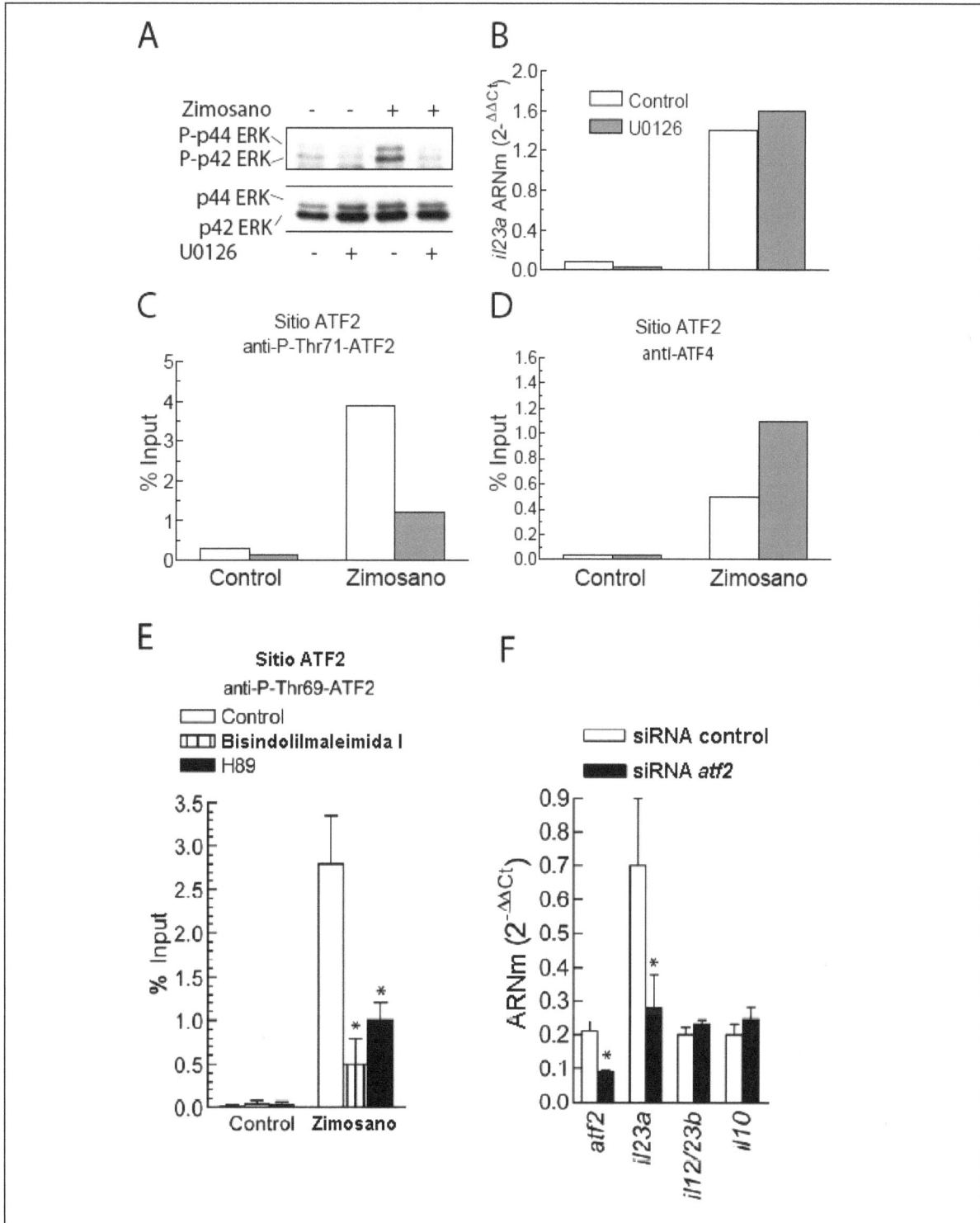

Fig. 33. Efecto de U0126 sobre la actividad de ERK y la unión de P-Thr71-ATF2 y ATF4 al sitio ATF2 en experimentos donde la actividad de MEK se inhibió pero no la transcripción de *IL23A*. A. La inhibición de la fosforilación de ERK p42 y p44 por U0126 se observó con el anticuerpo fosfoespecífico en células dendríticas incubadas con vehículo o con 10 μM de U0126 durante 30 min y estimuladas después con zimosano durante 30 min. **B.** Efecto de U0126 en la transcripción de *IL23A*. **C.** Unión de P-Thr71-ATF2 al sitio ATF2 en presencia o ausencia de U0126. **D.** Unión de ATF4 en presencia o ausencia de U0126. **E.** Efecto de bisindolilmaleimida I y H89 en la unión de P-Thr69-ATF2 **F.** Efecto del *knock down* de *ATF2* en la transcripción de *ATF2* y de citocinas en células dendríticas

estimuladas con zimosano. Las muestras se tomaron tras cuatro horas con zimosano para los experimentos de RT-PCR y a una hora para los experimentos de ChIP. Los resultados representan la media de 2 experimentos en B y C, y la media ± SEM de 3 experimentos en D y F, y 4 en E.

En conjunto, estos datos sugieren que el zimosano tiene una fuerte capacidad de aumentar la unión de P-Thr71-P-Thr69-ATF2 al sitio ATF2 y que ATF2 puede ser el factor de transcripción que coopera preferentemente con c-Rel para regular la transcripción de *IL23A*. Debido a que la inhibición de la unión de ATF2 se asocia con la reducción de la transcripción de *IL23A* por los inhibidores de PKC, PKA, MAPK p38, y en algunos casos de MEK, es muy probable que haya una conexión funcional entre ellos.

La transcripción dependiente de κB requiere la unión de coactivadores con actividad acetiltransferasa como CBP y pCAF. Se ha descrito que ATF2 tiene una actividad lisina acetiltransferasa intrínseca que favorece la accesibilidad de los factores de transcripción a los promotores (Kawasaki et al, 2000). En este estudio se ha detectado un aumento de los niveles de acetil-Lys14-histona H3 en el promotor de *IL23A* en células dendríticas tratadas con zimosano (Fig. 34*A*). Este resultado concuerda con una fuerte dependencia de la transcripción de *IL23A* con la acetilación de lisinas como se muestra en un estudio donde el mimético de acetil-lisina i-BET inhibió esta transcripción en macrófagos tratados con LPS (Nicodeme et al, 2010). En este estudio se observó una fuerte inhibición de la transcripción de *IL23A* con i-BET en células dendríticas estimuladas con zimosano (Fig. 34*B*). En la Fig. 34*C* se compara la estructura del inhibidor i-BET con la estructura de la acetil-L-lisina.

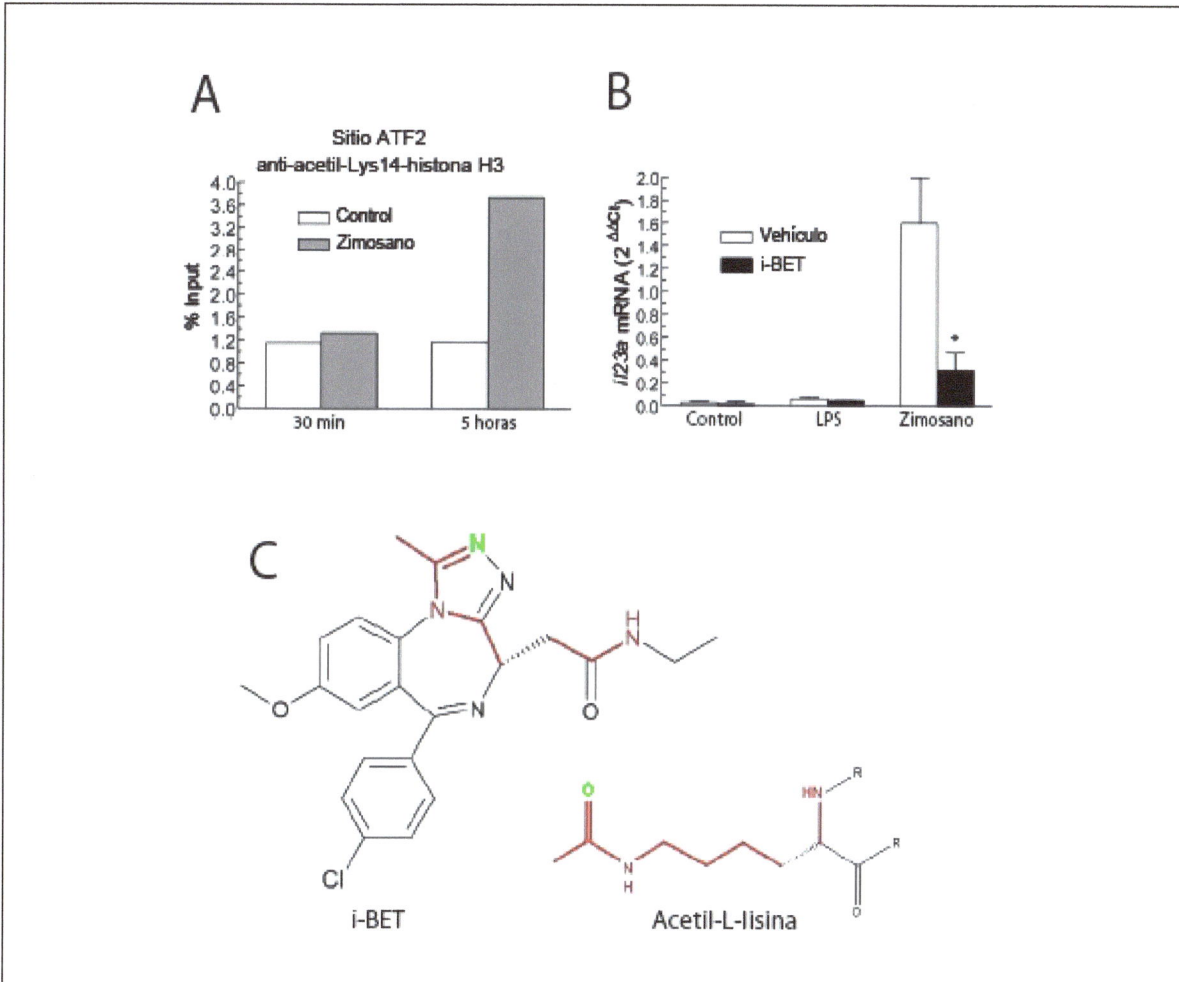

Fig. 34. La transcripción de *IL23A* muestra una fuerte dependencia de de la acetilación de la Lys14 de la histona H3 y las proteínas BET (*bromodomain and extra terminal domain*). A. Aumento de acetil-Lys14-histona H3 en el sitio ATF2 del promotor de *IL23A* analizado por ChIP en células dendríticas tratadas durante 5 h con zimosano. **B.** Inhibición de la transcripción de *IL23A* en células dendríticas preincubadas 30 min con 0,5 µM de i-BET antes de la estimulación durante cuatro horas con zimosano. **C.** Comparación de las estructuras de i-BET (GSK525762A) y acetil-L-lisina. En rojo se muestra la parte reconocida por un bromodominio y en verde se resaltan los heteroátomos que aunque corresponden a distinto elemento, poseen una densidad electrónica similar.

d. Dectin-1, Dectin-2 y receptores de mediadores lipídicos participan en la inducción de *IL23A*

Dado que los α-manano y los β-glucano de la pared fúngica cooperan para inducir la respuesta del huésped tras unirse a sus receptores, se estudió si los receptores lectina de tipo C Dectin-1 y Dectin-2 participan en la inducción de la transcripción de *IL23A* usando anticuerpos bloqueantes. Como se muestra en Fig. 35*A*, ambos anticuerpos anti-Dectin-1 y anti-Dectin-2 bloquearon significativamente la transcripción de *IL23A*, mientras que no se observó inhibición con el anticuerpo anti-CD11b. Cuando los anticuerpos anti-Dectin-1 y anti-Dectin-2 se usaron en combinación, la inhibición mostró un ligero incremento. Este resultado sugiere que al igual que se ha observado en otras respuestas como es la producción de IL-10 (Álvarez et al, 2008; Elcombe et al, 2013), se requiere la coestimulación de los receptores que reconocen β-glucano y α-manano para una respuesta productiva. En concordancia con el hecho de que Dectin-1 y Dectin-2 trasmiten la señal a través de la tirosina kinasa SYK y la fosfolipasa cPLA$_2$, el inhibidor de la kinasa SYK piceatanol indujo una inhibición casi completa de la transcripción de *IL23A*. El inhibidor de la cPLA$_2$ pirrolidina-1 y el inhibidor de la 5-lipoxigenasa zileuton también bloquearon la respuesta, mientras que el inhibidor de la 12/15-lipoxigenasa EDC no mostró efecto significativo (Fig. 35*B*). Dado que estos resultados fueron coherentes con la participación de la ruta de señalización de la tirosina kinasa SYK, cPLA$_2$ y 5-lipoxigenasa, se estudió el papel de los leucotrienos. Como se muestra en Fig. 35*C*, ni el antagonista de CysLT1 montelukast ni el antagonista de BLT1 U75302 produjeron una inhibición significativa de la transcripción de *IL23A*. Sin embargo, ésta se observó cuando se usó la combinación de antagonistas. Puesto que la liberación de araquidónico por la cPLA$_2$ se puede acoplar a la formación de PAF a partir del liso-PAF resultante de la hidrólisis del sustrato alquil-araquidonil-glicerofosfocolina y la incorporación de acetato en la posición *sn*-2 del glicerol en leucocitos por las enzimas lisofosfatidilcolina aciltransferasas (LPCAT) (Alonso et al, 1982; Shindou et al, 2007), se estudió el efecto del bloqueo combinado de CysLT1, BLT1, y PAFR en la transcripción de *IL23A*. La transcripción de *IL23A* se inhibió un 86% bajo estas condiciones (Fig. 35*D*), sugiriendo un efecto cooperativo de todos esos receptores en la activación transcripcional de *IL23A*. Dado que la función de la 5-lipoxigenasa se ha relacionado con la producción de TNFα y GM-CSF dependiente de Dectin-1 (Serezani et al, 2012), se estudió también la transcripción de estas citocinas. A diferencia de la transcripción de *IL23A*, la transcripción de *TNFA* y *CSF2* no mostró cambios significativos con los antagonistas de los receptores de leucotrienos, observándose una inhibición de ~ 38% en ambos casos cuando se incluyó también el antagonista del receptor de PAF (Fig. 35*E* y *F*).

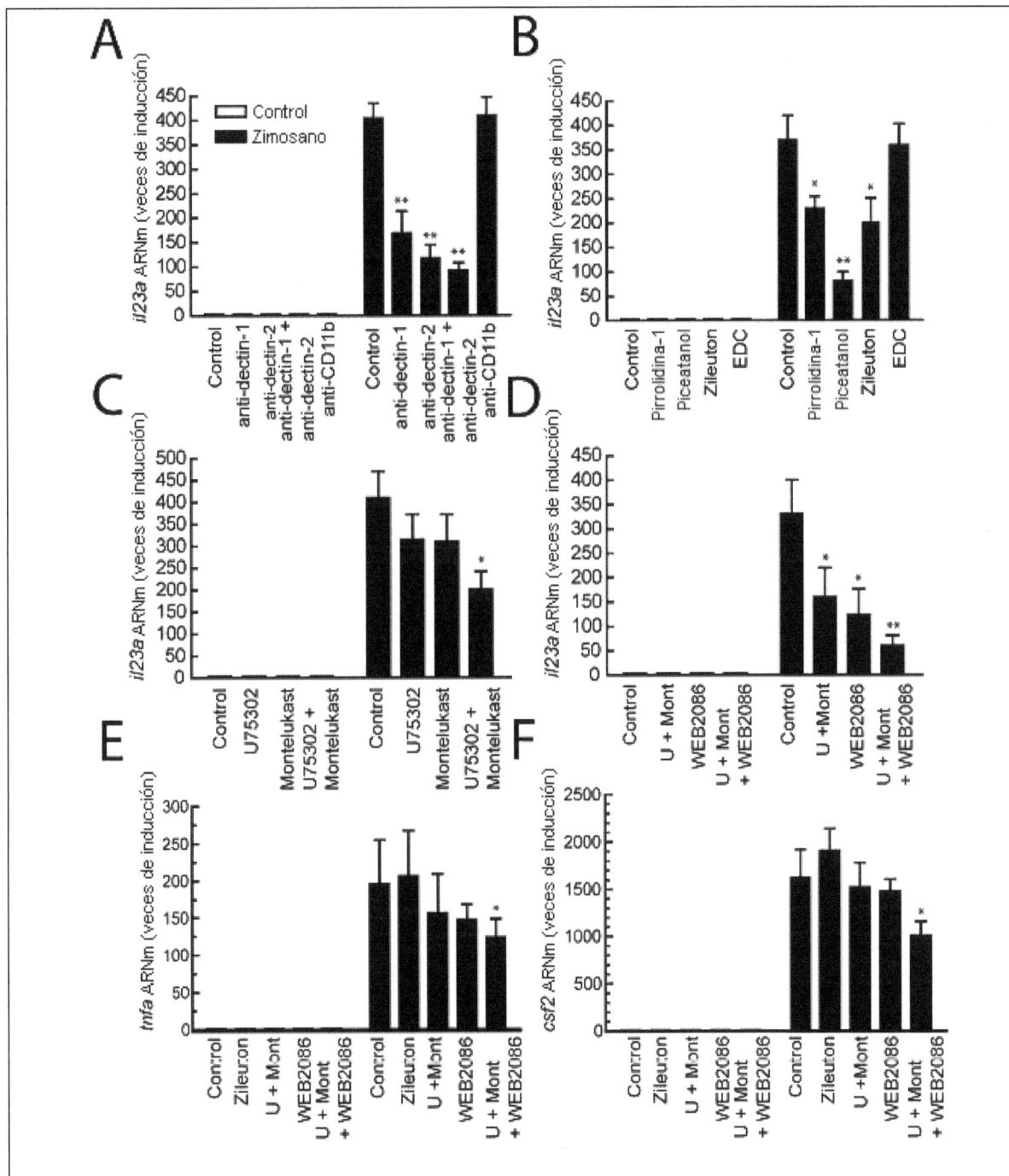

Fig. 35. Efecto de diferentes tratamientos en la inducción de *IL23A*. A. Las células dendríticas se incubaron durante 30 min antes de la adición de 1 mg/ml de zimosano con 10 µg/ml de anticuerpo anti-Dectin-1 o anti-Dectin-2, y su combinación. El anticuerpo anti-CD11b se usó como control de especificidad. Tras 4 horas de estímulo con zimosano, se extrajo el ARN y se usó para estudiar la transcripción de *IL23A*. **B, C y D.** Se llevaron a cabo experimentos similares con el antagonista de BLT1 U75302 1 µM, el antagonista de CysLT1 montelukast 10 µM, el inhibidor de 5-lipoxigenasa zileuton 10 µM, el inhibidor de 12/15-lipoxigenasa EDC 3 µM, el inhibidor de fosfolipasa A2 pirrolidina-1 2 µM, el inhibidor de la kinasa SYK piceatanol 25 µM, y el antagonista del receptor de PAF WEB2086 30 µM. **E y F.** Efecto de los diferentes tratamientos en la transcripción de *TNFA* y *CSF2*. Los resultados muestran la media ± S.E.M. de 3 a 6 experimentos. *Indica $p < 0,05$. **Indica $p < 0,01$.

Estos resultados sugieren un efecto más importante de la ruta de la 5-lipoxigenasa en la regulación de la transcripción de la subunidad p19 de IL-23 que en otras citocinas inducidas por el zimosano.

Debido a que la transcripción de *IL23A* en respuesta al zimosano depende del reclutamiento a su promotor de, al menos, c-Rel y ATF2, y que las señales dependientes de SYK pueden jugar un papel en la ruta que conduce a las fosforilaciones complementarias de ATF2 y su unión al promotor de *IL23A*, se estudió el efecto de los compuestos que inhibieron la transcripción de *IL23A* en experimentos de ChIP usando el anticuerpo anti-P-Thr71-ATF2. El piceatanol, la pirrolidina-1 y el zileuton indujeron una fuerte inhibición de la unión de P-Thr71-ATF2 al promotor de *IL23A*, mientras que el inhibidor EDC no mostró efecto significativo (Fig. 36*A*). Los experimentos para estudiar el papel de los mediadores formados tras la actividad de cPLA$_2$, mostraron una inhibición significativa de *IL23A* cuando se antagonizaron los receptores BLT1 y CysLT1, así como una inhibición similar por el antagonista del receptor de PAF WEB2086 o Apafant (Fig. 36*B*). Cuando se usó el PAF y la combinación de leucotrienos, se aumentó la unión de P-Thr71-ATF2 (Fig. 36*C*). En la Fig. 36*D* se muestra un esquema de las rutas biosintéticas del PAF y los leucotrienos y los inhibidores de dichas rutas con una comparación de sus estructuras.

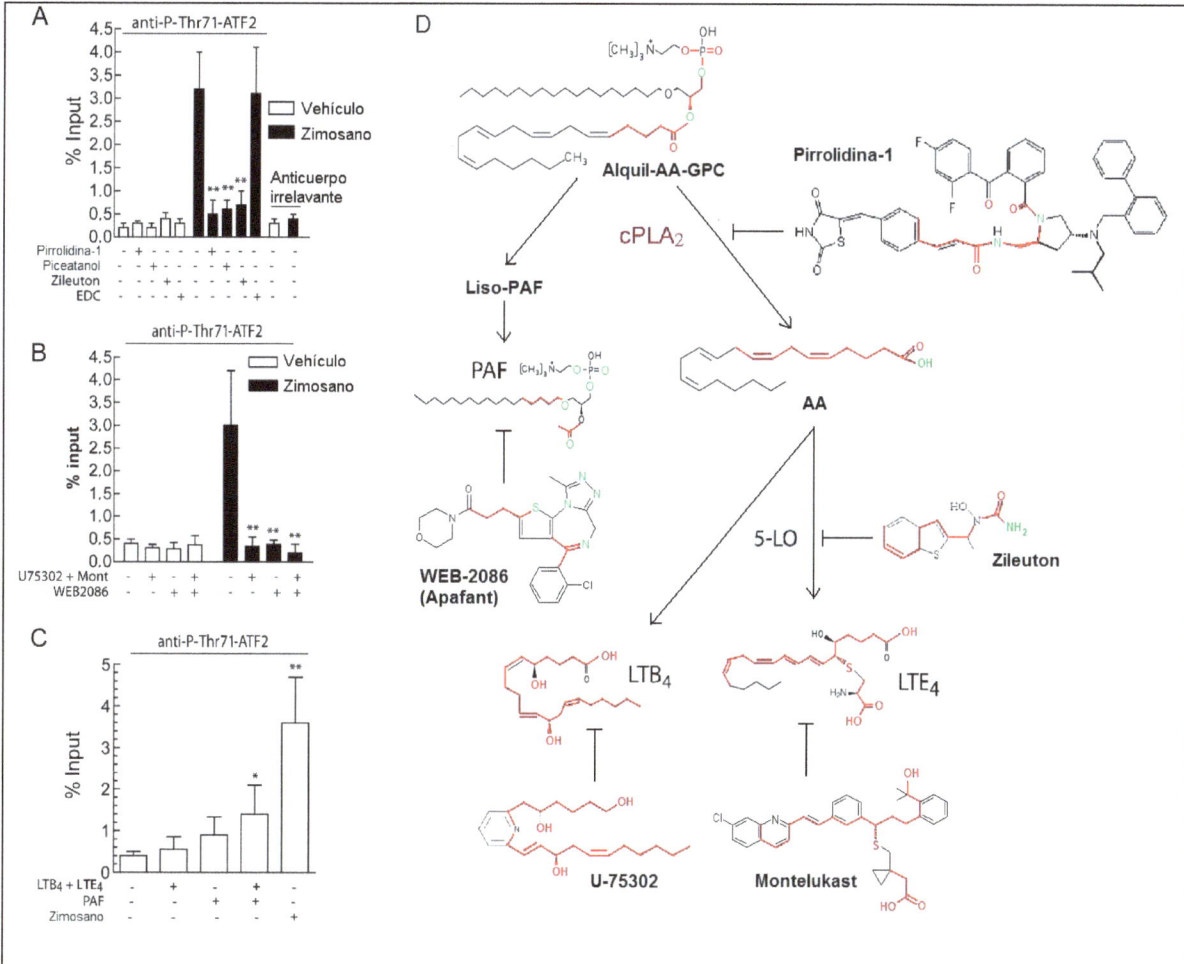

Fig. 36. Efecto de los compuestos que actúan en la cascada del araquidónico en la unión de P-Thr71-ATF2 al sitio ATF2 del promotor de *IL23A*. A. Las células dendríticas se incubaron con los indicados compuestos a las concentraciones mostradas en la leyenda de la Fig. 35 durante 30 min, y luego se estimularon con 1 mg/ml de zimosano durante una hora, y se utilizaron para experimentos de ChIP. Como control se usó anticuerpo irrelevante. **B.** Efecto de 1 µM de U75302 y 10 µM de montelukast, 30 µM de WEB2086, y su combinación. **C.** Efecto de 0,1 µM de LTB$_4$ y 0,5 µM de LTE$_4$, 1 µM de PAF, y su combinación. Los resultados muestran la media ± S.E.M. de tres experimentos. *Indica $p < 0,05$. **Indica $p < 0,01$. Mont indica montelukast. **D.** Esquema de la ruta biosintética de los leucotrienos y el PAF y comparación de las estructuras de los inhibidores y antagonistas. En rojo la parte reconocida por las enzimas de los inhibidores, antagonistas y sustratos y en verde se resaltan los heteroátomos con una densidad electrónica similar.

En conjunto estos datos sugieren la participación de una ruta de señalización que incluye receptores lectina de tipo C, SYK, cPLA$_2$, productos de la 5-lipoxigenasa y PAF en la inducción de la transcripción de *IL23A* por el zimosano a través de un mecanismo asociado a la activación de ATF2.

e. Análisis de los eicosanoides generados en respuesta al zimosano

Debido a que los estudios farmacológicos sugieren la participación de mediadores lipídicos autocrinos, se analizaron los eicosanoides producidos al estimular las células dendríticas por cromatografía UPLC y espectrometría de masas ESIQ/TOF. El zimosano indujo un gran aumento de araquidónico libre que alcanzó niveles por encima de 1 µg/10^6 células a 1 hora (Fig. 37A). Estas concentraciones disminuyeron a niveles control a 24 horas. Por el contrario, los niveles de los ácidos palmíticos y esteárico no mostraron ningún cambio, mientras que los ácidos oleico y docosahexaenoico (DHA) mostraron pequeños incrementos (Fig. 37B), compatibles con un aumento de la liberación de ácidos grasos insaturados en la posición *sn-2*. Como se esperaba, la estimulación con zimosano en presencia del inhibidor de la 5-lipoxigenasa zileuton no influyó el patrón de los ácidos grasos libres (Fig. 37B). La cantidad de araquidónico libre presente en las membranas celulares aumentó en mucha menor medida que la detectada en el medio (Fig. 37C)

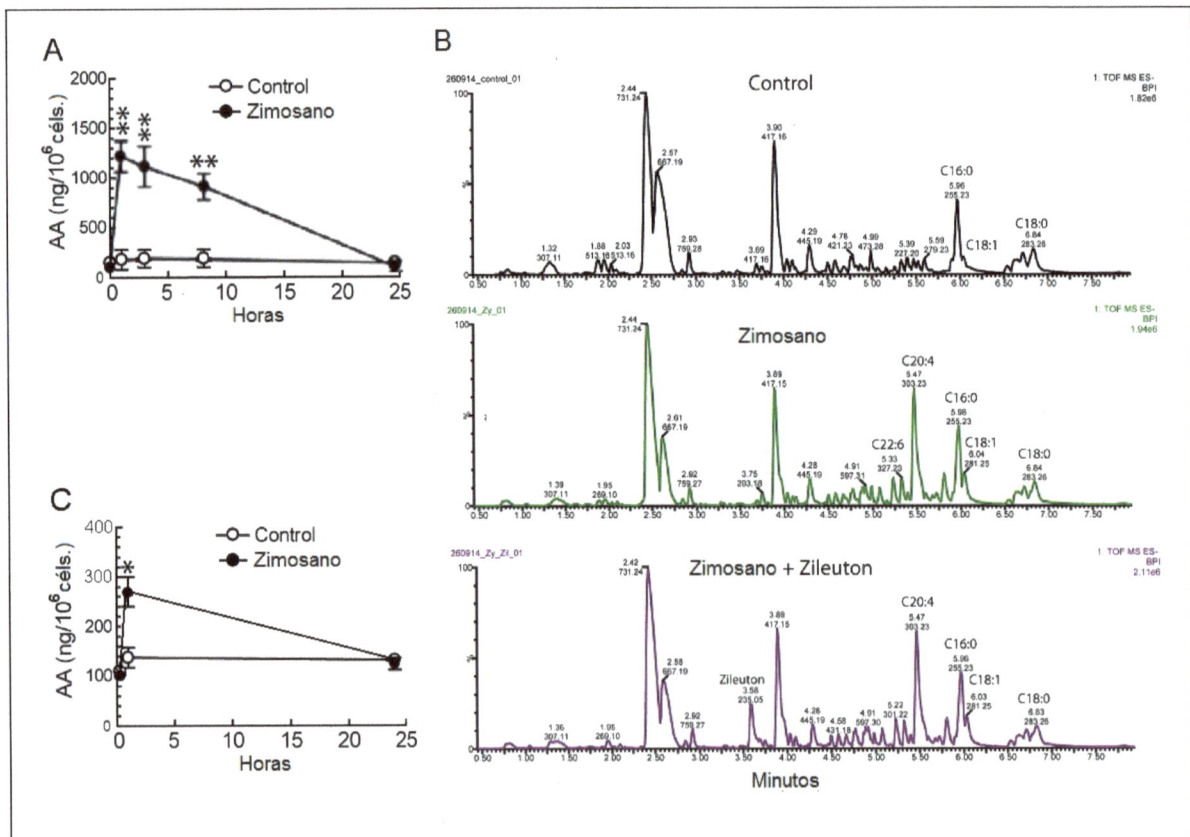

Fig. 37. Producción de araquidónico en respuesta al zimosano y cromatogramas de extractos lipídicos del medio condicionado por células dendríticas. A. Las células dendríticas se incubaron durante las horas indicadas en presencia o ausencia de 1 mg/ml de zimosano, y los sobrenadantes se recogieron al final de estos periodos para extracción lipídica y estudiar la producción de araquidónico y otros ácidos grasos por UPLC y espectrometría de masas ESIQ/TOF. **B.** El medio de cultivo se extrajo con cartuchos Strata™ C-18E SPE y se analizó usando un gradiente de elución binario como sigue: inicial, 20% B; 1 min, 35% B; 1,5 min, isocrático; 4 min, 98% B; 7,5 min, isocrático; 9 min, 50% B; y 12 min, 20% B. C16:0, C18:0, C20:4, C18:1 y C22:6 se refieren a los ácidos palmítico, esteárico, araquidónico, oleico y docosahexaenoico (DHA), respectivamente. **C.** Las células dendríticas se incubaron durante 1 y 24 horas en presencia o ausencia de 1 mg/ml de zimosano, pero en este caso se recogió el precipitado celular al final de dichos periodos para extracción lipídica y estudiar el araquidónico libre que se halla en las membranas celulares por UPLC y ESIQ/TOF. Los resultados muestran la media ± S.E.M. de 4 experimentos. *Indica $p < 0,05$. **Indica $p < 0,01$.

El estudio de los diferentes eicosanoides mostró una producción claramente detectable de 12-HETE y menores concentraciones de PGE_2, PGD_2, LTB_4 y LTE_4, con una cinética algo retrasada en comparación con la subida de araquidónico (Fig. 38*A* y *B*). En la Fig. 38*C* se muestra el espectro de fragmentación en el que se identificó al 12-HETE. Sin embargo, el pico que tiene un valor de *m/z* 438,2305 coincidente con el ion [M-H]- de LTE_4, como se indica en la fórmula empírica (Fig. 38*D*), no pueda cuantificarse directamente porque no se separaba bien de otros compuestos. Todos los eicosanoides mostraron un descenso a 24 horas, con la excepción de PGE_2 y PGD_2, que alcanzaron valores más altos a ese tiempo.

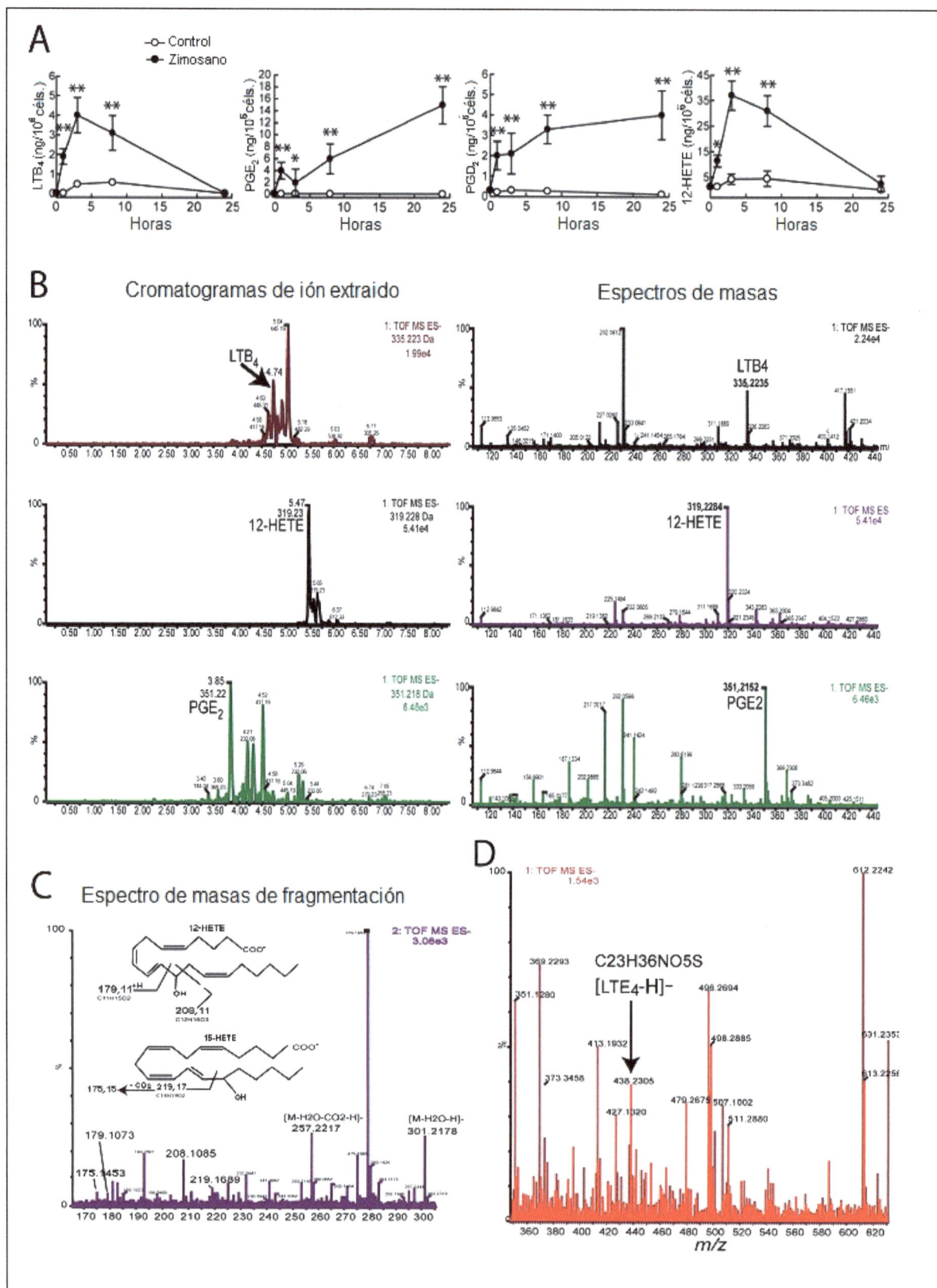

Fig. 38. Producción y caracterización del espectro de masas de eicosanoides producidos en respuesta al zimosano. A. Las células dendríticas se incubaron durante el tiempo indicado en presencia o ausencia de 1 mg/ml de zimosano y los sobrenadantes se recogieron al final de estos

periodos para extracción lipídica y analizar los eicosanoides producidos por UPLC y espectrometría de masas ESIQ/TOF. Los resultados muestran la media ± S.E.M. de 4 experimentos. *Indica $p < 0,05$. **Indica $p < 0,01$. **B.** Los paneles de la izquierda muestran los EIC representados para mostrar la intensidad máxima de los registros como función de LTB_4 (m/z 335,222), 12-HETE (m/z 319,23), PGE_2/PGD_2 (m/z 351,22), y ácido araquidónico (m/z 303,233). Los paneles de la derecha muestran los espectros de masas de los que se deriva el EIC. **C.** Espectro de masas de alta energía (fragmentación) usado para caracterizar el 12-HETE, con los típicos iones fragmentados con m/z 179 y 208. Los iones fragmentados con m/z 175 y 219 corresponde a una pequeña cantidad de 15-HETE. **D.** Muestra el espectro de masas en el que se identificó el LTE_4.

Dado que esos experimentos revelan la presencia de LTB_4 y LTE_4, que es el cisteinil-leucotrieno resultante de la acción de la dipeptidasa sobre LTD_4, y que esta enzima puede estar presente en el SBF, se realizaron experimentos adicionales mediante el empleo de ELISA específicos para LTE_4 y LTB_4. Como se muestra en Fig. 39*A*, LTE_4 se detectó a una concentración de ~ 10 nM, lo que concuerda con la concentración a la que su precursor inmediato LTD_4 es más activo en el receptor CysLT1 (Lynch et al, 1999), así como una menor pero significativa producción en respuesta a *Candida* inactivada por calor. El análisis por ELISA de LTB_4 mostró la producción de una menor concentración bajo las mismas condiciones, ~ 2,5 nM; sin embargo, esta concentración se corresponde con los valores que inducen respuestas. La producción de LTB_4 se observó también en respuesta a *Candida*. El zimosano y *Candida* son los que indujeron una mayor producción de LTE_4 y los únicos estímulos con los que se detectó LTB_4 (Fig. 39*B*). De acuerdo con la ruta propuesta en la que participa SYK y 5-lipoxigenasa, el LTE_4 era indetectable en células dendríticas estimuladas en presencia de piceatanol o zileuton, mientras que el EDC no mostró ningún efecto relevante (Fig. 39*C*). El análisis por ELISA de LTB_4 mostró la misma sensibilidad a la inhibición por piceatanol y zileuton (Fig. 39*D*). La participación de Dectin-1 y Dectin-2 se confirmó con anticuerpos bloqueantes. El uso de estos anticuerpos mostró un efecto aditivo en el caso de LTE_4, aunque la producción de LTB_4 se inhibió en mayor medida con el anticuerpo anti-Dectin-1 (Fig. 39*E* y *F*). En concordancia con la producción de leucotrienos, las células dendríticas estimuladas con zimosano mostraron una fuerte expresión de la 5-lipoxigenasa localizada en la envuelta nuclear y otras membranas internas por microscopia confocal (Fig. 39*G*) así como la presencia de la fosforilación activadora en la Ser663 (Fig. 39*H*) y de translocación al núcleo celular (Fig. 39*I*).

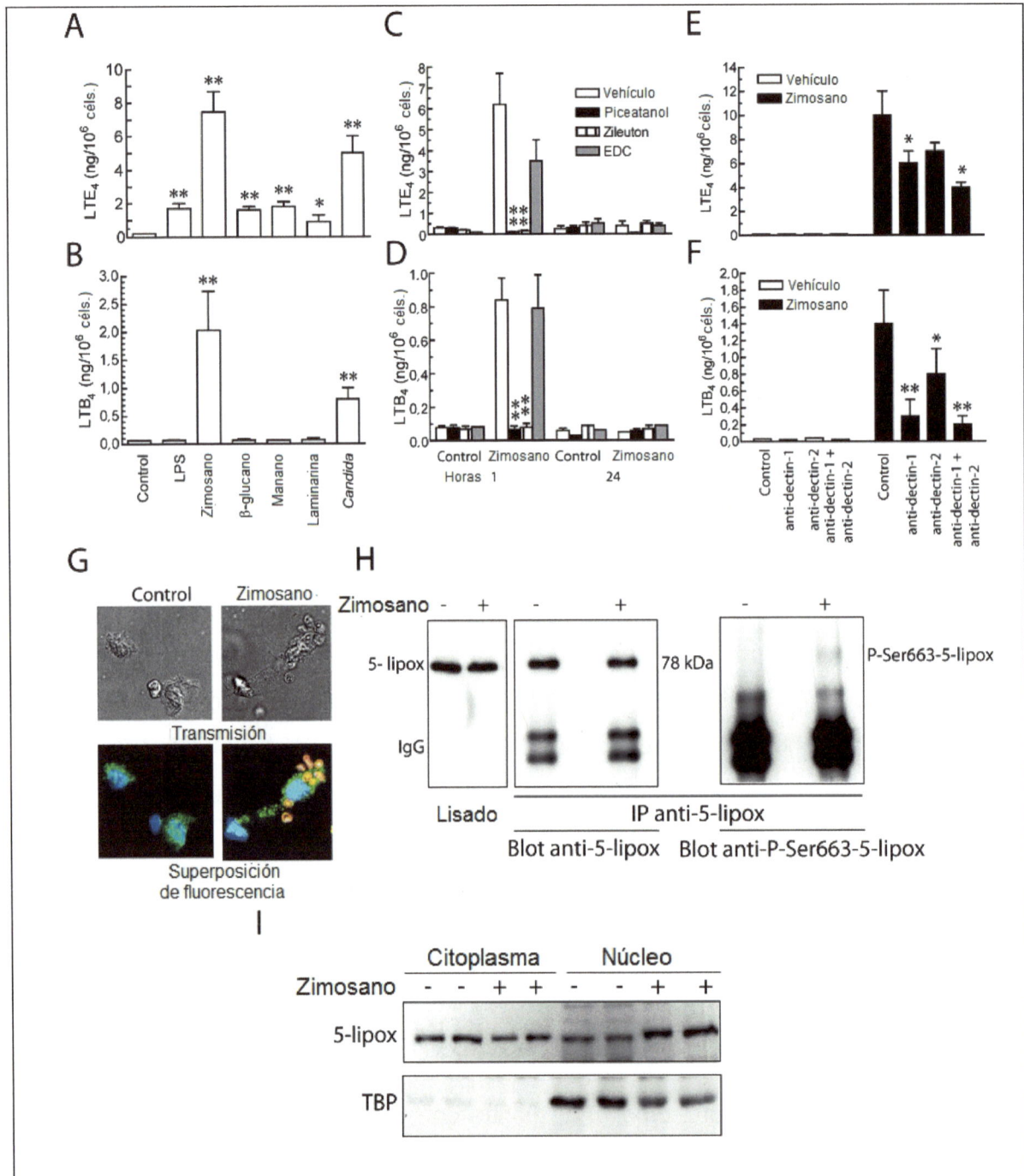

Fig. 39. Producción de LTB₄ y LTE₄ en respuesta a los diferentes componentes del zimosano y efecto de distintos tratamientos. A-F. Las células dendríticas se incubaron con 1 mg/ml de los diferentes componentes y con *Candida* a una relación de 50 células de *Candida* por célula dendrítica. Los sobrenadantes se recogieron a los tiempos indicados para la medida de leucotrienos por ELISA. Se utilizaron diferentes compuestos y anticuerpos bloqueantes que actúan sobre la cascada ITAM/SYK/lipoxigenasa, para lo que se incubaron las células con los indicados compuestos durante 30 min, previamente a la adición de zimosano. Las concentraciones se indican en la leyenda de la Fig. 35.

G. Microscopia confocal de la 5-lipoxigenasa (fluorescencia verde) en condiciones de reposo y tras 30 min de incubación con partículas de zimosano (fluorescencia roja). Se usó DAPI para teñir los núcleos (fluorescencia azul). **H.** Expresión de la 5-lipoxigenasa en lisados celulares y su fosforilación en la Ser663 en un ensayo de inmunoprecipitación en células dendríticas estimuladas durante 15 min con zimosano. **I.** Translocación de la 5-lipoxigenasa a los núcleos de células dendríticas estimuladas durante 1 hora con zimosano. TBP indica *Tata box-binding protein*. La comparación se hizo entre control y muestras tratadas con estímulo en A y B, entre vehículo y muestras estimuladas con zimosano en C y D, y entre control y muestras tratadas con anticuerpos en E y F. Los resultados muestran la media ± S.E.M. de 3 experimentos. *Indica $p < 0,05$. **Indica $p < 0,01$.

Estos resultados indican que el zimosan es el inductor de estos metabolitos, y junto con lo descrito en apartados anteriores, indican la participación de los leucotrienos en la regulación transcripcional de *IL23A*.

f. Papel de la ruta de la 5-lipoxigenasa y el receptor del PAF en la activación transcripcional de *IL23A*

Inicialmente se utilizaron extractos lipídicos de células dendríticas estimuladas con zimosano en presencia de LPS, un estímulo que no induce una activación óptima de la $cPLA_2$, sólo produce cambios retardados del eicosanoma (Song et al, 2015), y es menos activo que el zimosano para activar la transcripción de *IL23A* (Uozumi et al, 1997). Como se muestra en las Fig. 40*A* y *C*, el extracto lipídico de las células dendríticas estimuladas durante 1 hora con zimosano aumentó la transcripción de *IL23A* e *IL10* inducidas por LPS, lo que sugiere la presencia de mediadores lipídicos en el medio condicionado de las células estimuladas con zimosano. Por el contrario, el extracto lipídico de las células estimuladas durante 24 horas no mostró ningún efecto. Dado que LTB_4 y LTE_4 se producen en respuesta al zimosano y que el antagonismo combinado de los receptores de leucotrienos y PAF tiene un fuerte efecto en la transcripción de *IL23A*, se estudió el efecto de los leucotrienos y PAF exógenos. En el caso de *IL23A*, el aumento producido por los extractos lipídicos del medio condicionado obtenido tras una hora de estimulación mostró una tendencia similar a la observada por la estimulación con LPS en presencia de la combinación de 1 µM PAF, 0,1 µM LTB_4 y 0,5 µM LTE_4 (Fig. 40A y *B*). En el caso de *IL10* la simple adición de PAF reprodujo el efecto del medio condicionado (Fig. 40C y *D*).

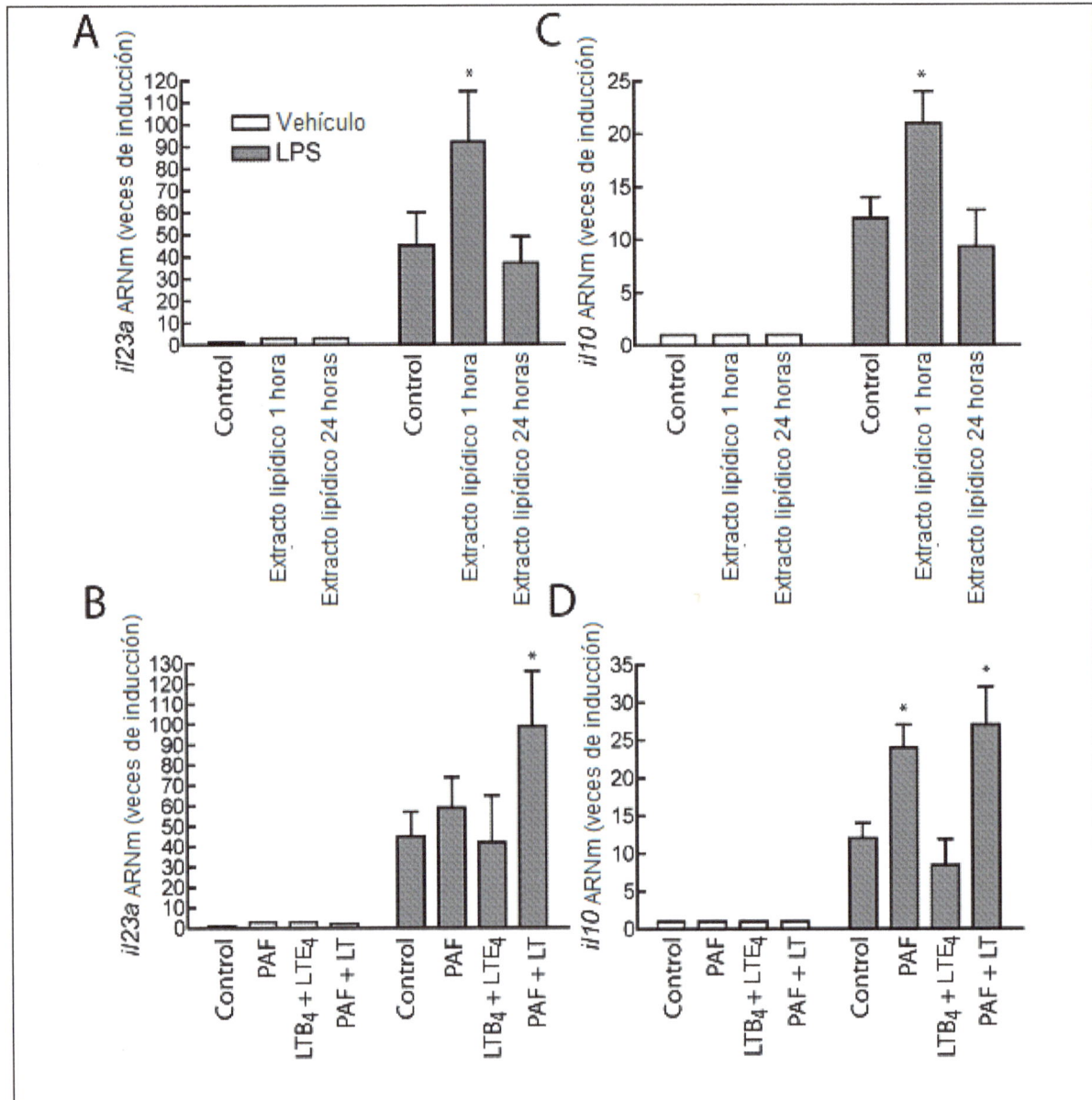

Fig. 40. Efecto de los extractos lipídicos de medio condicionado y de los mediadores lipídicos exógenos en la transcripción de *IL23A* e *IL10* en respuesta al LPS. A y C. Las células dendríticas se estimularon en presencia de 1 mg/ml zimosano durante 1 o 24 horas. Transcurridos estos tiempos, se recogieron los sobrenadantes y se extrajo la fracción lipídica con cartuchos C-18 de fase inversa. El extracto lipídico se evaporó a sequedad y se resuspendió en medio de cultivo para añadirlo a las células. Tras 4 horas de incubación en presencia de 10 μg/ml LPS, se extrajo el ARN y se usó para estudiar la transcripción de las citocinas. **B y D.** Se usaron las mismas condiciones experimentales para estudiar el efecto de los mediadores lipídicos exógenos. Las concentraciones de los mediadores lipídicos son 0,1 μM LTB$_4$, 0,5 μM LTE$_4$ y 1 μM PAF. Los resultados muestran la media ± S.E.M. de 4 experimentos. *Indica $p < 0,05$.

En conjunto, estos resultados sugieren que a diferencia del LPS, el zimosano induce la generación de mediadores lipídicos a un nivel suficientemente alto como para permitir una óptima activación transcripcional de *IL23A* y revela el efecto autocrino de PAF y leucotrienos en la regulación transcripcional de *IL23A* que podría explicarse mediante un conjunto de señales originadas por la activación de al menos tres tipos diferentes de receptores acoplados a proteínas G.

g. Efecto de PGE_2 en la regulación de *IL23A*

Los estudios recientes han desvelado un efecto sinérgico de PGE_2 exógena sobre la activación transcripcional de *IL23A* inducida por LPS y TNFα a través de un mecanismo en el que participa una cascada de señalización de receptores de prostanoide E (EP)/AMPc/PKA y los factores de transcripción CREB, C/EBPβ y c-Rel (Kocieda et al, 2012). Debido a que ATF2 y CREB son factores de transcripción sensibles a los niveles intracelulares de AMPc y la actividad de PKA, se realizaron experimentos dirigidos a estudiar el mecanismo por el que PGE_2 podría ejercer su efecto en la transcripción de *IL23A* e *IL10*. La justificación de estos experimentos es que la IL-10 es un componente destacado del patrón de citocinas inducido por el zimosano, cuya regulación es dependiente de la cascada EP/cAMP/PKA/CREB (Platzer et al, 1999; Álvarez et al, 2009). Sobre estas bases, el estudio paralelo de ambas citocinas permite descubrir diferencias en su regulación transcripcional. La incubación de las células dendríticas con el análogo de AMPc permeable a la membrana 8-Br-AMPc y PGE_2 no indujeron la transcripción de *IL23A*, pero produjeron una respuesta sinérgica cuando se usaron en combinación con LPS o zimosano (Fig. 41*A*). Se observó un efecto similar sobre la transcripción de *IL10* (Fig. 41*B*). Puesto que se ha descrito que PGE_2 inhibe la transcripción de *IL12/23B* (Poloso et al, 2013; Kalim y Groettrup 2013; Kalinski et al, 2001), se estudió también la inducción de esta citocina. Como se muestra en Fig. 41*C*, el LPS produjo una inducción más fuerte de la transcripción de *IL12/23B* que el zimosano. Curiosamente, PGE_2 indujo una inhibición más destacada en las células dendríticas tratadas con LPS, un 95% frente a un 33% de inhibición en el caso del zimosano, lo que Indicaría un efecto de PGE_2 específico de estímulo (Kalinski et al, 2001). Cuando se llevó a cabo la estimulación con zimosano en presencia de 50 nM de los inhibidores de COX-1 y COX-2, la transcripción de *IL23A* no se afectó (Fig. 41*D*). Por el contrario, la transcripción de *IL10* se redujo en respuesta a ambos estímulos (Fig. 41*E*), al igual que la transcripción de *IL23A* inducida por LPS (Fig. 41*D*). A diferencia de la inhibición de COX-1, el inhibidor de COX-2 sc-236 inhibió fuertemente la transcripción de *IL12/23B* en respuesta a LPS y zimosano (Fig. 41*F*), lo que sugeriría que la producción retardada de prostaglandinas a través de COX-2 podría jugar un papel autocrino en la transcripción de *IL12/23B*. Curiosamente, cuando se usó una concentración mayor, pero de acuerdo con el rango de selectividad de los inhibidores de COX-1 y COX-2, 100 nM y 300 nM respectivamente, se consiguió inhibir la transcripción de *IL23A* al igual que la de *IL10* (no se muestra), lo que sugeriría que bajas concentraciones de PGE_2 pueden activar la transcripción de *IL23A*, muy probablemente a través de receptores EP de alta afinidad por PGE_2, y sólo un bloqueo completo conseguiría inhibir la transcripción de *IL23A*. En la Fig. 41*G* se muestra un esquema de la ruta biosintética de PGE_2 y la estructura de los inhibidores de ambas ciclooxigenasas. Para asociar el efecto de PGE_2 en la transcripción de *IL23A* con la activación de factores de transcripción, se estudió la unión de ATF2 y CREB a sus sitios de unión en el promotor de *IL23A*. En la Fig. 41*H,* se muestra como la PGE_2 aumentó la unión de P-Thr71-ATF2 al sitio ATF2 en respuesta a zimosano y LPS, lo que sugeriría que una parte del efecto de PGE_2 se puede ejercer a través de ATF2. En consonancia con las hipótesis más actuales, la unión de CREB al sitio CRE aumentó también en presencia de PGE_2.

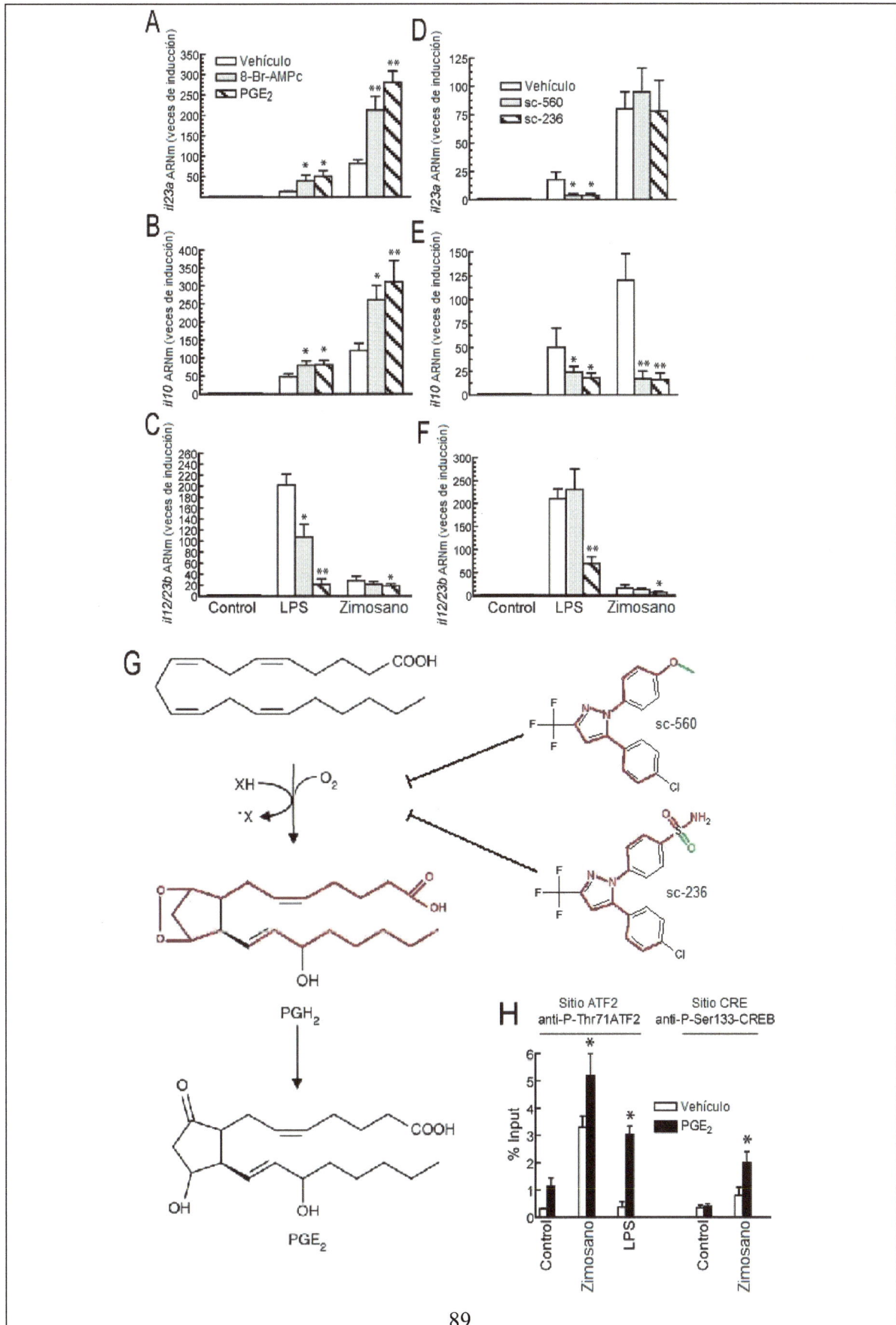

Fig. 41. Efecto del 8-Br-AMPc, PGE₂, e inhibidores de COX en la transcripción de citocinas. Las células se incubaron con los compuestos indicados durante 30 min antes de la adición del estímulo y a las 4 horas las células se recogieron para el estudio de la transcripción de las diferentes citocinas. **A, B y C.** Efecto del 8-Br-AMPc y PGE2. **D, E y F.** Efecto de los inhibidores selectivos de COX-1 (sc-560) y COX-2 (sc-236) a una concentración de 50 nM. **G.** Ruta biosintética de PGE₂ y comparación de las estructuras de los inhibidores de COX-1 y COX-2 con PGH₂. En rojo la parte reconocida por ambas COX y en verde la parte que confiere especificidad a cada inhibidor. **H.** Efecto de la preincubación con 1 μM PGE₂ antes de la estimulación con zimosano y LPS en la unión de P-Thr71-ATF2 y P-Ser133-CREB a sus sitios en el promotor de *IL23A*. Los resultados representan la media ± S.E.M. de 3 a 5 experimentos. *Indica p < 0,05. **Indica p < 0,01.

En conjunto, estos resultados sugieren que la PGE₂ paracrina sinergiza con el zimosano para inducir la transcripción de *IL23A* e *IL10*, y que la PGE₂ autocrina juega un papel significativo en la inducción de *IL10* en respuesta a LPS y zimosano, y también en la inducción de *IL23A* aunque de forma diferente a la de *IL10*, muy probablemente porque participan otro tipo de receptores EP y mostrando un efecto dependiente de estímulo, muy probablemente debido a que el LPS induce una menor producción de PGE₂ que el zimosano. El efecto de PGE₂ en la transcripción de *IL23A* puede explicarse por un aumento de la unión de dos factores de transcripción que pueden regularse por AMPc como son ATF2 y CREB.

h. Producción de PAF por células dendríticas

El PAF se produce en paralelo con la generación de eicosanoides a través de la hidrólisis de 1-alquil-2-araquidonil-*sn*-glicero-3-fosfocolina por la cPLA₂ y la acetilación del producto resultante 1-alquil-*sn*-glicero-fosfocolina (liso-PAF) por LPCAT2, una enzima dependiente de Ca²⁺ que se activa por fosforilación en la Ser34 con una cinética rápida a través de PKCα (Morimoto et al, 2010) y de forma más retardada con la ruta p38 MAPK/*MAPK-activated protein kinase 2* (MK2) (Morimoto et al, 2014). Teniendo en cuenta esto, es muy probable la formación de PAF en nuestro sistema, aunque la presencia de SBF en el medio hace difícil su detección por la presencia de PAF-acetilhidrolasas (Prescott et al, 2000). Este hecho obliga a que el diseño experimental supere este inconveniente. Dado que las enzimas LPCATs son una familia de proteínas involucradas en la remodelación de fosfolípidos, secreción de triglicéridos y biosíntesis del PAF (Shindou y Shimizu 2009), y muestran un patrón diferente de expresión según tejido, se estudió su transcripción. Se detectó la transcripción de *LPCAT1*, *LPCAT2* y *LPCAT3* a lo largo de la diferenciación de las células dendríticas. *LPCAT2* mostró un alto nivel de transcripción (Fig. 42*A*), aunque pudo observarse una tendencia a disminuir su transcripción tras 8 horas de estimulación con zimosano (Fig. 42*B*). La transcripción de *LPCAT1* se detectó también a altos niveles (Fig. 42*A*), aunque pudo observarse una tendencia a aumentar su transcripción tras 8 horas de estimulación (Fig. 42*B*), lo que indicaría un incremento inicial de la capacidad de esterificar el liso-PAF con acetilo para generar PAF y posteriormente utilizar palmitoil-CoA para disminuir los niveles de liso-PAF. La transcripción de *LPCAT3* se observó a altos niveles durante la diferenciación (Fig. 42*A*) y, apenas se modificó tras la estimulación con zimosano (Fig. 42*B*). La producción de PAF por LPCAT se confirmó en microsomas de células dendríticas usando liso-PAF y acetil-CoA como sustratos. Cuando se empleó araquidonil-CoA como cosustrato, se observó una inhibición parcial de la formación de PAF (Fig. 42*C*). La medida de acetil-CoA descendió al cabo de una hora de estimulación, se siguió de un aumento a las 3 horas y se redujo de nuevo a las seis horas (Fig. 42*D*), lo que sugeriría un consumo temprano de acetil-CoA, seguido de un aumento relacionado, muy probablemente, con la activación de la glucolisis aerobia y la cataplerosis del citrato (Everts et al, 2014). Un argumento más de la participación del PAF en la respuesta de las células dendríticas es la detección de niveles elevados del ARNm que codifica el PAFR (gen *PTAFR*), especialmente las isoformas 1 y 3, que disminuye tras 8 horas de estimulación con zimosano como *LPCAT2* (Fig. 42*E*). Curiosamente, aunque no se le había adscrito un papel funcional, la expresión de este receptor se había descrito por Sozzani et al. (1997).

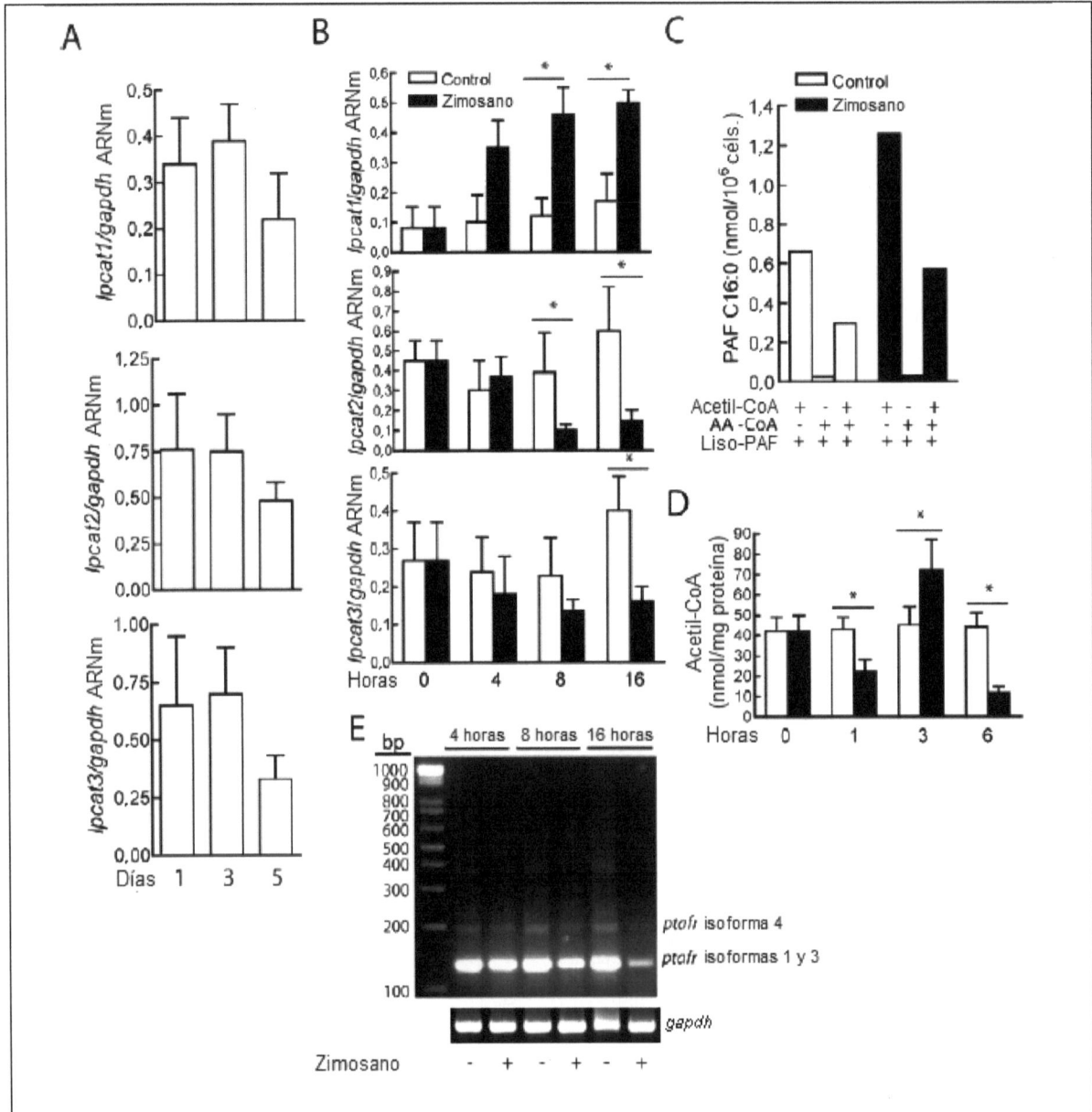

Fig. 42. La inducción de la transcripción de *LPCAT1*, *LPCAT2* y *LPCAT3*. A. Los monocitos se cultivaron en presencia de GM-CSF e IL-4 durante los días indicados y se usaron para estudiar la transcripción de enzimas LPCAT. **B.** Las células dendríticas se incubaron en presencia o ausencia de zimosano durante los tiempos indicados y se utilizaron para el estudio de la transcripcion de las diferentes enzimas. **C.** Estudio de la actividad LPCAT en homogenizados celulares de células dendríticas en reposo y tratadas con zimosano en presencia de 20 µM 1-hexadecil-2-liso-glicero-3-fosfocolina y 100 µM de acetil-CoA o 100 µM de araquidonil-CoA o la combinación de estos cosustratos. El extracto lipídico se usó para el ensayo UPLC-MS. **D.** Niveles de acetil-CoA en lisados de células dendríticas a diferentes tiempos tras la adición de zimosano. **E.** Transcripción de *PTAFR* por RT-PCR utilizando dos oligos sentido y un oligo antisentido para estudiar la transcripción de las diferentes isoformas a diferentes tiempos tras la estimulación con zimosano. La transcripción de las enzimas se expresa como la relación frente a *GADPH* ($2^{-\Delta Ct}$) para permitir la comparación de la variación de sus niveles en células diferenciadas en presencia de GM-CSF e IL-4 durante los diferentes tiempos tras la estimulación con zimosano. Los resultados representan la media ± S.E.M. de 3 experimentos para el estudio de la transcripción de las enzimas y 4 experimentos para el ensayo de acetil-CoA. *Indica $p < 0,05$.

Teniendo en cuenta que la presencia de PAF-acetilhidrolasa en el medio puede ser un inconveniente para el estudio de PAF, estos experimentos se llevaron a cabo en presencia de 0,1 μM del inhibidor de PAF-acetilhidrolasa darapladib. Los espectros de masas mostraron en los sobrenadantes una alta producción de PAF C16:0 en células en reposo, que aumentaba ligeramente en presencia de zimosano, y también una alta producción de lisofosfatidilcolinas (LPC) en células en reposo, que disminuía ligeramente en presencia de zimosano (Tabla 1, Fig. 43).

	Control	Zimosano
PAF C16:0 (pmol/10^6 céls.)	13,29 ±7,19	104,7 ± 9,8
PAF C18:0 (pmol/10^6 céls.)	0,0833	0,253
LPC C16:0 (pmol/10^6 céls.)	318,59 ± 24,27	214,19 ± 19,1
LPC C18:0 (pmol/10^6 céls.)	52,71 ± 6,49	45,875 ± 5,65
LPC C18:1 (pmol/10^6 céls.)	338,505 ± 13,25	263,265 ± 14,15
LPC C20:3 (pmol/10^6 céls.)	39,98 ± 5,06	30,345 ± 3,72
LPC C20:4 (pmol/10^6 céls.)	179,185 ± 21,01	148,645 ± 17,59

Tabla 1. Producción de PAF y LPCs por células dendríticas. Las células dendríticas se estimularon durante 1 hora con 1 mg/ml de zimosano y el extracto lipídico se analizó para las especies de PAF y LPC. Se detectó PAF C16:0 en presencia de 0,1 μM darapladib como se muestra en Fig. 43. Estos son resultados de 3 experimentos donde se detectó PAF C16:0 y de un experimento donde se detectó PAF C18:0.

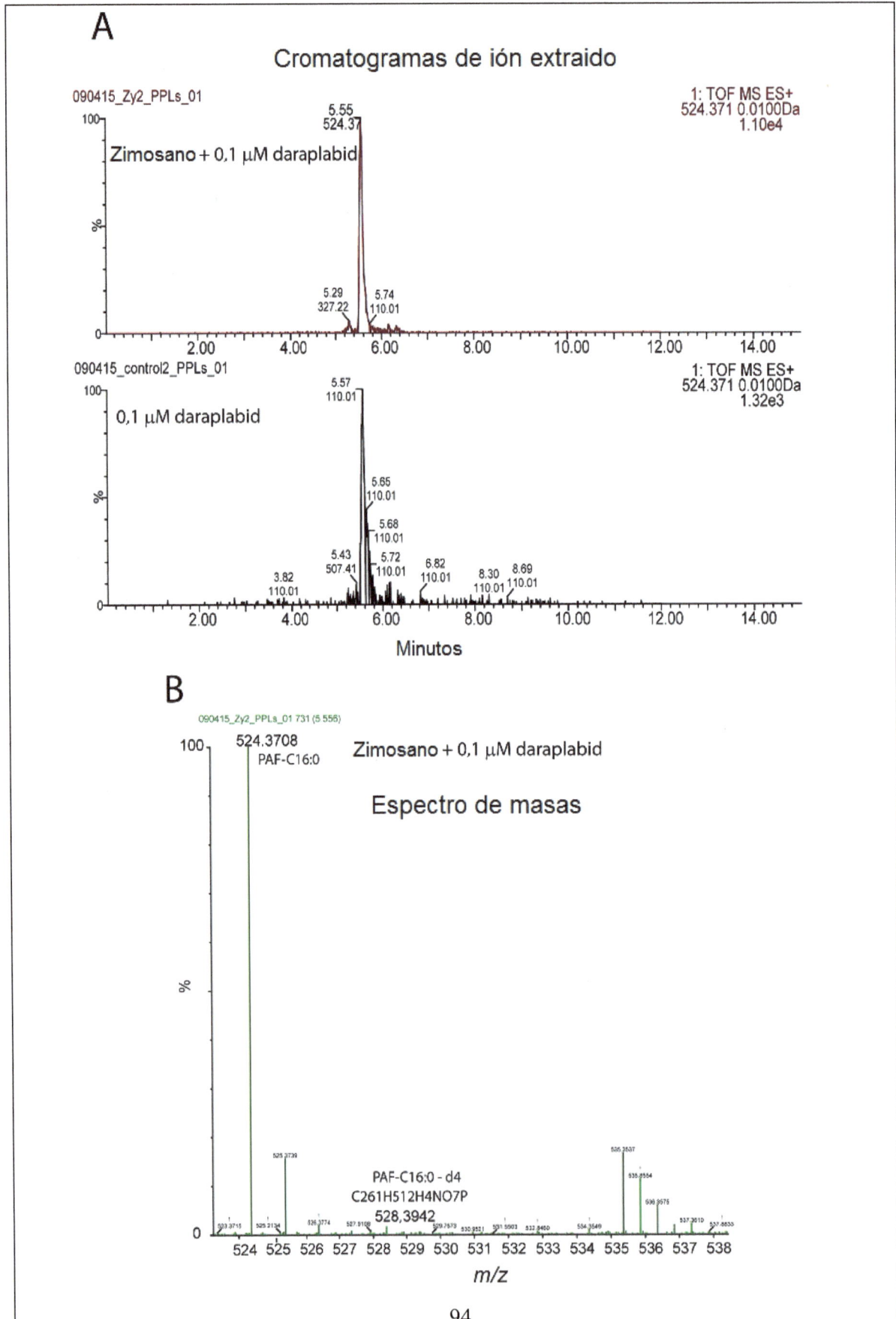

A
Cromatogramas de ión extraido

Zimosano + 0,1 μM daraplabid

0,1 μM daraplabid

B

Zimosano + 0,1 μM daraplabid

Espectro de masas

Fig. 43. Cromatogramas de ión extraido de PAF C16:0 deuterado y endógeno. Las células dendríticas se incubaron en presencia de 0,1 µM darapladib y en presencia o ausencia de zimosano durante 1 hora. Después se añadieron los estándares deuterados a los sobrenadantes. **A.** Cromatograma de ión extraido de PAF C16:0 (A). Los cromatogramas se muestran a diferentes escalas. **B.** Espectro de masas correspondiente a las células dendríticas tratadas con zimosano, donde se indican los picos de m/z para el PAF C16:0 deuterado y endógeno.

Los primeros espectros de masas también mostraron PAF C18:0 a bajas concentraciones pero no se detectó este hallazgo de forma consistente. Se intentó descartar que hubiera una posible retención de esta especie de PAF en las membranas celulares y/o unión a su receptor o una posible extracción ineficiente. Los resultados mostraron que no se detectó PAF C18:0 en los precipitados celulares ni en los sobrenadantes extraídos con el método *Bligh and Dyer* (Bligh y Dyer 1959). Por el contrario, se obtuvo una extracción eficiente del estándar deuterado de PAF C18:0 de los sobrenadantes, sugiriendo que no hay una retención celular de PAF C18:0 bajo estas condiciones y que las células dendríticas producen principalmente la especie PAF C16:0.

i. Transcripción de *ALOX12* y *ALOX15* y metabolismo del araquidonil-CoA en homogenizados de células dendríticas

De acuerdo con estudios previos (Pello et al, 2012; Rothe et al, 2015), la expresión de *ALOX15* (gen que codifica la 12/15-lipoxigenasa, "ALOX de leucocitos") fue muy alta a lo largo del proceso de diferenciación, mientras que el de *ALOX12* ("ALOX de plaquetas") fue muy bajo (Fig. 44*A*). Dada la fuerte transcripción de las enzimas LPCAT y ALOX, se llevaron a cabo experimentos funcionales en microsomas de células dendríticas usando sustratos exógenos usados en los ensayos de la actividad LPCAT. El análisis de los productos derivados del araquidonil-CoA mostró una intensa formación de 12-HETE y 15-HETE (Fig. 44*B, D, E y F*). Curiosamente, el 15-HETE, que fue difícil de detectar en sobrenadantes de células dendríticas, se detectó aumentado en los homogenizados de células estimuladas con zimosano junto con una menor e invariable cantidad de 12-HETE. El LTB$_4$ también se detectó aumentado en las estimuladas con zimosano aunque a una concentración más reducida (Fig. 44*C*). Estos resultados concuerdan con la alta transcripción de *ALOX15* y con una gran utilización del araquidónico por las lipoxigenasas (Fig. 44*C*).

95

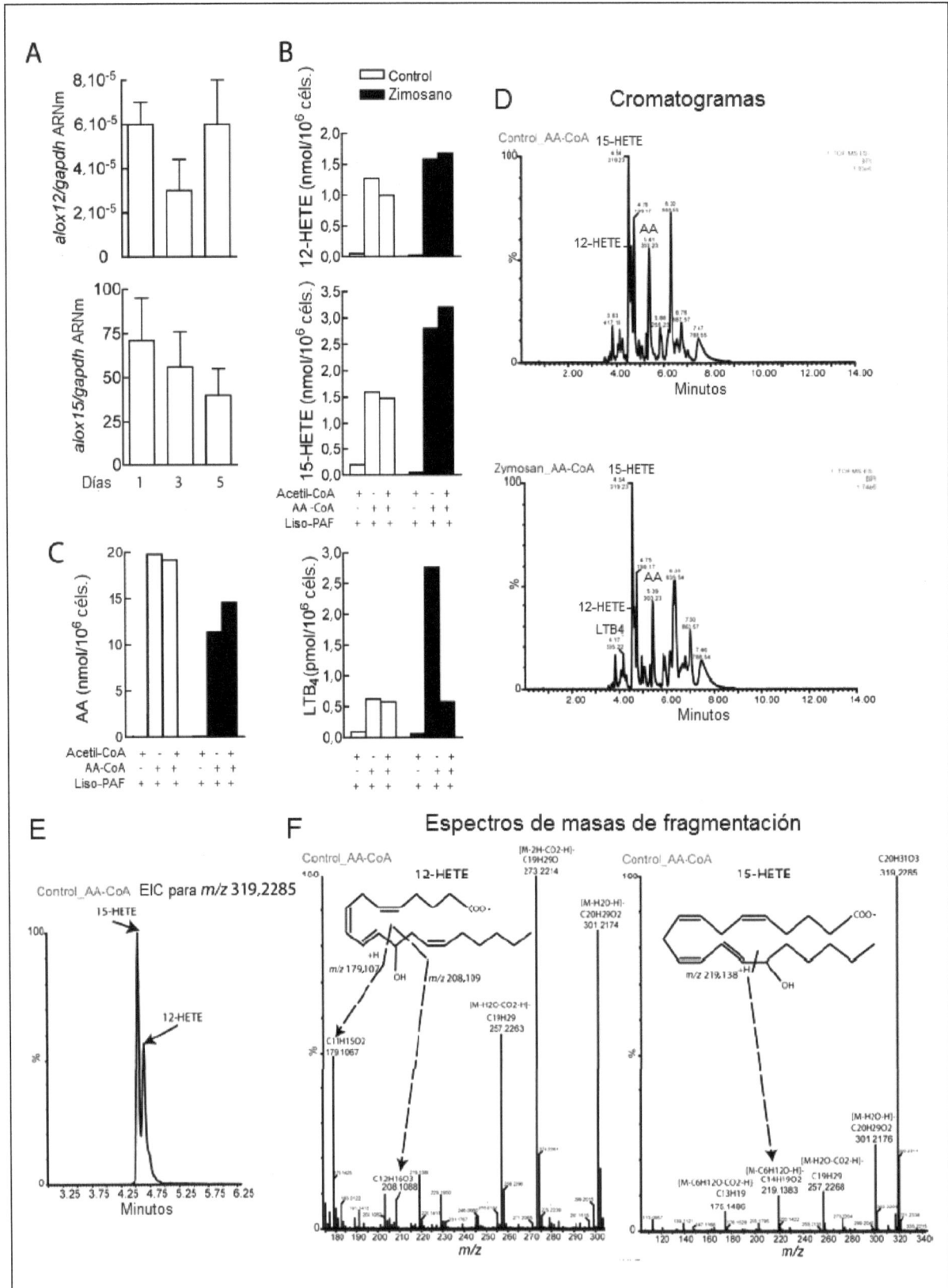

Fig. 44. Transcripción de *ALOX12* y *ALOX15* y análisis del extracto lipídico del medio de microsomas suplementado con AA-CoA. A. Los monocitos se cultivaron en presencia de GM-CSF e IL-4 durante los días indicados y se usaron para estudiar la transcripción de *ALOX12* y *ALOX15*. **B y C.** Se analizaron los niveles de 12-HETE, 15-HETE, araquidónico y LTB_4 en microsomas de células dendríticas. Los resultados en A representan la media ± S.E.M. de 3 experimentos para el estudio de la transcripción de las enzimas. **D.** Las células dendríticas se incubaron durante 15 min a 37ºC en presencia o ausencia de zimosano. Tras lavado y sonicación el medio se suplemento con 20 µM 1-hexadecil-2-liso-3-glicerofosfocolina y 100 µM AA-CoA. Tras 30 min, la reacción se paró mediante extracción por método de *Bligh and Dyer* y el extracto lipídico se usó para análisis por UPLC-MS. Se muestra en los cromatogramas la presencia de araquidónico, 15-HETE, 12-HETE y LTB_4 en las muestras tratadas con zimosano. **E.** Cromatograma de ión extraido que muestra la separación del 15- y 12-HETE. **F.** El espectro de masas de fragmentación muestra la presencia de 12-HETE y 15-HETE.

3. Represión transcripcional de *IL12A*

a. SIRT1 y la transcripción de *IL12A*

Para estudiar la implicación de SIRT1 en la represión transcripcional de *IL12A* por el zimosano se probó el efecto del compuesto de núcleo indólico, EX527, un inhibidor de la sirtuina 1, y se observó que producía una disminución del efecto inhibitorio del zymosano sobre la transcripción de *IL12A* inducida por la combinación de LPS e IFNγ. De forma opuesta, la activación de la sirtuina con SRT1720 aumentó el efecto inhibitorio del zimosano en la transcripción de *IL12A*, como se muestra en la Fig. 45*A*. En la Fig. 45*B* se compara la estructura de EX527 con la estructura del sustrato de SIRT1 NAD$^+$. Puesto que SIRT1 es una lisina desacetilasa dependiente de NAD$^+$, se procedió a la medida de este compuesto. Como se muestra en la Fig. 45*C*, el zimosano indujo un incremento fuerte de los niveles de NAD$^+$ en la fracción nuclear, mientras que la concentración en el citoplasma no mostró un cambio significativo.

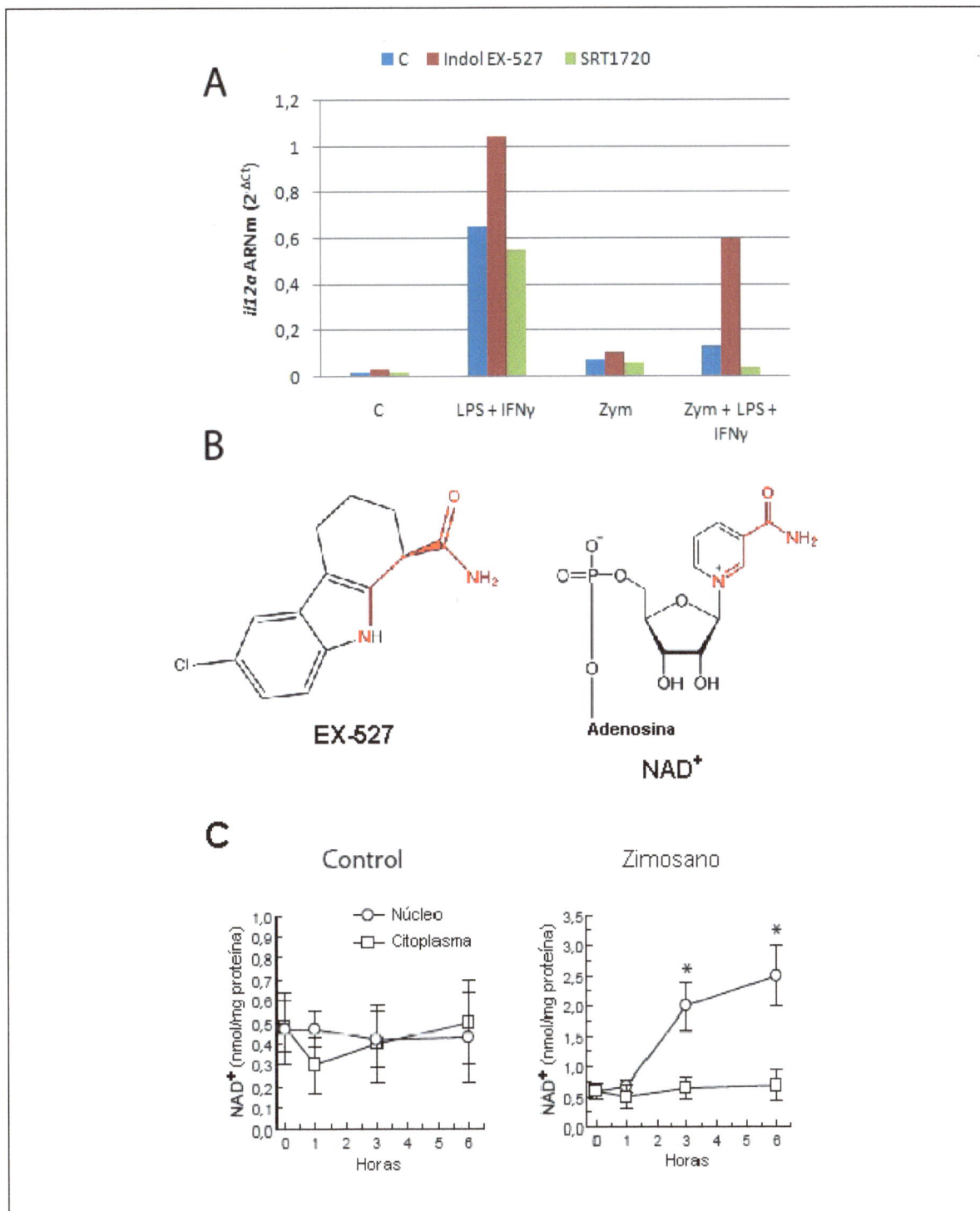

Fig. 45. Efecto de la modulación farmacológica de la actividad de SIRT1 en la transcripción de *IL12A* y medida de la producción de NAD$^+$. A. Las células dendríticas se incubaron con 10 µg/ml LPS más 1000 unidades/ml IFNγ o 1 mg/ml zimosano en presencia de los compuestos indicados. Cuatro horas después de la adición de los estímulos, se extrajo el ARN para la PCR cuantitativa. ***B.*** Comparación de las estructuras del inhibidor de SIRT1 EX-527 y del cosustrato NAD$^+$. En rojo se muestra la porción reconocida por SIRT1. No se incluye la estructura del activador SRT1720 ya que su mecanismo es controvertido. ***C.*** El NAD$^+$ se midió en las fracciones citoplasmáticas y nucleares de células dendríticas estimuladas con zimosano en los tiempos indicados. Los resultados representan la media ± S.D. de 5 experimentos independientes. *$p < 0{,}05$.

Como estos resultados sugerían un efecto de SIRT1 en la regulación de IL-12, se analizó la expresión de SIRT1 tras la estimulación de las células dendríticas. Como se muestra en la Fig. 46*A*, el zimosano indujo una rápida aparición de la proteína SIRT1 en la fracción nuclear que persistió al menos durante 5 h, mientras que sólo se detectaron pequeñas cantidades de esta proteína en el citoplasma (no se muestra), lo que concuerda con la preferente localización nuclear de SIRT1. Este resultado no se observó tras estimular con LPS + IFNγ, lo que está en consonancia con la inhibición descrita de la expresión de SIRT1 por este estímulo (Shen et al, 2009; Yang et al, 2010; Zhang et al, 2010; Li et al, 2012), ni tampoco se modificaron los niveles nucleares detectados de la proteína SIRT6 (Fig. 46*B*). Las partículas de β-glucano puro también indujeron la acumulación de SIRT1 en el núcleo (Fig. 46*C*), sugiriendo que el estímulo particulado es más eficiente para inducir SIRT1. La transcripción de SIRT1 mostró un cambio leve tras la estimulación con zimosano (Fig. 46*D*), lo que indica probablemente que el aumento de la expresión de SIRT1 inducida por el zimosano puede deberse a mecanismos que influyen en la traducción del ARNm más que sobre el nivel de transcripción. Para relacionar los cambios en los niveles nucleares de SIRT1 con la transcripción de *IL12A*, se analizó la presencia de SIRT1 en el promotor de *IL12A* mediante ChIP. Como se muestra en la Fig. 46*D*, a diferencia de LPS + IFNγ, el zimosano aumentó la asociación de la proteína SIRT1 al promotor de *IL12A*. En cambio, no se observaron cambios significativos en la asociación de SIRT6 a este promotor, lo que estaría de acuerdo con la presencia constitutiva de SIRT6 en el núcleo. Debido a que SIRT1 carece de dominio de unión al ADN, se llevaron a cabo experimentos para mostrar la asociación de represores transcripcionales al promotor. TLE, que se había encontrado en el núcleo tras tratar con zimosano (Álvarez et al, 2011), se detectó en el promotor de *IL12A* en células dendríticas control y tras la estimulación con zimosano (Fig. 46E), sugiriendo que los represores transcripcionales que directamente o indirectamente unen SIRT1 pueden estar operativos durante la inducción de SIRT1 (Ju et al, 2004; Prozorovski et al, 2008). No se pudo mostrar la presencia concomitante de HES1 en el promotor de *IL12A*, lo que puede deberse a la dificultad del anticuerpo para reconocer epítopos en complejos represores. En conjunto estos resultados sugieren que SIRT1 es la principal sirtuina involucrada en la represión de *IL12A* producida por el zimosano.

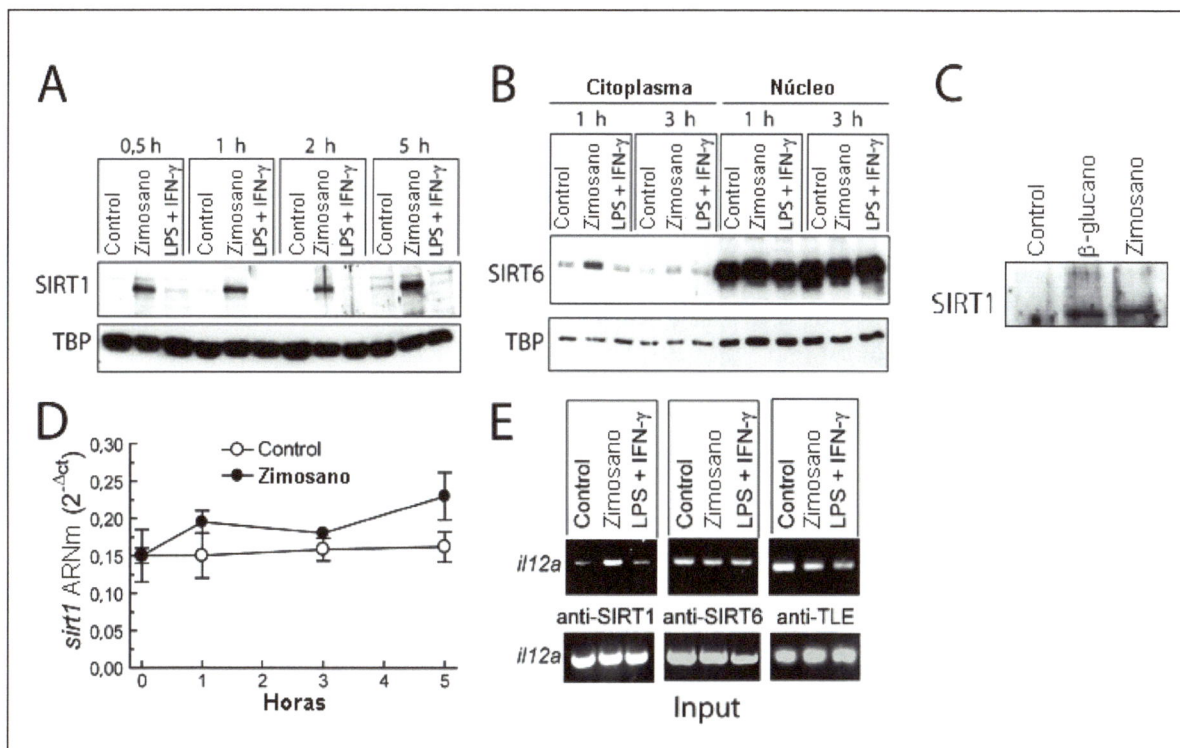

Fig. 46. Expresión de la proteína SIRT1 en células dendríticas. *A* y *B*. Las células dendríticas se estimularon con zimosano y una combinación de LPS e IFNγ a las concentraciones descritas en la leyenda de la Fig. 45. A los tiempos indicados, se recogieron las fracciones nucleares para el ensayo de la expresión de la proteína SIRT1 (*A*) y SIRT6 (*B*). Se usó la proteína de unión a la caja TATA (*TBP*) como control de carga. *C*. Para estudiar la translocación nuclear de SIRT1 se incubaron células dendríticas en presencia de 1 mg/ml de β-glucano puro y zimosano. Se recogieron extractos nucleares a 1 hora para inmunodetección de SIRT1. Estos son experimentos representativos de 2 con una tendencia similar. *D*. La transcripción de *SIRT1* se analizó a diferentes tiempos tras la estimulación con zimosano. *E*. La unión de SIRT1 y SIRT6 y TLE al promotor se analizó por ChIP en células dendríticas estimuladas durante una hora con los compuestos indicados. Se muestra un experimento representativo de tres. *p < 0,05.

b. Regulación de SIRT1 por zimosano

Debido a la conocida conexión de la AMPK con la actividad de SIRT1 en el metabolismo, este tema merece un mayor análisis en vista de los efectos inhibitorios similares de SIRT1 (Schug et al, 2010) y AMPKα (Sag et al, 2008) en la producción de citocinas proinflamatorias. El primer abordaje de este tema fue el ensayo de la fosforilación de Thr-172 de AMPKα1, la isoforma predominante que se expresa en fagocitos mononucleares y que sufre una desfosforilación/inactivación en respuesta a estímulos proinflamatorios. El tratamiento con zimosano no cambió los niveles de fosforilación de la Thr-172 de AMPKα1 hasta las 3 horas (Fig. 47*A*). Esto es bastante diferente a los estudios con macrófagos humanos tratados con LPS, donde hay un descenso de la fosforilación de la Thr-172-AMPKα1 tan pronto como a 10 min tras la estimulación (Sag et al, 2008). Para estudiar más la participación de AMPK, los experimentos farmacológicos se llevaron a cabo con A-769662. Como se muestra en Fig. 47*B*, la activación de AMPK con A-769662 redujo la transcripción de *IL12A* e *Il12/23B*. Inesperadamente, A-769662 no influyó sobre los niveles nucleares de NAD$^+$ en células dendríticas tratadas con zimosano (Fig. 47*C*). En la Fig. 47*D* se compara la estructura del activador sintético A-769662 con la estructura del activador natural de AMPK AMP. Los resultados anteriores sugieren mecanismos alternativos, por ejemplo, la inhibición de c-Rel por AMPK debido al secuestro de la proteína de unión a CREB (CBP) por una activación aumentada de CREB y una inhibición de la degradación de IκB (Sag et al, 2008). Sin embargo, parece probable que la expresión de la nicotinamida fosforribosiltransferasa (NamPT) no sólo requiera la fosforilación de los factores de transcripción de la familia FOXO por AMPK sino también una desacetilación mediada por SIRT1 que no es inducida por la única adición de activadores de AMPK (Cantó et al, 2009; Tao et al, 2011). El tratamiento de células dendríticas con AAD, un análogo de NAD$^+$ que tiene un grupo amino en vez de un grupo amida e inhibe las deshidrogenasas aumentando los niveles de NAD$^+$ y la actividad de SIRT1, redujo significativamente la transcripción de *IL12A* e *IL12/23B* en respuesta a la combinación de LPS e IFNγ (Fig. 47*B*) acercándose a los niveles alcanzados con zimosano. Debido a que el AAD mostró un ligero incremento de NAD$^+$ respecto del control (Fig. 47*C*), parece probable que el AAD pueda influir en los niveles de NAD$^+$ desequilibrando la relación NAD$^+$/NADH, mientras que el zimosano aumenta en mayor medida el NAD$^+$ nuclear a través de la biosíntesis de NAD$^+$. En conjunto, estos resultados indican que a diferencia del LPS, que induce una rápida inactivación de la actividad de AMPK, el zimosano no desactiva la AMPK hasta las 3 horas, lo que coincide con la activación de la glucolisis aerobia. El paralelismo de los efectos inducidos al modular las actividades de AMPK y SIRT1 puede implicar diferentes mecanismos.

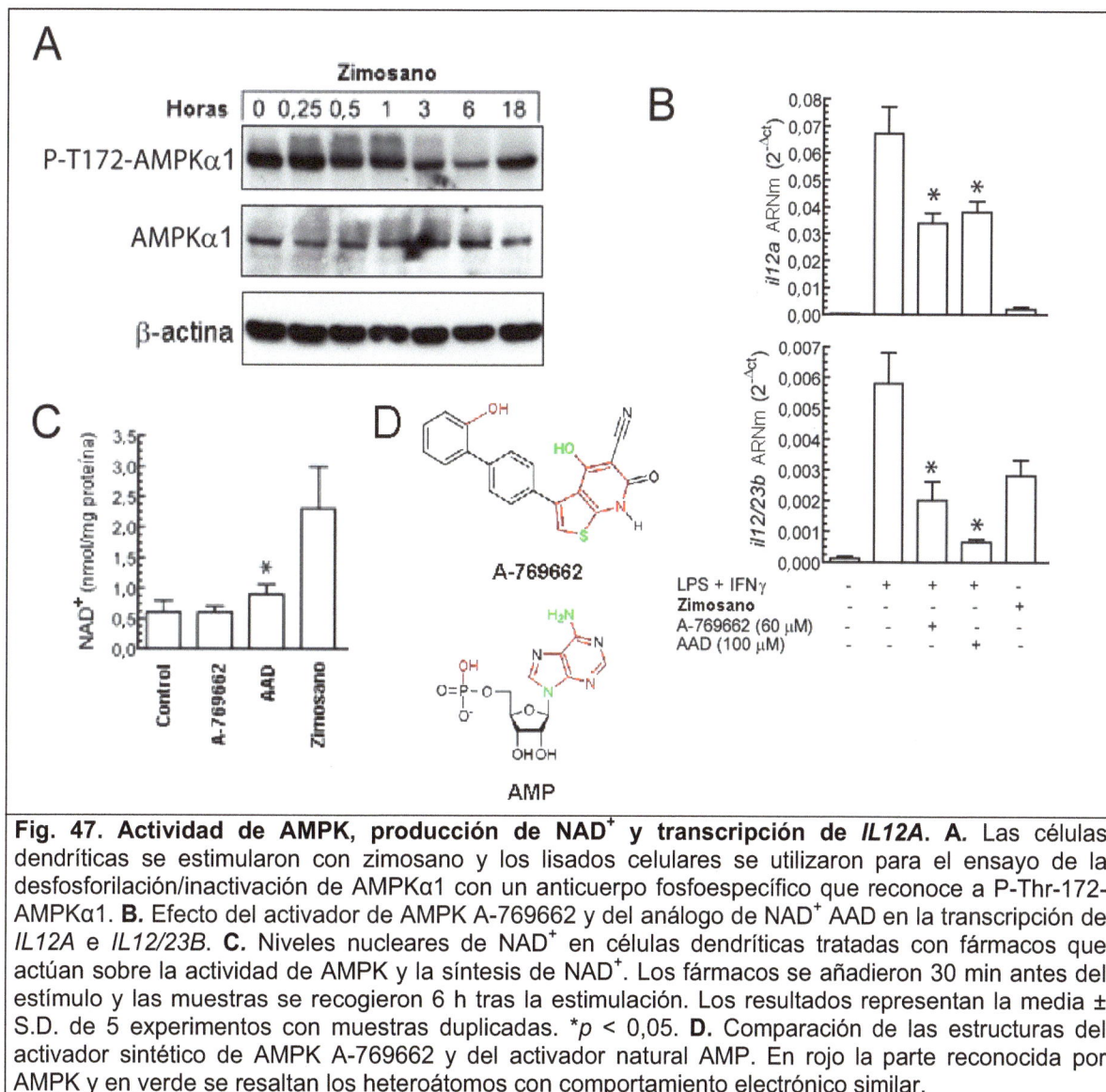

Fig. 47. Actividad de AMPK, producción de NAD⁺ y transcripción de *IL12A*. A. Las células dendríticas se estimularon con zimosano y los lisados celulares se utilizaron para el ensayo de la desfosforilación/inactivación de AMPKα1 con un anticuerpo fosfoespecífico que reconoce a P-Thr-172-AMPKα1. **B.** Efecto del activador de AMPK A-769662 y del análogo de NAD⁺ AAD en la transcripción de *IL12A* e *IL12/23B*. **C.** Niveles nucleares de NAD⁺ en células dendríticas tratadas con fármacos que actúan sobre la actividad de AMPK y la síntesis de NAD⁺. Los fármacos se añadieron 30 min antes del estímulo y las muestras se recogieron 6 h tras la estimulación. Los resultados representan la media ± S.D. de 5 experimentos con muestras duplicadas. *$p < 0,05$. **D.** Comparación de las estructuras del activador sintético de AMPK A-769662 y del activador natural AMP. En rojo la parte reconocida por AMPK y en verde se resaltan los heteroátomos con comportamiento electrónico similar.

c. Regulación transcripcional de *IL12A* y reacciones de acetilación

Debido a que la unión de los factores de transcripción a los elementos cis-regulatorios depende de modificaciones postraduccionales de la cromatina y de los factores de transcripción y que ambos pueden ser influenciados por SIRT1, se estudió la accesibilidad de los nucleosomas involucrados en la regulación transcripcional de *IL12A*. Como se muestra en Fig. 48*A*, el zimosano indujo un descenso significativo de la accesibilidad del Nuc-1 comparado con lo observado en las muestras control y tratadas con LPS + IFNγ, lo que estaría de acuerdo con la presencia de sitios κB en el Nuc-1 y la

103

relevancia de las proteínas Rel en la regulación transcripcional de *IL12A*. En la Fig. 48*B* se muestra un esquema de los distintos estados de este nucleosoma según el estímulo.

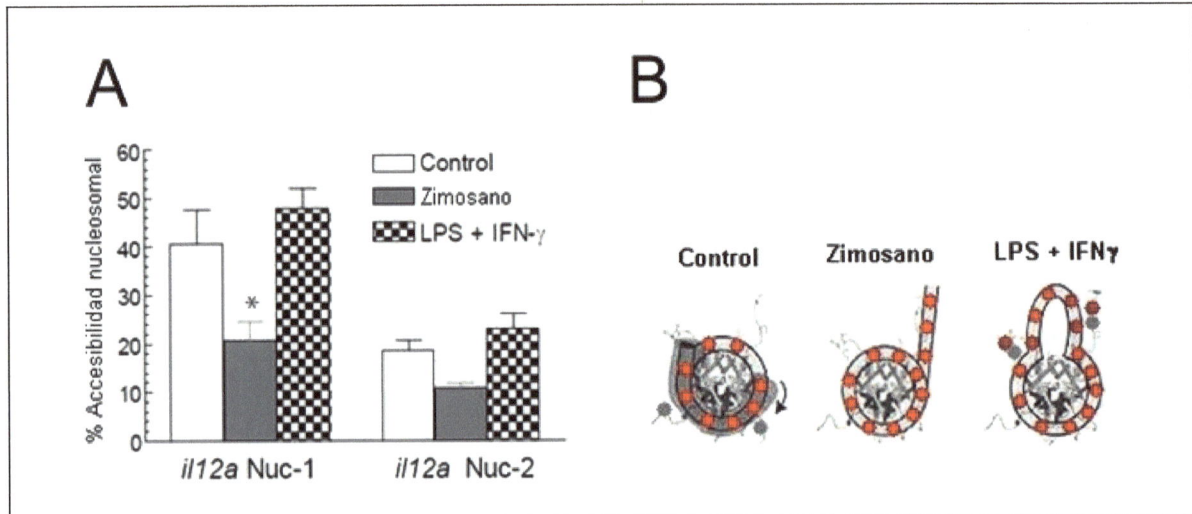

Fig. 48. La accesibilidad del Nuc-1 y Nuc-2 del promotor *IL12A*. A. La accesibilidad se analizó por ChART-PCR. Los núcleos se digirieron con 50 unidades de BstXI o 50 unidades de PshAI durante una hora a 37 °C y el ADN genómico se usó para realizar una PCR cuantitativa. La amplificación con los oligos que abarcan el sitio PshAI del Nuc-1 es sensible a la remodelación del Nuc-1, y la amplificación con los oligos que abarcan el sitio BstXI del Nuc-2 es sensible a la remodelación del Nuc-2. Los resultados se expresan como porcentaje de la muestra sin digerir en cada tratamiento como se describe en "Material y Métodos". Los resultados representan la media ± S.D. de 5 experimentos con muestras triplicadas. *$p < 0,05$. **B.** Esquema del nucleosoma Nuc-1 de *IL12A* en el que hay cierta accesibilidad basal (acetilación basal) que aumenta con LPS + IFNγ probablemente por fosforilación y una mayor acetilación y en la que el zimosano hace inaccesible el promotor de *IL12A* por desacetilación.

Para evaluar si las dianas de SIRT1 son las modificaciones postraduccionales de las histonas o las proteínas Rel, se llevaron a cabo experimentos usando c-Rel, RelA e histona H3 recombinante acetiladas por las lisina acetiltransferasas p300 y pCAF. Se ha descrito que p300/CBP está implicado en la acetilación de RelA (Zhong et al, 1997; Zhong et al, 2002; Chen et al, 2002; Chen et al, 2005), mientras que pCAF/Gcn5 está implicado en la acetilación de histonas (Hassan et al, 2006). Como se muestra en el lado derecho del panel superior de la Fig. 49*A*, SIRT1 sólo es activo sobre la Ac-Lys-310 de RelA/p65, a juzgar por la desaparición de la banda de Ac-Lys-310 del RHD de RelA en muestras previamente acetiladas por p300, mientras que la inmunodetección con el anticuerpo anti-Ac-Lys no mostró cambios significativos en los RHD de c-Rel ni RelA (Fig. 49*A*, panel central). En cambio, cuando la histona H3 acetilada se trató con SIRT1, se observó una reducción significativa de la Ac-histona H3 (Fig. 49*B*). En conjunto, estos resultados sugieren que sólo la Ac-Lys-310 de RelA/p65 y la Ac-histona H3 se desacetilan significativamente por SIRT1.

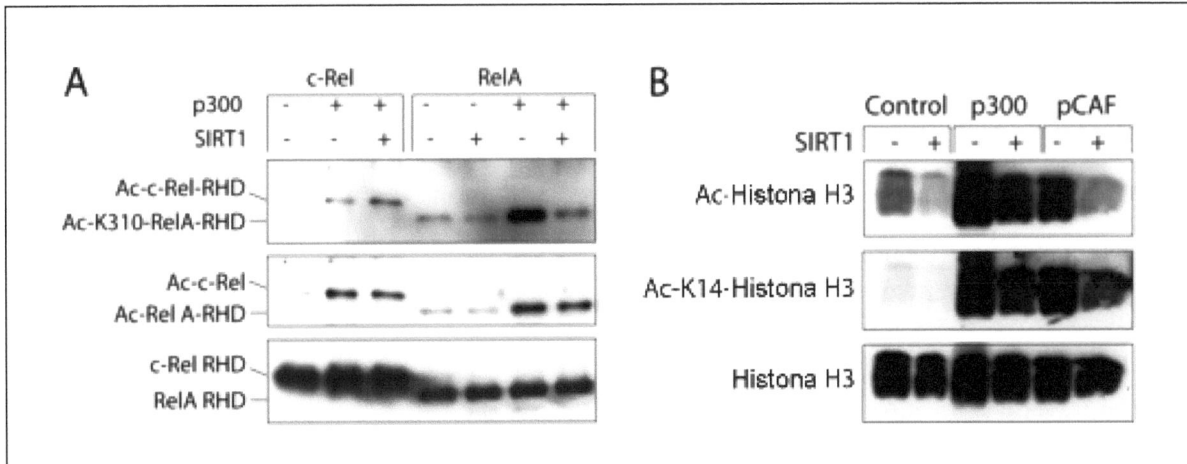

Fig. 49. La desacetilación por SIRT1 de la familia de proteínas Rel y la histona H3. *A.* Los RHD de c-Rel y RelA/p65 se acetilaron con p300 y luego se desacetilaron con SIRT1. La reacción se analizó por inmunodetección para valorar la Lys-310-RelA/p65 (*panel superior*), Ac-c-Rel, y Ac-RelA/p65 (*panel central*). El panel inferior muestra el control de carga de los RHD de c-Rel y RelA/p65. ***B.*** Efecto de SIRT1 en la histona H3 acetilada por p300 y pCAF. Estos son experimentos representativos de 2 con una tendencia similar.

DISCUSIÓN
"Ciencia es aquello sobre lo cual cabe siempre discusión"
José Ortega y Gasset. "Orígenes del Español" en *Espíritu de la Letra* (1927)

El propósito de este estudio es el análisis de la regulación transcripcional de *IL23A* e *IL12A* teniendo en cuenta los datos disponibles acerca de la participación de distintos factores de transcripción, la cooperación de diferentes coactivadores y correpresores y la selectividad del patrón molecular de la pared fúngica, zimosano, para inducir IL-23 y reprimir la expresión de IL-12 inducida por LPS. Estos datos tienen importancia clínica, ya que los β-glucanos constituyen un patrón molecular asociado a patógenos (PAMP) que desempeña un papel central durante la transición de levadura (forma unicelular) a hifa (forma filamentosa), que ocurre cuando los hongos dimórficos invaden sus órganos diana, puesto que en ese momento los β-glucanos se exponen en la superficie de levaduras en gemación. Los β-glucanos también se exponen en la superficie de conidios en gemación, como se describió en el caso de la infección por *Aspergillus fumigatus* (Steele et al., 2005). Este hecho puede aplicarse también a otros patógenos como *Candida*, *Cryptococcus* y *Pneumocystis jirovecii*. Esta disposición de los patrones permite que se pueda poner en marcha una respuesta de tipo Th17 cuando los hongos exponen el β-glucano.

1. Modificaciones post-traducccionales y función de los factores de transcripción

Mediante la técnica de ChIP secuencial se intentó estudiar si las modificaciones post-traduccionales de las histonas influían en la unión de las proteínas Rel a los sitios κB. Los experimentos mostraron un efecto destacado de la fosforilación de la histona en la unión de c-Rel, mientras que su acetilación aumentó ligeramente el grado de dicha unión. Este resultado está de acuerdo con estudios previos acerca de la relevancia de la fosforilación de histonas en la producción de IL-12 p70 (Rodríguez Peña, 2010; Álvarez et al., 2011) y sugiere que el efecto de la acetilación sobre la activación transcripcional puede deberse también a un efecto sobre otras proteínas que no están presentes en el ensayo *in vitro*. La interpretación más plausible de estos resultados sería que la adición de grupos fosfato a las serinas provoca fuerzas de repulsión con el esqueleto de fosfatos del ADN, mientras que la acetilación de las histonas neutraliza la carga positiva de las lisinas, formando una amida sin carga que sólo relajaría las interacciones con los grupos fosfato del ADN (Fig. 50)

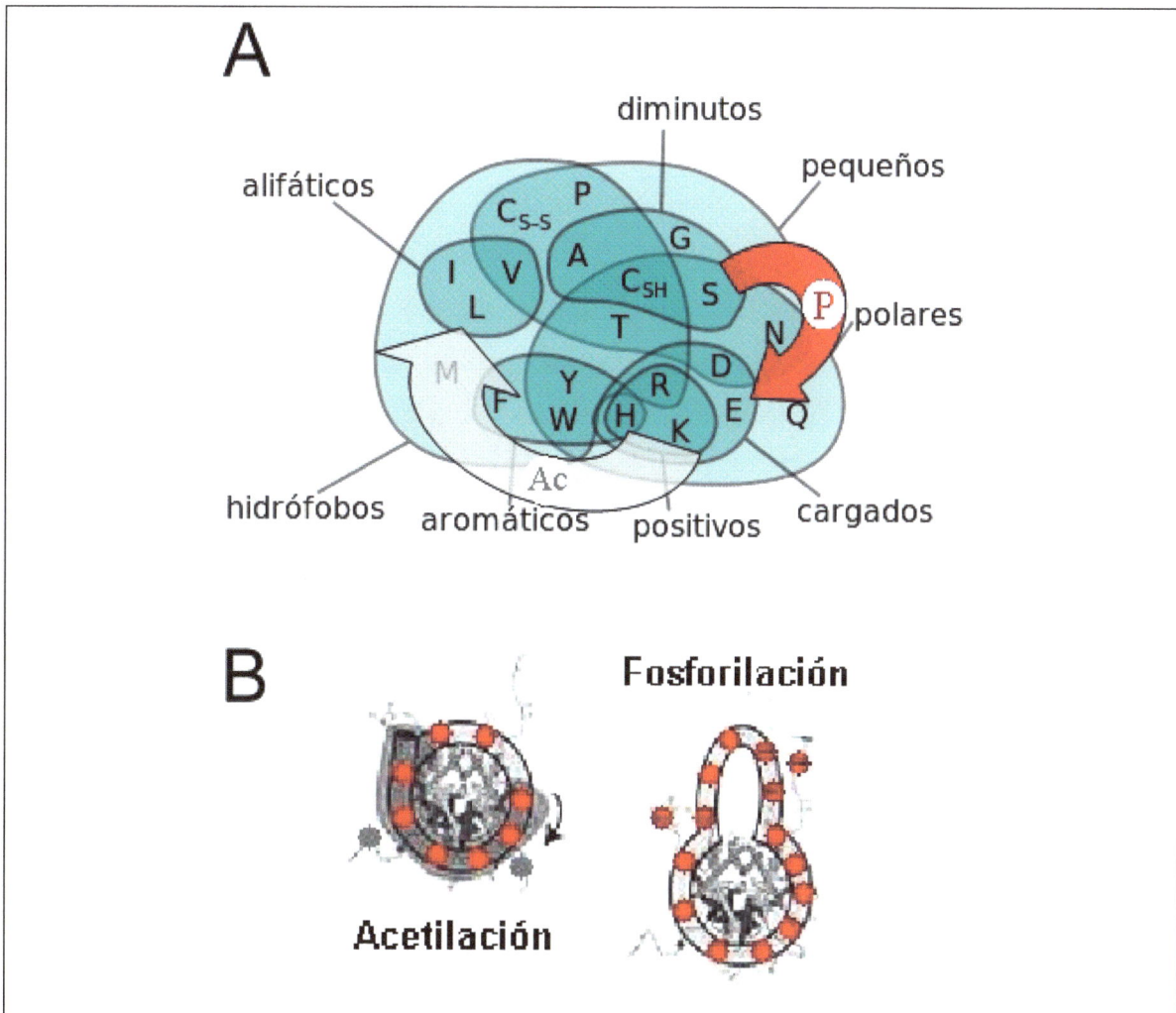

Fig. 50. Efecto de las acetilaciones y fosforilaciones. A. Clasificación de los aminoácidos con un diagrama de Venn de acuerdo con su cadena lateral. En él se indican los cambios fisicoquímicos que producen las acetilaciones (flecha gris con las letras "Ac" que parte desde la K) y fosforilaciones (flecha roja con la letra P que parte desde la S, T y Y). Las acetilaciones neutralizan la carga positiva de las lisinas con la formación de una amida y las fosforilaciones introducen grupos fosfatos cargados negativamente. **B.** Esquema donde se representa un nucleosoma que sufre acetilación (puntos grises, como por ejemplo la K14 por p300/CBP y pCAF) que son activadoras por no atraer a los fosfatos del ADN (puntos rojos) y por reclutar complejos remodeladores; y otro nucleosoma que sufre fosforilación (puntos rojos en las colas de las histonas, como por ejemplo la S10 por PKAc) que son activadoras por provocar la repulsión de los fosfatos del ADN.

Teniendo en cuenta estos resultados, este tipo de promotores pueden hacerse más accesibles a los factores de transcripción tras la fosforilación, pero sólo ligeramente por acetilación. La consecuencia más probable de la acetilación sería el reclutamiento de proteínas con bromodominios, como la subunidad SMARCA4 del complejo remodelador

SWI/SNF (un ortólogo humano del complejo de levadura Swi2/Snf2) (Hassan et al., 2006) y el complejo RSC (Remodelador de la estructura de la Cromatina) (Chatterjee et al., 2011) que están involucrados en el desplazamiento del ADN de los nucleosomas, y las proteínas BET (*bromodomain and extra terminal domain*), cuya función es la activación de la maquinaria de transcripción. De hecho, el compuesto i-BET, que inhibe selectivamente la unión de las proteínas BET BRD2, BRD3 y BRD4, bloquea la transcripción de los genes de respuesta secundaria como la *IL12A* en macrófagos (Nicodeme et al., 2010) y células dendríticas (Fig. 34*B*). Un mecanismo alternativo podría ser la inhibición de la interacción con proteínas que inhiben la actividad de NF-κB, como IκBα, cuya unión a RelA/p65 disminuye por la acetilación de la Lys-218 de RelA (Chen et al., 2002) y, muy probablemente, por la acetilación de la Lys-210 homóloga presente en c-Rel (Fig. 22). La acetilación de RelA/p65 en las Lys-218, -221 y -310 tiene un papel central en la función de esta proteína (Chen et al., 2002). Para estudiar si la acetilación de c-Rel influía en su unión al ADN se llevaron a cabo experimentos de "*pull down*". Se encontró el mismo grado de unión en las muestras tratadas con p300 y en las no tratadas, lo que indicaría que la acetilación de c-Rel no influye en su unión al ADN. Este resultado concuerda con los estudios actuales de la función de c-Rel en los que se describe que los homodímeros de c-Rel se unen con una afinidad mayor que los homodímeros de RelA/p65 a todos los sitios κB (Siggers et al., 2012), aunque no interaccionen con CBP (Wang et al., 2007), y que la acetilación de las Lys-218 y -221 reduce la unión de IκBα, mientras que la acetilación de la Lys-310 se requiere para la activación transcripcional de RelA. Para estudiar si las proteínas Rel están acetiladas *in vivo* tras la estimulación con zimosano, se hizo una inmunoprecipitación con anti-RelA o anti-c-Rel y mediante inmunodetección se observó la acetilación de RelA/p65 y c-Rel a 1 hora en los extractos nucleares, lo que puede relacionarse con la Lys-218 de RelA y la Lys-210 de c-Rel pero no explica la diferente expresión de dos genes dependientes de κB como son la *IL23A* y la *IL12A*. Sin embargo, estos resultados son relevantes si se quiere inhibir selectivamente la actividad de RelA sin afectar la actividad de c-Rel, inhibiendo selectivamente la acetilación de la K310 de RelA por p300, lo que podría ser útil en enfermedades como la obesidad, ya que hay una respuesta inflamatoria por adipocitos necróticos que puede promover resistencia a la insulina (diabetes tipo 2) y una mayor ganancia de peso (Nathan, 2008) o incluso en la infección por VIH ya que el promotor LTR del VIH se regula por la actividad transcripcional de RelA (Kunsch et al., 1992; Stroud et al., 2009) donde la inhibición selectiva de RelA podría frenar la transcripción del VIH mientras que una activación selectiva de c-Rel podría regenerar los linfocitos.

2. Patrón de citocinas y respuesta de proteínas mal plegadas (UPR)

Respecto a la posible aparición de la respuesta de proteínas malplegadas (UPR) secundaria a la producción de estrés del retículo endoplasmático (ERS) como consecuencia del esfuerzo metabólico que supone la fagocitosis de partículas fúngicas y su posible papel en la transcripción de *IL23A* los experimentos han mostrado datos inesperados. La hipótesis de partida se elaboró sobre la base de los estudios disponibles y la suposición de que la fagocitosis representa un auténtico esfuerzo metabólico para captar, movilizar y digerir las partículas de hongos. En este sentido, existían dos estudios que proponían la colaboración de CHOP y XBP1 con c-Rel en la activación transcripcional de *IL23A*. Además varios estudios clínicos habían descrito la asociación de la expresión de IL-23 con la respuesta UPR en la espondiloartritis anquilosante, enferemedas caracterizada por la presencia de niveles elevados de IL-23 y UPR generada por el mal plegamiento de la proteína HLA-B27. Inesperadamente las células dendríticas en reposo mostraron la presencia de la proteína CHOP en las fracciones nucleares a niveles que hacían difícil evaluar aumentos netos tras el tratamiento con tunicamicina, incluso cuando este reactivo podría haber aumentado la transcripción de CHOP al confirmarse la fosforilación de eIF2α a través de la cascada PERK/eIF2α/ATF4/CHOP, y el *splicing* de XBP1. Llamativamente, el zimosano produjo la desaparición de CHOP de las fracciones nucleares a lo largo del tiempo de forma dependiente de la dosis. Los estudios dirigidos a analizar el mecanismo de la desaparición de la proteína CHOP nuclear mostraron que se desencadenaba por un estímulo particulado y que era insensible a la cicloheximida y a MG-132, lo que hace poco probable que se deba a la degradación proteosomal. Estos resultados concuerdan con los artículos que muestran que CHOP se degrada con una vida media de 4 horas en presencia de cicloheximida (Rutkowski et al., 2006) y que no se degrada en el proteosoma en todos los tipos celulares (Amanso et al., 2011). Dada la capacidad de CHOP para translocarse entre el núcleo y el citoplasma (Chiribau et al., 2010), se estudió su posible translocación al citoplasma. Los resultados mostraron una estrecha asociación de CHOP con fagolisosomas, incluso en presencia de leptomicina B, lo que indica que en la translocación de CHOP no está involucrado el mecanismo de exportación de proteína dependiente de secuencias de exportación nuclear (NES). Debido a que la estabilidad de CHOP depende de reacciones de fosforilación, se estudió el efecto de los inhibidores de fosfatasa. Los resultados mostraron que el desplazamiento del balance hacia la fosforilación en tirosinas por inhibición de las tirosina fosfatasas se asoció con la desaparición de CHOP de las fracciones nucleares. Este resultado está de acuerdo con el papel crucial de la Tyr22 de CHOP en su degradación constitutiva (Ohoka et al., 2006) y con la descripción de Goodridge et al. (2011) quienes mostraron que la señalización intracelular por β-glucano depende de la exclusión de fosfatasas inhibitorias de la "sinapsis fagocítica". La relevancia de estos hallazgos en la infección fúngica se confirmaron al mostrar que la desaparición de la proteína CHOP se producía también por la formación de hifas de *Candida* y la consiguiente exposición de β-glucanos en levaduras en gemación. Dado que recientemente se ha descubierto una estructura química de cadena cerrada de los β-glucanos exclusiva de las hifas que induce una fuerte producción de citocinas proinflamatorias (Lowman et al., 2013), es posible que la presencia de β-glucanos cíclicos pueda explicar el distinto efecto de las levaduras y las hifas de *Candida* sobre la presencia de CHOP en el núcleo. Estos resultados pueden tener dos consecuencias relevantes, en primer lugar, la fagocitosis de hongos parece asociarse a un mecanismo capaz de preservar las células fagocíticas del efecto proapoptótico de CHOP. En segundo lugar, la desaparición de CHOP de los extractos nucleares encaja bien con la función inhibitoria de CHOP en la transcripción. De hecho, desde su identificación inicial, se definió CHOP como componente dominante negativo en los heterodímeros CHOP-C/EBPβ y el consiguiente aumento de la transcripción dependiente de C/EBPβ tras la degradación de CHOP (Tang y Lane, 2000). Aunque el LPS no indujo la desaparición de CHOP de las fracciones nucleares, se observó también un descenso de la unión de CHOP al promotor de *IL23A*, lo que muy probablemente indica una activación de C/EBPβ por la señalización de TLR4, que produce la fosforilación de la Thr235 y desestabiliza la interacción de C/EBPβ con la metiltransferasa CARM1 y permite la interacción con el complejo remodelador SWI/SNF (Kowenz-Leutz et al.,

2010), contrarrestando así el efecto inhibitorio de la unión de CHOP al promotor de *IL23A*. Los hallazgos de este estudio están de acuerdo con los estudios más recientes que ponen en duda el papel de CHOP en la inducción de IL-23 en pacientes con espondiloartritis anquilosante (Zeng et al., 2011; Ciccia et al., 2014). La unión de XBP1 a la caja X2 proximal se observó a las 5 horas tras la estimulación con β-glucano puro. Este resultado, aunque es conconcordante con la activación de IRE1α, no puede ser considerado relevante para la inducción de *IL23A* porque la inhibición de la actividad endonucleasa de IRE1α por MKC8866 no influyó en la transcripción de *IL23A*.

En resumen, estos resultados han revelado la presencia de la proteína CHOP en extractos nucleares de células dendríticas en reposo. El CHOP presente en el núcleo sufre una rápida desaparición tras la estimulación con partículas de β-glucano e hifas de *Candida*, lo que descarta la participación de este factor de transcripción en la inducción de *IL23A* y sugiere, más bien, un papel en la prevención de la apoptosis de células dendríticas y el aumento de la actividad de C/EBPβ.

3. Papel de ATF2

Un efecto destacado de la respuesta al zimosano fue una gran inducción de la unión de ATF2 a un sitio ATF2, cuya relevancia funcional se describió en un estudio previo con células RAW264.7 infectadas con el virus de la encefalomielitis múrida de Theiler (Al-Salleeh y Petro, 2008). Además, un estudio con células RAW264.7 cotransfectadas con las construcciones de ATF2, c-Jun y el promotor de *IL23A* y estimuladas con LPS mostró el aumento de la actividad del promotor (Liu et al., 2009). ATF2 también podría estar involucrado en la respuesta a tunicamicina, ya que la tunicamicina aumenta la unión de ATF2 al promotor de *IL23A*, sugiriendo que además de la activación de CHOP, la tunicamicina puede cooperar a través de ATF2 con la transcripción dependiente de c-Rel, inducido por LPS, para activar transcripcionalmente *IL23A*. De hecho está descrita la activación de ATF2 por tunicamicina y la cooperación de ATF2 con ATF4 para inducir la transcripción de CHOP bajo la privación de aminoácidos (Averous et al., 2004). El aumento de la unión de C/EBPβ a los sitios CHOP-C/EBP y C/EBPβ por LPS también puede explicar la fuerte activación de la transcripción de *IL12/23B* por LPS, ya que está regulada por la activación combinada de NF-κB y C/EBPβ (Bradley et al., 2003). La correlación entre la inhibición de la unión de P-Thr71-ATF2 y el bloqueo de la

111

transcripción de *IL23A* en respuesta a los inhibidores de PKC se puede explicar por su posición al inicio de la cascada, en particular de la isoforma PKCδ que media la producción de citocinas por Dectin-1 (Strasser et al., 2012). El hecho de que la inhibición de MEK1/2 bloquee la unión de P-Thr71-Thr69-ATF2 y el inhibidor de la MAPK p38 bloquee la transcripción de *IL23A* y la unión de Thr69-ATF2, pero no la unión de P-Thr71-ATF2, se puede explicar por el complejo mecanismo de regulación de la actividad de ATF2 que fue el primer ejemplo de fosforilación complementaria por las MAPKs ERK y p38. De hecho la ruta Ras/Raf/MEK/ERK fosforila la Thr71, mientras que la MAPK p38 fosforila la Thr69 (Ouwens et al., 2002), que es esencial en su actividad transcripcional. Sorprendentemente, el inhibidor de MEK no bloqueó la transcripción de *IL23A* en algunos casos, mientras que inhibía la unión de Thr71-ATF2 en todos los casos. Una explicación plausible es que el tratamiento con U0126 no fuera eficaz. Sin embargo, cuando se estudió la transcripción, la unión de los factores de transcripción y la inhibición de MEK en el mismo grupo de células (Fig. 33), se observó que la transcripción de *IL23A* se podía detectar incluso cuando la actividad de MEK y la unión de P-Thr71-ATF2 se inhibían significativamente. Otra explicación coherente con los resultados de este estudio se proporcionó en un estudio reciente de la cascada MAP3K/MAP2K/MEK6/p38 MAPK/ATF2, donde está descrito que la fosforilación de Thr71-ATF2 por la MAPK p38 precedía la fosforilación de Thr69-ATF2 (Humphreys et al., 2013). Como la actividad de ATF2 está asociada con la segunda fosforilación, parece probable que en algunos casos la MAPK p38 pueda llevar a cabo ambas fosforilaciones, lo que está de acuerdo con una posible fosforilación residual de la Thr71 junto con la fosforilación de Thr69 en presencia de U0126 descrito en estudios anteriores. Estos resultados no son completamente inesperados en vista de la importancia de la retroalimentación que controla la actividad de las MAPKs y contribuye a la regulación fina de la producción de citocinas (Arthur y Ley, 2013). Además, el mecanismo de dos pasos en la fosforilación de ATF2 por las MAPKs ERK y p38 se ha complementado con estudios recientes que muestran que la fosforilación única de la Thr180 de la MAPK p38 es suficiente para que la kinasa sea capaz de fosforilar sólo la Thr69-ATF2, pero la doble fosforilación de Thr180-Tyr182 de la MAPK p38 puede producir el Thr69-Thr71-ATF2 doblemente fosforilado (Chooi et al., 2014). Estos datos concuerdan con las estudios actuales que destacan que el papel principal de la fosfotirosina de las MAPKs es el reconocimiento de sustrato, y su especificidad frente a péptidos sustrato con una Pro +1 (Canagarajah et al., 1997), lo que es una característica de las Thr69 y 71 de ATF2. Además, se ha descrito la presencia de la MAPK p38 monofosforilada en macrófagos tras el tratamiento con LPS (Hale et al., 1999), lo que concuerda con la idea de que en la activación de las MAPKs hay un intermedio monofosforilado (Askari et al., 2009) y con el hallazgo de que las fosfatasas pueden contribuir a ello por la desfosforilación de uno de los dos fosfoaceptores. Asimismo, existe una comunicación cruzada entre las cascadas de PKA y las MAPKs a través de la fosforilación del motivo de interacción con Akt de fosfatasas específicas de tirosina como HePTP y PTP-SL, las cuales liberan a ERK y la MAPK p38 y permiten su translocación nuclear (Saxena et al., 1999; Blanco-Aparicio et al., 1999; Keyse, 2000, Farooq y Zhou, 2004). Una dificultad para estudiar los intermediarios monofosforilados es la limitada fosfoespecificidad de la mayoría de los anticuerpos fosfo-MAPKs (Askari et al., 2009). En conjunto, puede concluirse que el efecto de PKA y PKC en la fosforilación de ATF2 es indirecto y ejercido a diferentes niveles. Teniendo en cuenta el mecanismo distributivo (no procesivo) de dos pasos de la fosforilación de ATF2 (Humphreys et al., 2013; Waas y Lo, 2001) es posible que la actividad de ERK sea más activa para fosforilar la Thr71, pero en ausencia de la actividad de ERK, la MAPK p38 doblemente fosforilada en Thr180-Tyr182 pueda producir ATF2 doblemente fosforilado en Thr69-Thr71. Este hecho es relevante ya que se ha observado que los inhibidores de la MAPK p38 inhiben la producción de citocinas proinflamatorias en artritis reumatoide, aunque tienen cierta hepatotoxicidad (Dinarello, 2010) y su efecto es demasiado transitorio para ser útil, sugiriendo que hay una compensación de otra ruta cuando se inhibe la ruta de la MAPK p38 (Genovese, 2009).

Se ha obtenido una evidencia directa de la participación de ATF2 al mostrar que el *knock down* de *ATF2* tiene una buena correlación con la inhibición de la transcripción de *IL23A* pero no con la de *IL12/23B* e *IL10*. Sin embargo, parece que también puede participar un *enhanceosoma* alternativo que contiene ATF4 en algunas condiciones. De hecho, se observó que el zimosano aumentaba la unión de ATF4 al promotor de *IL23A*, y en presencia de U0126 puede incluso aumentar más en aquellos experimentos en los que no se inhibía la transcripción de *IL23A* en presencia de este inhibidor. Contrariamente a lo que se esperaba, se encontró en algunos casos un aumento de la unión de ATF2 a su sitio en presencia del inhibidor de JNK SP600125. Aunque la fosforilación de ATF2 por JNK en las treoninas del dominio de activación amino-terminal es una marca de la activación transcripcional de ATF2 (Gupta et al., 1995), hay alguna explicación para este resultado. Por ejemplo, la fosforilación secuencial por las MAPKs ERK y p38 se ha descrito en fibroblastos, en los que JNK se activa escasamente por factores de crecimiento (Ouwens et al., 2002; Baan et al., 2009). Otro estudio con embriones doble *knock out* JNK1/2$^{-/-}$ confirmó la fosforilación de ATF2 por ERK y p38, siendo la Ser90 la única fosforilación absolutamente dependiente de JNK (Morton et al., 2004). La fosforilación de la Thr71 en respuesta al estrés hiperosmótico se puede llevar a cabo por la *Polo-like kinase* 3 en ausencia de las actividades de las MAPKs JNK y p38 en células epiteliales de córnea humana (Wang et al., 2011). En otras palabras, es posible que la fosforilación de las treoninas de ATF2 sea dependiente de célula y/o de estímulo y que el papel de la JNK1/2 pueda estar más asociado a la hiperósmosis y a los estreses celulares, mientras que en otros sistemas intervienen preferentemente las MAPKs p38 y ERK. Otra explicación para este resultado podría ser que la unión de JNK a ATF2 limite su disponibilidad y promueva su degradación (Fuchs et al., 1997). La participación de PKA en la regulación de *IL23A* se apoya en la gran capacidad de los fármacos que aumentan los niveles intracelulares de AMP cíclico para aumentar la transcripción de *IL23A* y el ya descrito efecto de H89.

4. Papel de los mediadores lipídicos en la activación transcripcional de *IL23A*

Los resultados de este estudio han desvelado el papel de varios mediadores lipídicos que actúan conjuntamente en la regulación de las citocinas inducidas por patrones fúngicos. Se han identificado *IL23A* e *IL10* entre el conjunto de citocinas que muestran el mayor nivel de inducción en un modelo de estimulación por *Candida* usando macrófagos peritoneales de ratón (Suram et al., 2013), pero a diferencia de la citocina antiinflamatoria IL-10, no se había encontrado la asociación de la producción de IL-23 con la generación de eicosanoides bajo la cascada de cPLA$_2$α. Asimismo, otro estudio que se centró en la función de la 5-lipoxigenasa mostró un papel clave del LTB$_4$ en la inducción de la expresión de Dectin-1 y un bucle autocrino amplificador que era necesario para la producción de IL-12 p40, TNFα y GM-CSF, a juzgar por el efecto de la deleción de *alox5* o el antagonismo farmacológico de BLT1 (Serezani et al., 2012). Estos datos concuerdan con los resultados de este estudio y descubre un nuevo mecanismo, ya que el estudio de Serezani et al. (2012) se realizó en macrófagos peritoneales de ratón estimulados con el β-glucano puro curdlano, aunque este compuesto es insoluble y no reproduce la estructura laminar de los glucanos de la pared fúngica. Además la transcripción de *TNFA* y *CSF2* depende principalmente de NF-κB (Brettingham-Moore et al., 2005), mientras que la transcripción de *IL23A* requiere al menos de los factores ATF2 y c-Rel. Los resultados del presente estudio muestran un modelo cooperativo en el que la generación de leucotrienos y PAF se combinan para promover la activación de ATF2 dependiente de su fosforilación y la consiguiente cooperación con el factor de transcripción c-Rel para activar el promotor de *IL23A*. Estos datos descubren un modelo donde un conjunto de mediadores lipídicos autocrinos activan receptores asociados a proteína G y fosfolipasa Cβ (Nakamura y Shimizu 2011) que potencian las reacciones de fosforilación y la movilización de iones calcio. La liberación de estos mediadores lipídicos se inicia tras la activación de los receptores de β-glucanos y α-mananos, de la kinasa SYK reclutada por los dominios ITAM y, probablemente, también por el adaptador con dominios ITAM DAP12 (Municio et al., 2013), lo que conduce a la activación de la fosfolipasa Cγ (Fig. 53). Los tratamientos farmacológicos mostraron un nivel diferente de eficacia dependiendo de la posición de sus dianas en la cascada de señalización. Por ejemplo, el inhibidor de SYK piceatanol inhibía con más eficacia la biosíntesis de leucotrienos que la liberación de araquidónico. Una explicación probable es que las fosforilaciones en tirosina son necesarias, no sólo para activar la cPLA$_2$, sino también para fosforilar a la 5-lipoxigenasa (Lepley et al., 1996; Markoutsa et al., 2014) El nivel de la inhibición de la transcripción de *IL23A* inducida por los antagonistas de los mediadores lipídicos era menor que el efecto en la unión de P-71Thr-ATF2 al promotor de *IL23A*, lo que puede deberse al reclutamiento de otro factor de transcripción, por ejemplo CREB o ATF4, o por una fosforilación residual de las Thr71 y Thr69 de ATF2.

El zimosano indujo una gran liberación del araquidónico no esterificado, del que sólo una pequeña parte era procesada en el metabolismo oxidativo. Este resultado revela una propiedad única de las células dendríticas comparado con otros tipos celulares (Rubin et al., 2005; Buczysnki et al., 2007). Por un lado, el alto nivel de araquidónico

115

puede estar relacionado con una función de biosíntesis transcelular y quimiolocalización, cuyo esquema se muestra en la Fig. 51 (Nowak et al., 2010).

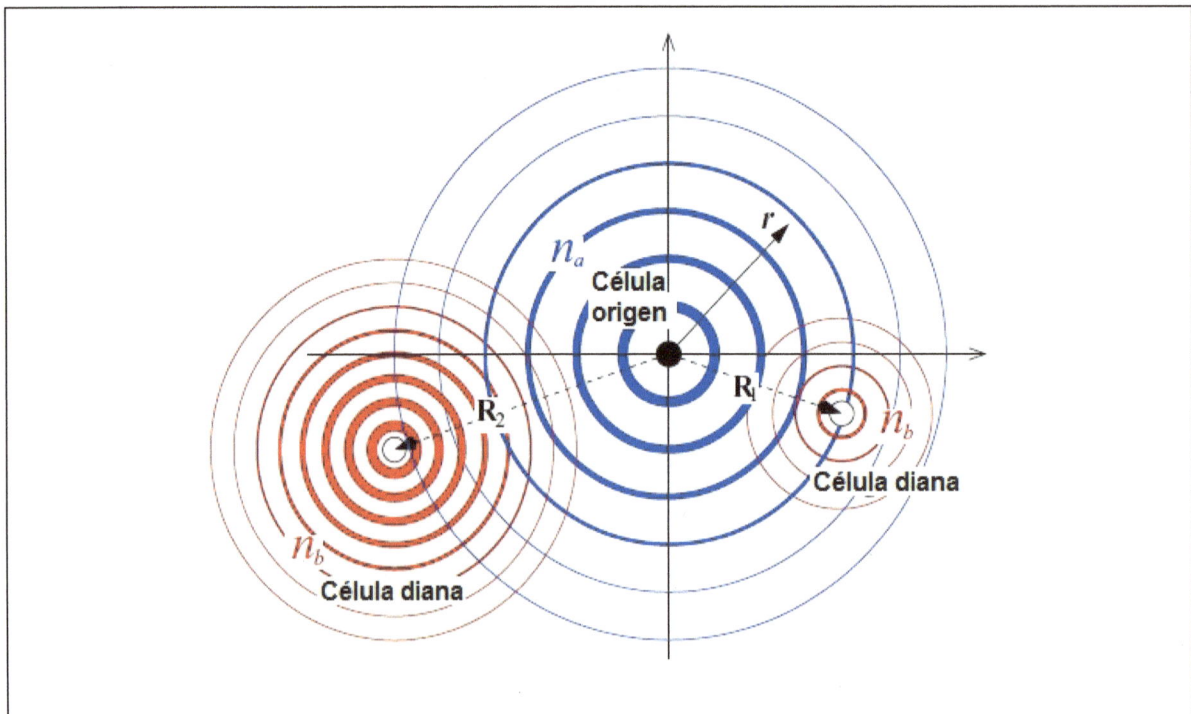

Fig. 51- Esquema de la quimiolocalización como describe Nowak et al. 2010. Una célula origen libera una "sonda" química (azul), araquidónico en nuestro sistema, que se convierte por las células diana en una señal (rojo), eicosanoides en nuestro sistema, que pueden ser detectados por la célula origen. R simboliza la distancia de la célula que es inversamente proporcional a n, el nivel del compuesto según la distancia.

Asimismo, este alto nivel de araquidónico no esterificado puede estar relacionado también con la capacidad de fagocitosis de grandes partículas, ya que la remodelación de la membrana con ácidos grasos poliinsaturados reduce el coste energético al fluidificar la membrana por una disminución de las fuerzas de van der Waals (Pinot et al., 2014). Además la diferenciación inducida por GM-CSF dota a las células dendríticas de un conjunto de receptores lectina de tipo C para llevar a cabo fagocitosis no opsónica y aumenta la expresión de PPAR-γ (*peroxisome proliferator activated receptor-γ*), que es un factor de transcripción clave para el control del metabolismo lipídico (Szatmari et al., 2007). Curiosamente la alta disponibilidad de araquidónico contrasta con el bajo nivel de metabolismo oxidativo que puede explicarse porque sólo se encuentra disponible en las membranas una pequeña parte del araquidónico libre (Fig. 37C) probablemente por su pequeño volumen y/o por una cantidad limitante de enzimas. De acuerdo con los resultados de este estudio, se ha descrito que el zimosano induce una producción importante de 12-HETE en macrófagos peritoneales de ratón, junto con una reesterificación de araquidónico en fosfolípidos que se interpretó como un mecanismo para prevenir una producción excesiva de productos de la 5-lipoxigenasa (Gil de Gómez et al., 2014). La fuerte detección de 12-HETE puede explicarse por la fuerte expresión de la 12/15-lipoxigenasa-1 humana (codificada por el gen *ALOX15*). Esto concuerda con un estudio previo que muestra que *ALOX15* era el gen inducido con más fuerza por IL-4 en monocitos (Chaitidis et al., 2005; Pello et al., 2012). La 12/15-lipoxigenasa muestra una polaridad distinta hacia regioisómeros dependiendo de las especies, puesto que se pueden formar ambos productos simultáneamente, pero en distinto grado. La formación predominante de 12-HETE en los sobrenadantes fue algo inesperado, pero se confirmó por la ausencia de cantidades significativas de 12,15-diHETE y la detección de los típicos iones fragmentados con *m/z* 208 y 179 en la espectrometría de masas de alta energía (Fig. 38C). Dado que los experimentos con microsomas mostraron la conversión de araquidonil-CoA en 15-HETE y 12-HETE y que se ha descrito que la maduración de las células dendríticas está controlada por el producto oxigenado por la 12/15-lipoxigenasa del araquidónico esterificado (Rothe et al., 2015), es posible una producción diferente de regioisómeros dependiendo de que el araquidónico este libre o esterificado (Fig. 52)

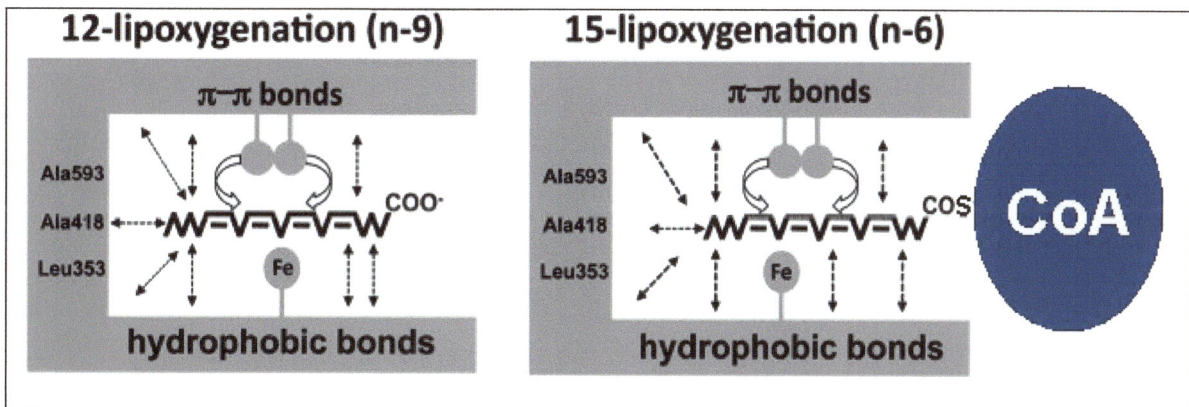

Fig. 52. Esquema de la especificidad posicional de 12/15-LO. El ácido araquidónico entra en el bolsillo de unión al sustrato con su extremo metilo por delante y se une al sitio por interacciones hidrofóbicas y π–π de los enlaces dobles del sustrato con aminoácidos aromáticos del bolsillo. En la 12-lipoxigenación, el araquidónico penetra hasta el fondo del bolsillo (imagen izquierda) y el metileno bisalílico C10 del araquidónico interacciona con el hierro no-hémico que cataliza la reacción. Cuando el araquidónico se encuentra esterificado (como en el caso del ensayo con microsomas en el que se encontraba como araquidonil-CoA) el ácido graso no puede penetrar tanto en el bolsillo (imagen derecha) por lo que el metileno bisalílico C13 del araquidónico es el más próximo al hierro no-hémico catalítico y este alineamiento resulta en una mayor 15-lipoxigenación. Imagen modificada de Ivanov et al. (2015)

Se ha descrito que los fosfolípidos oxigenados por la 12/15-lipoxigenasa reducen la transcripción de *IL23A* en respuesta a LPS, mientras que bajo las condiciones experimentales de este estudio la inhibición farmacológica de la 12/15-lipoxigenasa no mostró ningún efecto significativo aunque el 12-HETE fuera un metabolito abundante. Esto puede explicarse por diferencias en la secuencia de actuación de la ruta cPLA2/lipoxigenasas. En el caso de la biosíntesis de eicosanoides libres en respuesta al LPS se produce primero la oxigenación de los fosfolípidos por la 12/15-lipoxigenasa, y tras la movilización de Ca^{2+} por otro estímulo se activa la $cPLA_2$ y se liberan araquidónico y 15-HETE (Norris et al., 2014).

El antagonismo farmacológico combinado de los receptores BLT1 y CysLT1 mostró una inhibición significativa de la transcripción de *IL23A* que fue potenciada por la presencia del antagonista del receptor del PAF WEB-2086, también conocido como Apafant. Esto concuerda con que la Rupatadina, un antagonista de la histamina y el PAF (Merlos et al., 1996), ha mostrado ser eficaz en ensayos clínicos frente a la urticaria crónica idiopática en la que hay una respuesta autoinmune contra la IgE (Mullol et al., 2008). Por otro lado, la inhibición combinada de los antagonistas de los leucotrienos concuerda con un mecanismo donde la unión combinada de BLT1 y CysLT1 permite la formación de homo y heterodímeros que muestran una activación eficiente de subunidades de proteína Gα tras haber interrumpido las interacciones con sus receptores inhibitorios BLT2 y CysLT2 (Damian et al., 2008). La consiguiente activación de los diferentes receptores proporciona un conjunto de señales complementarias, ya que están acopladas a diferentes subunidades de proteína Gα. Por un lado, la señalización de BLT1 es fuertemente dependiente de la subunidad $Gα_{16}$ (Gaudreau et al., 1998), que activa Ras y la heterodimerización de cRaf y BRaf (Weber et al., 2001; Liu et al., 2010). Por otro lado, el receptor de PAF (Brown et al., 2006) y CysLT1 (Hoshino et al., 1998; Sarau et al., 1999) señalizan a través de $Gα_q$ a la proteína kinasa C que produce la activación de c-Raf (Sözeri et al., 1992; Kolch et al., 1993) (Fig. 53).

El metabolismo del araquidónico y el PAF están íntimamente relacionados ya que la 1-alquil-fosfatidilcolina representa aproximadamente la mitad del contenido de fosfolípidos de las células mieloides y está enriquecida en araquidónico (Yamashita et al., 1997).

Las enzimas LPCAT juegan un papel clave en la remodelación del ciclo de Lands y muestran distintas propiedades catalíticas y distribución tisular. En células involucradas en el transporte lipídico, como células intestinales y hepatocitos, el araquidónico se incorpora a la lisofosfatidilcolina a través de LPCAT3 para reducir el estrés de retículo endoplasmático y la inflamación (Rong et al., 2013) y para permitir la secreción de triglicéridos (Rong et al., 2015). De acuerdo con su función en la secreción lipídica, estos tipos celulares expresan muy bajos niveles de LPCAT1 y LPCAT2. La deleción de LPCAT3 causa letalidad neonatal debido a una acumulación masiva de triacilgliceroles en el intestino, confirmando el papel central de esta enzima en la transferencia de triglicéridos a lipoproteínas (Hashidate-Yoshida et al., 2015). Sin embargo las células dendríticas muestran una alta expresión de todas las LPCAT, siendo la LPCAT2 la que tras estimulación inflamatoria utiliza acetil-CoA eficientemente para producir PAF (Shindou et al., 2007; Shindou y Shimizu 2009) y la LPCAT1 la que limita la actividad de LPCAT2 en el tiempo al consumir el sustrato lisofosfatidilcolina para producir principalmente dipalmitilfosfatidilcolina. La relevancia funcional de LPCAT2 se confirmó con la formación eficiente de PAF C16:0. Esto concuerda con estudios previos que muestran el predominio de PAF C16:0 y variaciones individuales en la distribución de las especies PAF C16:0 y PAF C18:0 (Ammit et al., 1992). Este resultado y la presencia de pequeñas concentraciones de araquidónico en células en reposo puede sugerir que la producción de PAF podría ser el resultado de una continua síntesis por actividades LPCAT en el ciclo de desacilación/reacilación de Lands en el que participan cPLA$_2$, la acetilación de liso-PAF por actividades LPCAT, la hidrólisis por PAF-acetilhidrolasa y la nueva síntesis de 1-hexadecil-2-araquidonil-*sn*-glicero-3-fosforilcolina por actividad LPCAT durante la remodelación de la membrana (Chen et al., 2007b). Este ciclo está finamente regulado por estímulos proinflamatorios ya que la señalización por MAPKs y Ca^{2+} regulan cPLA$_2$ (Lin et al., 1993) y LPCAT2 (Morimoto et al., 2010; Morimoto et al., 2014). La LPCAT2 es el paso limitante para la producción de PAF en polimorfonucleares. Dada la fuerte habilidad de las células dendríticas para llevar a cabo fagocitosis no opsónica de partículas de zimosano (Fernández et al., 2003), en comparación con la fagocitosis opsónica predominante en polimorfonucleares (Rubin et al., 2005), los datos de este estudio han revelado un mecanismo en el que participan receptores de reconocimiento de patrones y mediadores lipídicos que genera un ambiente apropiado para la inducción de la respuesta inmune Th17. La alta concentración de araquidónico libre detectado una hora tras la estimulación puede explicarse por la eficiente hidrólisis cPLA$_2$ y también porque LPCAT2 puede usar acetil-CoA como donador de acilos para evitar que el araquidónico se reacile. La LPCAT2 muestra un incremento significativo de la V_{max} y una reducción del valor de K_m para acetil-CoA tras la fosforilación de la Ser34, mientras que el valor de K_m aumenta para araquidonil-CoA, sugiriendo una formación preferencial de PAF frente a 1-alquil-2-araquidonil-*sn*-glicero-3-fosfocolina (Morimoto et al., 2010; Morimoto et al., 2014).

La descripción reciente de la reprogramación glucolítica tras la señalización de Dectin-1 ha resaltado el papel del acetil-CoA formado a partir del citrato exportado del ciclo de ácidos tricarboxílicos en la función de células dendríticas (Everts et al., 2014; Cheng et al., 2014). El citrato se exporta de las mitocondrias al citosol a través de la lanzadera de citrato Slc25a1 (Palmieri 2004) o CIC (transportador de citrato) que se induce por el estímulo inflamatorio y cuyo *knock down* o inhibición por benceno-1,2,3-tricarboxilato (BTA) bloqueaba la inducción de prostaglandinas (Infantino et al., 2011) y muy probablemente también la de otros eicosanoides. Posteriormente el citrato se transforma en oxalacetato y acetil-CoA por la ATP citrato liasa (ACL), una enzima que también se induce por el estímulo inflamatorio y es la mayor productora de acetil-CoA citosólico (Infantino et al., 2013). La ACL se requiere en la comunicación entre el metabolismo, la regulación de la acetilación de las histonas y la transcripción génica, es decir, la regulación epigenética (Wellen et al., 2009). El acetil-CoA puede canalizarse a varias rutas según su localización subcelular: i) en el citosol puede convertirse a malonil-CoA por la acetil-CoA carboxilasa y ser usado para la elongación de las cadenas de ácidos grasos por la ácido graso sintasa, ii) en el núcleo puede acetilar las lisinas de las histonas y proteínas reguladoras, y iii) en las membranas puede reaccionar con liso-PAF para la formación de PAF por LPCAT2. Todas estas rutas pueden explicar los cambios del acetil-CoA citosólico que se han detectado en este estudio, que incluye una caída significativa a una hora, coincidente con el curso temporal de la fagocitosis y un aumento a tres horas, explicado muy probablemente por la "explosión" glucolítica. Curiosamente en el artículo de Xu et al., (2014) observaron un patrón temporal similar en los niveles de acetato en células Hep3B durante hipoxia con 1% de O$_2$, sugiriendo que una falta de energía, producida en este caso por falta de oxígeno, puede activar la glucolísis e inducir un aumento compensador de acetil-CoA similar por cataplerosis del citrato a 2-3 h.

El papel de la ruta COX/PKA en la regulación de *IL23A* se ha analizado centrándose en la capacidad de PGE_2 y del análogo de AMP cíclico permeable a la membrana para aumentar su transcripción. PKA activa CREB y esto explica el efecto sinérgico del PGE_2 exógeno en respuesta a LPS (Khayrullina et al., 2008) y TNFα (Kocieda et al., 2012). Sin embargo, la participación de esta ruta como mecanismo autocrino no se ha comprobado inequívocamente para todos los estímulos. Por ejemplo, la inhibición de COX por una alta concentración de indometacina muestra una inhibición débil (Kocieda et al., 2012) y a diferencia del LPS, sólo se inhibió la transcripción de *IL23A* en respuesta al zimosano con concentraciones altas, pero específicas, de los inhibidores de COX-1 y COX-2. Esto concuerda con estudios en el que destacan el efecto de PGE_2 dependiente de célula por los diferentes patrones de expresión y propiedades funcionales de los receptores EP. Kalim y Groettrup (2013) observaron que la PGE_2 aumentaba ligeramente la producción de IL-23 en células dendríticas mientras que en monocitos humanos inhibía la producción de IL-23 e IL-12 p70. Se intentó analizar este mecanismo usando agonistas y antagonistas selectivos de los receptores EP, pero a diferencia de la transcripción de *IL10*, se observaron resultados inconsistentes que podían explicarse teniendo en cuenta que la inhibición parcial de las actividades COX y PGE_2 a baja concentración puede activar los receptores de alta afinidad, como EP3 y EP4. Por el contrario, una fuerte inhibición de las actividades COX bloqueó completamente la activación de todos los receptores. El estudio de Poloso et al., (2013) en células dendríticas reveló que PGE_2 modulaba de forma diferente la producción de IL-23 según la concentración y el uso de receptores, y también mostraban diferencias individuales significativas. El efecto estimulador podría rastrearse hasta el receptor EP4 y era imitado por el análogo de EPAC, mientras que la modulación del receptor EP2, que inducía una mayor elevación de los niveles intracelulares de AMP cíclico no afectó la transcripción de *IL23A*. De acuerdo con estudios previos que muestran que PGE_2 inhibe la transcripción de *IL12/23B* en respuesta a estímulos como LPS y CD40L, el zimosano puede añadirse a la lista de estos estímulos, aunque el nivel de inhibición fue menor que el observado en respuesta al LPS, ya que la inducción de la transcripción por parte del zimosano fue menor que por parte del LPS. Inesperadamente, a diferencia de la inhibición de COX-1, el inhibidor selectivo de COX-2 sc-236 disminuyó significativamente la transcripción de *IL12/23B*. De nuevo esto puede explicarse basándose en las diferentes afinidades y velocidades de desensibilización de los diferentes receptores EP, ya que pueden activar CREB y C/EBPβ promoviendo su fosforilación o, en el caso del receptor EP2, reprimir C/EBPβ a través de la activación de CDP (*CCAAT displacement protein*) (Jing et al., 2004). Dado que COX-2 produce PGE_2 de forma sostenida y retrasada coincidente con la formación de mediadores secundarios, como TNFα, y dado que PGE_2 es un inductor selectivo de IL-12 p40 en presencia de TNFα, es muy probable la cooperación de ambos estímulos (Kalinski et al., 2001). De todos modos no puede descartarse un efecto secundario del sc-236.

En resumen, el efecto global del zimosano en la producción de IL-23 depende de distintos efectos, como es la reducida transcripción de *IL12/23B* y una transcripción aumentada de *IL23A* relacionada con c-Rel y ATF-2. En conjunto, los resultados de este estudio muestran que los patrones fúngicos activan los receptores de tipo Dectin que desencadenan una liberación de araquidónico y una conversión parcial en productos del metabolismo oxidativo, que incluyen PGE_2, 12-HETE, LTB_4, y cisteinil-leucotrienos. La producción paralela de liso-PAF y el consumo de acetil-CoA, junto con la actividad de LPCAT2 explica la formación coincidente del mediador fosfolipídico PAF. La acción combinada de LTB_4, cisteinil-leucotrienos y PAF en sus receptores asociados a proteínas G desencadenan cascadas de señalización de Ras y fosfolipasa Cβ/PKC con una importante activación de las cascadas de MAPKs posteriores que conduce a la fosforilación de ATF2 que activa la transcripción de *IL23A* (Fig. 53), a diferencia del LPS que aumentó la unión de C/EBPβ y CREB al promotor de *IL23A*. Estos datos proporcionan un mecanismo que modula la respuesta inmune actuando en la cascada de mediadores lipídicos asociada a $cPLA_2\alpha$ en enfermedades en las que IL-23 y la respuesta inmune Th17 están involucradas, como son las infecciones fúngicas invasivas y las enfermedades autoinmunes.

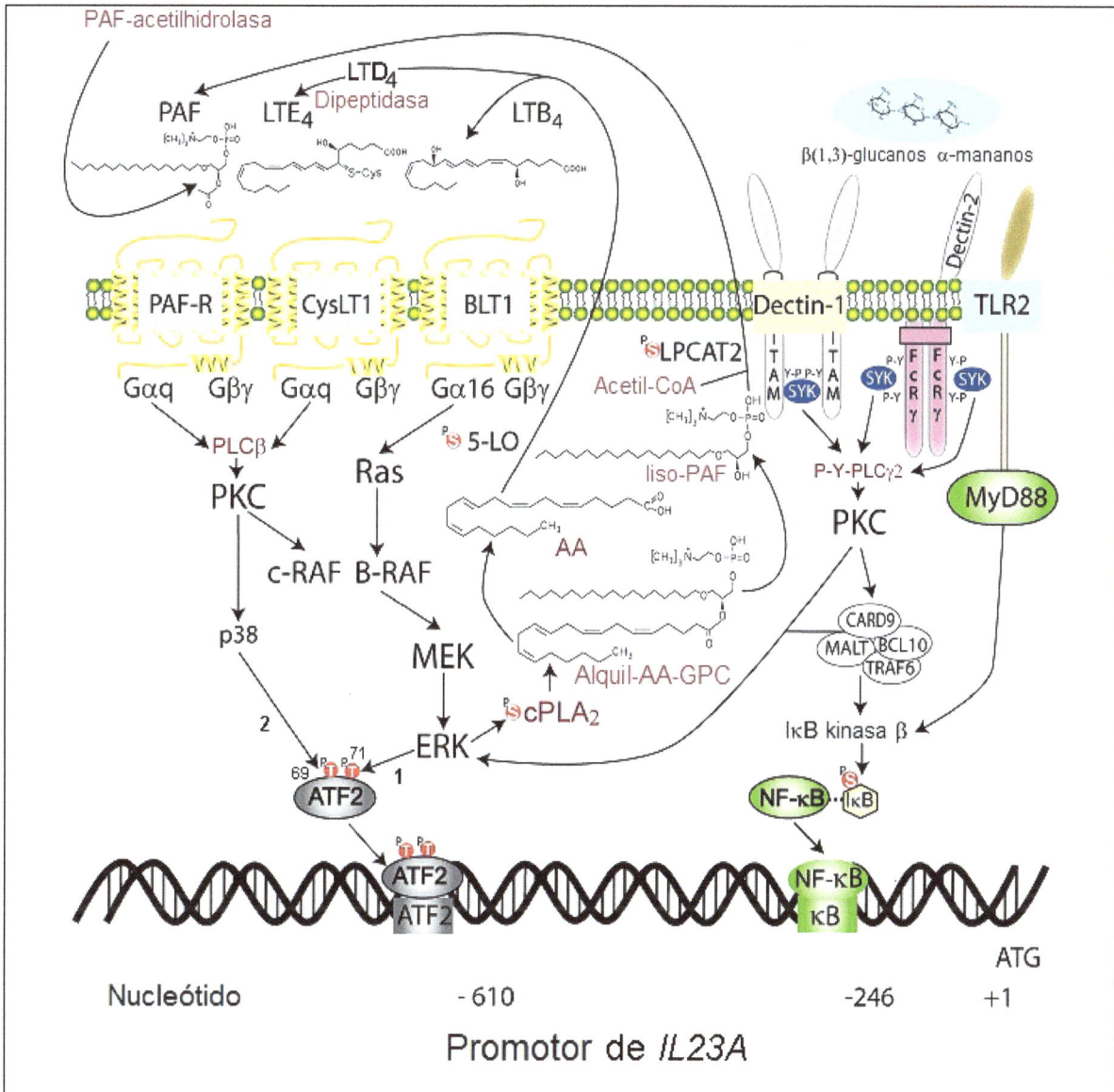

Fig. 53. Mecanismo de la inducción de *IL23A* por cooperación de mediadores lipídicos en respuesta al zimosano. La unión de los ligandos de patrones fúngicos activa proteínas de la familia NF-κB, como c-Rel, y una cascada de senalización que comienza en los receptores lectina de tipo C Dectin que al fosforilar su hemi-ITAM o ITAM por una kinasa de la familia Src activan la kinasa Syk que fosforila a su vez a la fosfolipasa Cγ y activa una cascada en la que participa al menos PKC y la MAPK ERK que fosforilan cPLA$_2$ en la Ser505, 5-lipoxigenasa en la Ser663, y LPCAT en la Ser34. P-Ser505-cPLA$_2$ hidroliza 1-alquil-2-araquidonil-*sn*-glicerofosfocolina (Alquil-AA-GPC) y genera ácido araquidónico (AA) libre y 1-alquil-2-liso-*sn*-glicerofosfocolina (liso-PAF) que por la acción de la 5-lipoxigenasa (5-LO) y LPCAT2 originan LTB$_4$, LTE$_4$ y PAF. La detección preferente del LTE$_4$ y la concentración aumentada del PAF tras tratamiento con darapladib puede explicarse por las actividades dipeptidasa y PAF-acetilhidrolasa del suero. Estos mediadores activan otra cascada de señalización en la que participa al menos PKC y Ras que activan MEK por heterodimerización de B-RAF y c-RAF (Sözeri et al., 1992; Kolch et al., 1993; Garnett et al., 2005) y MEK activa a ERK que junto a la MAPK p38 fosforilan ATF2. Los números 1 y 2 indican el orden en la fosforilación de las Thr71 y Thr69 de ATF2. La acción combinada de al menos c-Rel y ATF2 en el promotor de *IL23A* permite su activación transcripcional. DAG, diacilglicerol; ERK, *extracellular regulated kinases*; FcRγ, cadena γ del receptor de la fracción constante; IP$_3$, inositol trisfosfato; ITAM, *immunoreceptor tyrosine-based activation motif*; MEK, kinasas de la MAPK ERK; PLCβ, fosfolipasa Cβ; PLCγ2, fosfolipasa Cγ2; P, fosfato, P-Y, fosfotirosina; PTPs, fosfatasas especificas de tirosina; SYK, *spleen tyrosine kinase*; TLR2, receptor de tipo Toll 2.

123

5. Papel de sirtuinas en la inducción del patrón de citocinas inducido por patrones fúngicos

La modulación farmacológica de la actividad SIRT1 modifica la transcripción de *IL12A* en células dendríticas estimuladas con la combinación de agonistas más activa (LPS + IFNγ) y también reduce el efecto inhibitorio del pretratamiento con zimosano sobre esta transcripción. Estos resultados están de acuerdo con estudios previos que sugieren que la inhibición de IL-12 p70 provocada por zimosano en favor de IL-23 se explica por una activación de lisina desacetilasas de clase III que coincide con la activación de represores transcripcionales (Álvarez et al., 2011). Varios mecanismos pueden regular la expresión de la proteína SIRT1. Por un lado, la expresión de SIRT1 se inhibe por miR-34a (Yamakuchi et al., 2008) y miR-200a (Eades et al., 2011) y la estabilidad de SIRT1 se regula por JNK-2 (Ford et al., 2008). Estos mecanismos estarían de acuerdo con los resultados de este estudio y con descripciones previas de un aumento de los niveles de la proteína SIRT1 en ausencia de un correspondiente aumento de la transcripción de *sirt1* (Rodgers et al., 2005; Kanfi et al., 2008). Por otro lado, un artículo reciente ha descrito una regulación transcripcional de *sirt1* dependiente de CREB en respuesta a la restricción calórica, a la noradrenalina y al glucagón (Noriega et al., 2011), destacando la existencia de mecanismos específicos de célula para controlar los niveles de proteína SIRT1. Los datos de este estudio son compatibles con todos estos estudios ya que se encontró un aumento de la proteína SIRT1 tras el tratamiento con zimosano en células dendríticas humanas. La regulación de la transcripción de *SIRT1* por CREB podría ser importante en este sistema ya que CREB se activa tras estimular con zimosano (Álvarez et al., 2009; Kelly et al., 2010) y participa en la regulación transcripcional de *HES1* (Herzig et al., 2003). Uno de los mecanismos mejor establecidos por el que las proteínas HES reprimen la transcripción es su reclutamiento por los homólogos de Groucho TLE-1/4 para generar un complejo represor de la transcripción (Grbavec y Stifani, 1996). TLE interacciona con los aminoácidos 1-46 de la cola amino-terminal de la histona H3 y atrae más correpresores como las histona desacetilasas de clase I, en el complejo Sin3, y de clase III (Palaparti et al., 1997). Un ejemplo de este mecanismo de represión transcripcional en el que participan HES1, TLE, y Sirt1 similar al de este estudio es la inhibición del factor de transcripción pro-neural Mash-1 por oxidación leve durante la diferenciación de los progenitores neurales

(Prozorovski et al., 2008). A diferencia de SIRT6, el zimosano indujo un aumento neto de la unión de SIRT1 al promotor de *IL12A*, sugiriendo un papel central de SIRT1 en la regulación de la transcripción de *IL12A*. Estos datos están de acuerdo con los estudios actuales del papel de SIRT6 en la regulación de la transcripción dependiente de κB, ya que SIRT6 interacciona con RelA/p65 pero no con otros miembros de la familia Rel y ejerce su efecto a través de la desacetilación de la Lys-9 de la histona H3 (Kawahara et al., 2009). Esto explicaría una falta de efecto directo de SIRT6 en c-Rel pero no descarta un efecto combinatorio de ambas sirtuinas.

En consonancia con la dependencia de NAD$^+$ de la actividad de SIRT1, se observó que el zimosano aumentaba los niveles nucleares de NAD$^+$. Esto podría explicarse mecanísticamente por la capacidad de SIRT1 de unir nicotinamida mononucleótido adenililtransferasa-1 (NMNAT-1), una isoforma nuclear de una enzima central de la síntesis de NAD$^+$ que crea microdominios nucleares de alta concentración de NAD$^+$ y permite la actividad SIRT1 sin alterar significativamente los niveles celulares globales de NAD$^+$, que raramente fluctúan más de 2 veces (Zhang et al., 2009). La actividad SIRT1 se ha relacionado con la actividad AMPK a través de la enzima biosintética de NAD$^+$ nicotinamida fosforribosiltransferasa (NamPT) y a través de la acción combinada de AMPK y SIRT1 en los factores de transcripción FOXO. Con independencia de lo que podría ser el mecanismo final, la activación de AMPK puede ser relevante a la vista de su efecto modulador de la inflamación (Sag et al., 2008) y su supuesta activación durante la fagocitosis debido a la demanda energética que conduce al consumo de ATP y a la acumulación de AMP. Los datos de este estudio acerca del efecto de un activador de AMPK y la actividad mantenida de AMPK durante la fase temprana de la respuesta al zimosano, muestran la participación de AMPK en el balance IL-12 p70/IL-23. Sin embargo, no se pudo observar el aumento de los niveles de NAD$^+$ tras tratar con el activador de AMPK A-769662, sugiriendo que la conexión entre AMPK y NAD$^+$ podría deberse a su consiguiente activación y cooperación funcional. Esto concuerda con el efecto de varios fármacos antiinflamatorios como el salicilato (Hawley et al., 2012) y el metotrexato (Beckers et al., 2006) que han mostrado activar la AMPK y requerir la presencia de SIRT1 (Cantó et al., 2009), y con el hecho de que los *knock down* de AMPK tienen mayor expresión de IL-12 inducida por LPS en células dendríticas

(Krawczyk et al., 2010) y son más susceptibles a la encefalomielitis autoinmune experimental (EAE) (Nath et al., 2009).

Respecto al efecto del zimosano en la regulación de la transcripción de *IL12A*, los datos de este estudio están de acuerdo con artículos previos que destacan la relevancia de los mecanismos que participan en la accesibilidad de los factores de transcripción al promotor (Goriely et al., 2003). Este estudio ha revelado cambios más importantes en la accesibilidad del nucleosoma más proximal al inicio de transcripción (Nuc-1) que en el siguiente nucleosoma (Nuc-2). Esto se puede explicar por el papel central del sitio κB del Nuc-1 en células dendríticas, mientras que los sitios de unión de Sp1 pueden tener un papel importante en la línea celular monocítica THP-1 (Goriely et al., 2003). La desacetilación *in vitro* por SIRT1 indujo un descenso selectivo de la acetilación de la Lys-310-RelA/p65 así como de la acetilación de la histona H3, mientras que no modificó significativamente la acetilación total de RelA/p65 y c-Rel, sugiriendo un efecto selectivo de SIRT1 en la histona H3 y en la acetilación de la Lys-310-RelA/p65. En cambio hay otras acetilaciones en RelA/p65 y c-Rel que pueden estar relacionadas con otras lisinas como la Lys-218 en RelA y la Lys-210 en c-Rel que parecen ser insensibles a SIRT1 pero que pueden ser diana de otras lisina desacetilasas. La falta de evidencia de una acetilación de c-Rel sensible a SIRT1 homóloga a la Lys-310 de RelA/p65 sugiere que la desacetilación de la histona H3 provocada por el zimosano tiene un papel central en la accesibilidad de c-Rel al Nuc-1 del promotor de *IL12A*. Teniendo en cuenta esto, la modulación farmacológica de la actividad SIRT1 puede ser una buena forma de ajustar selectivamente la respuesta Th1.

En resumen, los datos de este estudio muestran un aumento de la actividad de SIRT1 tras estimular con zimosano a juzgar por el aumento de su unión al promotor de *IL12A* y el aumento de la concentración nuclear del cosustrato NAD^+ (véase el esquema en Fig. 54).

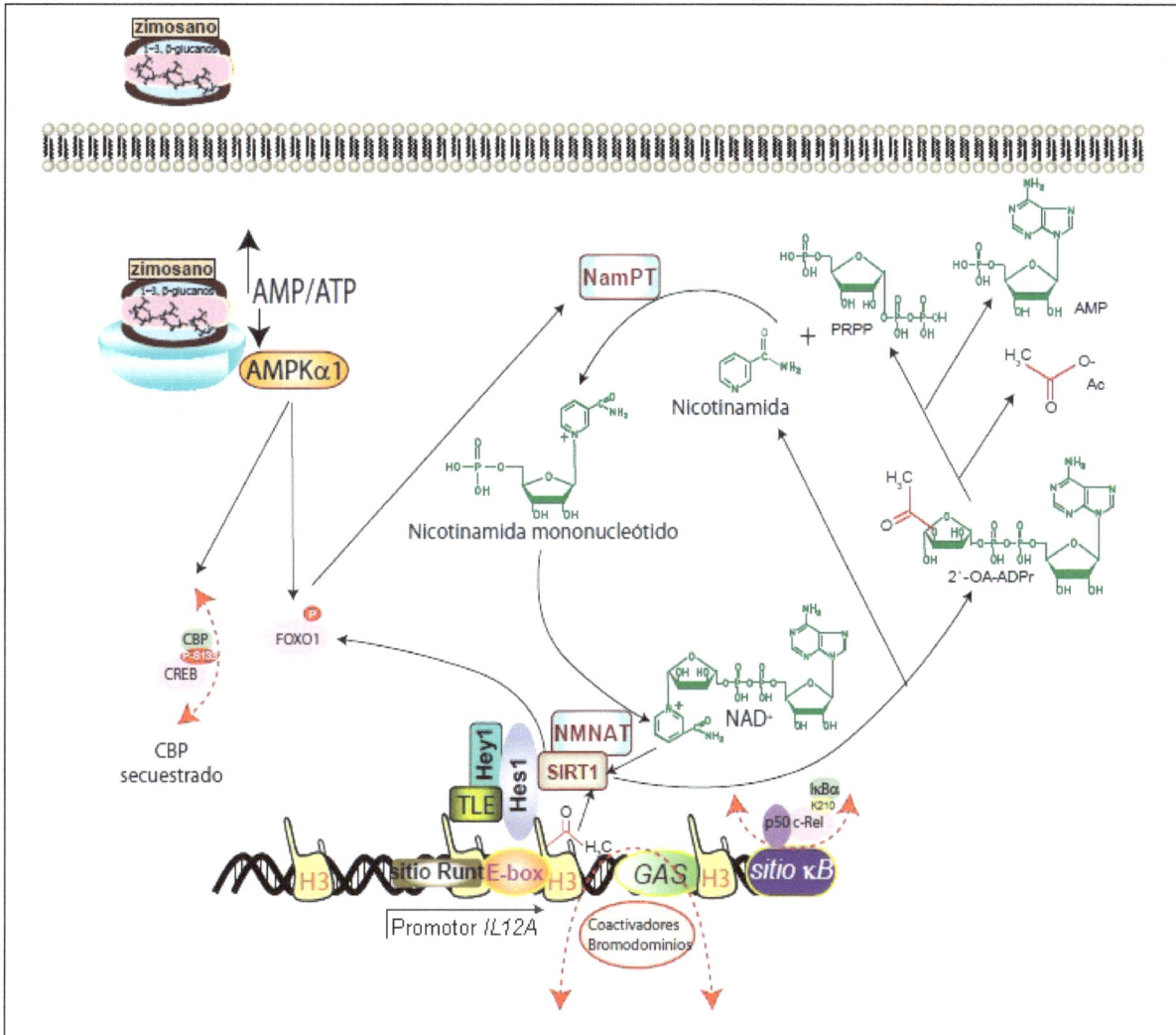

Fig. 54. Mecanismo de la represión de *IL12A* en respuesta al zimosano. La fagocitosis del zimosano implica un gasto energético que puede conducir a la depleción de ATP y al aumento de la relación AMP/ATP. Esto puede aumentar la actividad de SIRT1 por un mecanismo dependiente de AMPK pero que también puede requerir pasos adicionales para inducir la expresión de NamPT (Fulco et al., 2008; Cantó et al., 2009; Tao et al., 2011). El NAD^+ y la acetil-lisina son sustratos de SIRT1 que produce nicotinamida y 2'-O-acetil-ADP-ribosa (*2'-OA-ADPr*). Además del posible efecto de AMPK1α, que puede afectar a la expresión génica por mecanismos diferentes en los que participan CREB, FOXO y PGC-1α, el zimosano también induce la formación de complejos de represores transcripcionales, en los que puede estar la nicotinamida mononucleótido adeniltransferasa 1 (*NMNAT1*) debido a su capacidad de unirse a SIRT1 (Zhang et al., 2009). La consecuencia global de esta cascada de señalización es el bloqueo de la unión de coactivadores transcripcionales con bromodominios y/o la translocación de c-Rel del sitio κB por IκBα.

La supresión de la producción de IL-12 p70 y el aumento de la producción de IL-23 durante el estrés fagocítico inducido por la pared de levadura podría concebirse como un intento de aumentar el potencial fagocítico en vista de la capacidad de IL-23 de mantener la expansión y función de los linfocitos Th17 y el papel de la familia de citocinas IL-17 en la inducción de factores activadores de neutrófilos y proteínas de fase aguda en la defensa fúngica. Finalmente se agrupan en la Tabla 2 los diferentes tipos de fármacos probados en este estudio según sus diferentes acciones, siendo importantes, en líneas generales, los inhibidores de Th17 para las enfermedades autoinmunes y neurodegenerativas y rechazo de trasplantes, los inhibidores de Th1 para el choque séptico y las enfermedades autoinflamatorias, los promotores de Th17 para las micosis sistémicas y cánceres, y los promotores de Th1 para las infecciones víricas.

	Th17 (*IL23A*)	Th1 (*IL12A*)
Inhibidores	Inhibidores de las kinasas PKA, PKC y MEK+p38 Inhibidor de BET: i-BET Inhibidor de Syk (piceatanol), cPLA2, 5-lipoxigenasa (zileuton) y el conjunto de antagonistas de los receptores BLT1 (U-75302), CysLT1 (montelukast) y PAFR (WEB2086 o Apafant)	Activador de SIRT1 Inhibidor de deshidrogenasas: AAD Inhibidor de BET: i-BET
Activadores	LTB$_4$ + CysLT + PAF PGE$_2$ y 8-Br-AMPc	IFNγ Inhibidor de SIRT1: EX527

Tabla 2. Fármacos agrupados según su acción inhibidora o activadora de las respuestas inmunes Th17 y Th1, por inhibir o activar los genes *IL23A* e *IL12A*, respectivamente.

CONCLUSIÓN

"Si alguien quiere investigar seriamente la verdad de las cosas, no debe elegir una ciencia determinada, pues todas están entre sí entrelazadas y dependiendo unas de otras recíprocamente"
René Descartes. "Regla I" en *Regulae ad directionem ingenii* (1628)

1. Conclusiones de *IL23A*

- La acetilación de c-Rel no aumenta significativamente su unión al ADN. La fosforilación de la histona aumenta la unión de c-Rel, pero necesita también acetilarse para una completa unión y activación transcripcional.

- La desaparición de CHOP tras el estímulo fúngico contrarresta el efecto proapoptótico de CHOP, mantiene la capacidad fagocítica y permite la transcripción dependiente de C/EBPβ.

- El LPS aumenta la unión de C/EBPβ a los sitios CHOP-C/EBP y la unión de P-CREB al sitio CRE.

- El zimosano induce la unión de ATF2 tras las fosforilaciones complementarias de ATF2. La cascada Ras/Raf/MEK/ERK fosforila la Thr71 y la MAPK p38 fosforila la Thr69. Estas fosforilaciones dependen de PKC y PKA.

- La transcripción de *IL23A* por zimosano es fuertemente dependiente de la acetilación en lisinas como muestra el aumento de acetil-Lys14-histona H3 por zimosano en el sitio ATF2 del promotor de *IL23A*, lo que está de acuerdo con la actividad acetiltransferasa de ATF2 y también con la fuerte inhibición por el mimético de acetil-L-lisina i-BET.

- Los receptores Dectin desencadenan una liberación de araquidónico y liso-PAF por $cPLA_2\alpha$. Por un lado conduce a una conversión parcial del araquidónico en productos del metabolismo oxidativo de la 5 y 12/15-lipoxigenasa, que incluyen cisteinil-leucotrienos, LTB_4, y 12-HETE.

- La producción de 12-HETE, 15-HETE y LTB_4 a partir de araquidonil-CoA sugiere que las lipoxigenasas pueden actuar sobre distintos compuestos esterificados con araquidónico.

- La acetilación del liso-PAF por LPCAT2 para producir el mediador fosfolipídico PAF consume acetil-CoA, cuyo nivel se repone por reprogramación metabólica y cataplerosis del citrato.

- La PGE_2 alcanza la mayor concentración tras la inducción de *PTGS2*/COX2 y muestra un patrón temporal más retardado que el observado para el PAF y los leucotrienos. La PGE_2 aumenta la activación transcripcional de *IL10* e *IL23A*

- La PGE_2 exógena puede activar la transcripción de *IL23A* a través de los receptores de alta afinidad, como EP3 y EP4. Esta activación transcripcional se debe a un aumento de la unión al promotor de 2 factores de transcripción regulados por PKA, CREB y ATF2.

- La acción combinada de LTB_4, cisteinil-leucotrienos y PAF ejerce un papel autocrino en la transcripción de *IL23A*. Sus receptores asociados a proteínas G desencadenan cascadas de señalización de Ras y fosfolipasa Cβ/PKC que son las responsables de fosforilar y activar ATF2.

2. Conclusiones de *IL12A*

- El zimosano mantiene activa la AMPK hasta las 3 horas, induce un incremento nuclear de NAD^+ y el reclutamiento de SIRT1 en el promotor de *IL12A*.

- La acetilación de la histona H3 es sensible a SIRT1, a diferencia de la acetilación de la K210 de c-Rel, sugiriendo que la transcripción de *IL12A* se reprime a través de la desacetilación del nucleosoma Nuc-1 del promotor de *IL12A*, donde se encuentra el sitio κB.

BIBLIOGRAFÍA

Si no puedes –a largo plazo- comunicar a todos lo que has estado haciendo, tu trabajo habrá sido inútil. **Erwin Schrödinger.** 'The Spiritual Bearing of Science on Life', recogido en *Science and Humanism: Physics in Our Time* (1951)

1. Artículos y póster relacionados con esta tesis

Álvarez Y, Rodríguez M, Municio C, Hugo E, Alonso S, Ibarrola N, Fernández N y Crespo MS (2012). Sirtuin 1 is a key regulator of the interleukin-12 p70/interleukin-23 balance in human dendritic cells. *J. Biol. Chem. 287: 35689-35701*

Rodríguez M, Domingo E, Alonso S, Frade JG, Eiros J, Crespo MS y Fernández N (2014). The unfolded protein response and the phosphorylations of activating transcription factor 2 in the trans-activation of *il23a* promoter produced by β-glucans. *J. Biol. Chem. 289: 22942-22957*

Rodríguez Peña M, Domingo E, Alonso S, Márquez S, Sánchez Crespo M y Fernández N (2013). La fosforilación complementaria de ATF2 transactiva *il23a*. *Póster P16r-41 del XXXVI Congreso de la SEBBM:* www.sebbm.com/xxxvicongreso/img/QR/5292print_MARIO_RODRIGUEZ_PENA.pdf

2. Otros artículos en los que he participado durante la realización de esta tesis

Álvarez Y, Valera I, Municio C, Hugo E, Padrón F, Blanco L, Rodríguez M, Fernández N y Crespo MS (2010). Eicosanoids in the Innate Immune Response: TLR and non-TLR routes. *Mediators Inflamm. p. 201929*

Municio C, Álvarez Y, Montero O, Hugo E, Rodríguez M, Alonso S, Fernández N y Crespo MS (2013). The response of human macrophages to beta-glucans depends on the inflammatory milieu. *PLOS One. 8: e62016*

Rodríguez M, Domingo E, Municio C, Álvarez Y, Hugo E, Fernández N y Sánchez Crespo M (2014). Polarization of the Innate Immune Response by Prostaglandin E2: a Puzzle of Receptors and Signals. *Mol. Pharmacol. 85: 187-197*

3. Artículos citados en esta tesis:

A

Abraham C y Cho JH (2009). IL-23 and autoimmunity: New insights into the pathogenesis of inflammatory bowel disease. *Annu. Rev. Med. 60: 97–110*

Al-Salleeh F y Petro TM (2008). Promoter analysis reveals critical roles for SMAD-3 and ATF-2 in expression of IL-23 p19 in macrophages. *J. Immunol. 181: 4523-4533*

Alonso F, Gil MG, Sánchez-Crespo M y Mato JM (1982). Activation of 1-alkyl-2-lysoglycero-3-phosphocholine. Acetyl-CoA transferase during phagocytosis in human polymorphonuclear leukocytes. *J. Biol. Chem. 257: 3376-3378*

Álvarez Y, Municio C, Alonso S, Sánchez Crespo M y Fernández N (2009). The induction of IL-10 by zymosan in dendritic cells depends on CREB activation by the coactivators CREB-binding protein and TORC2 and autocrine PGE$_2$. *J. Immunol. 183: 1471–1479*

Álvarez Y, Municio C, Hugo E, Zhu J, Alonso S, Hu X, Fernández N y Sánchez Crespo M (2011). Notch- and transducin-like enhancer of split (TLE)-dependent histone deacetylation explain interleukin 12 (IL-12) p70 inhibition by zymosan. *J. Biol. Chem. 286: 16583–16595*

Amanso AM, Debbas V y Laurindo FRM (2011). Proteasome inhibition represses unfolded protein response and Nox4, sensitizing vascular cells to endoplasmic reticulum stress-induced death. *PLoS One 6: e14591*

Ammit AJ, Wells XE y O'Neill C (1992). Structural heterogeneity of platelet-activating factor produced by murine preimplantation embryos. *Hum. Reprod. 7: 865–870*

Arnoult D, Soares F, Tattoli I y Girardin SE (2011). Mitochondria in innate immunity. *EMBO Rep. 12: 901-910*

Arthur JSC y Ley SC (2013). Mitogen-activated protein kinases in innate immunity. *Nat. Rev. Immunol. 13: 679-692*

Askari N, Beenstock J, Livnah O y Engelberg D (2009). p38α active in vitro and in vivo when monophosphorylated at threonine 180. *Biochemistry 48: 2497-2504*

Atwa MA, Emara AS, Youssef N y Bayoumy NM (2014). Serum concentration of IL-17, IL-23 and TNF-α among patients with chronic spontaneous urticaria: association with disease activity and autologous serum skin test. *J. Eur. Acad. Dermatol. Venereol. 28: 469-474.*

Averous J, Bruhat A, Jousse C, Carraro V, Thiel G y Fafournoux P (2004). Induction of CHOP expression by amino acid limitation requires both ATF4 expression and ATF2 phosphorylation. *J. Biol. Chem. 279: 5288-5297*

B

Baan B, van der Zon GC, Maassen JA y Ouwens DM (2009). The nuclear appearance of ERK1/2 and p38 determines the sequential induction of ATF2-Thr71 and ATF2-Thr69 phosphorylation by serum in JNK-deficient cells. *Mol. Cell. Endocrinol. 311: 94-100*

Bai P, Cantó C, Oudart H, Brunyánszki A, Cen Y, Thomas C, Yamamoto H, Huber A, Kiss B, Houtkooper RH, Schoonjans K, Schreiber V, Sauve AA, Menissier-de Murcia J y Auwerx J (2011). PARP-1 inhibition increases mitochondrial metabolism through SIRT1 activation. *Cell Metab. 13: 461-468*

Ballesteros-Tato A, Leóm B, Lund FE y Rnadall TD (2010). Temporal changes in dendritic cell subsets, cross-priming and costimulation via CD70 control CD8(+) T cell responses to influenza. *Nat. Immunol. 11: 216-224.*

Ban Y, Tozaki T, Taniyama M, Nakano Y, Yoneyama K, Ban Y y Hirano T (2009). Association studies of the IL-23R gene in autoimmune thyroid disease in the Japanese population. *Autoimmunity 42: 126-130.*

Beckers A, Organe S, Timmermans L, Vanderhoydonc F, Deboel L, Derua R, Waelkens E, Brusselmans K, Verhoeven G y Swinnen JV (2006). Methotrexate enhances the antianabolic and antiproliferative effects of 5-aminoimidazole-4-carboxamide riboside. *Mol. Cancer Ther. 5: 2211-2217*

Blanco-Aparicio C, Torres J y Pulido A (1999). A novel regulatory mechanism of MAP kinases activation and nuclear translocation mediated by PKA and the PTP-SL tyrosine phosphatase. *J. Cell. Biol. 147: 1129-1136*

Bligh EG y Dyer WF (1959). A rapid method of total lipid extraction and purification. *Can. J. Biochem. Physiol. 37: 911-917*

Bradley MN, Zhou L y Smale ST (2003). C/EBPβ regulation in lipopolysaccharide-stimulated macrophages. *Mol. Cell. Biol. 23: 4841-4858*

Brettingham-Moore KH, Rao S, Juelich T, Frances Shannon M y Holloway AF (2005). GM-CSF promoter chromatin remodelling and gene transcription display distinct signal and transcription factor requirements. *Nucl. Acids Res. 33: 225-234*

Brown SL, Jala VR, Raghuwanshi SK, Nasser MW, Haribabu B y Richardson RM (2006). Activation and regulation of platelet-activating factor receptor: role of G_i and G_q in receptor-mediated chemotactic, cytotoxic, and cross-regulatory signals. *J. Immunol. 177: 3242-3249*

Buczynski MW, Stephens DL, Bowers-Gentry RC, Grkovich A, Deems RA y Dennis EA (2007). TLR-4 and sustained calcium agonists synergistically produce eicosanoids independent of protein synthesis in RAW264.7 cells. *J. Biol. Chem. 282: 22834-22847*

C

Campbell IK, van Nieywenhuijze A, Segura E, O'Donnell K, Coghill E, Hommel M, Gerondakis S, Villadangos JA y Wicks IP (2011). Differentiation of inflammatory dendritic cells is mediated by NF-κB1-dependent GM-CSF production in CD4 T cells. *J. Immunol. 186: 5468-5477*

Canagarajah BJ, Khokhlatchev A, Cobb MH y Goldsmith EJ (1997). Activation mechanism of the MAP kinase ERK2 by dual phosphorylation. *Cell 90: 859-869*

Cantó C, Gerhart-Hines Z, Feige JN, Lagouge M, Noriega L, Milne JC, Elliott PJ, Puigserver P y Auwerx J (2009). AMPK regulates energy expenditure by modulating NAD^+ metabolism and SIRT1 activity. *Nature 458: 1056-1060*

Carmody RJ, Ruan Q, Liou HC y Chen YH (2007). Essential roles of c-Rel in TLR-induced IL-23 p19 gene expression in dendritic cells. *J. Immunol. 178: 186–191*

Cassone A y Cauda R (2012). *Candida* and candidiasis in HIV-infected patients: where commensalism, opportunistic behavior and frank pathogenicity lose their borders. *AIDS 26: 1457-1472*

Chantzigeorgiou A, Harokopos V, Mylona-Karagianni C, Tsouvalas E, Aidinis V y Kamper EF (2010). The pattern of inflammatory/anti-inflammatory cytokines and chemokines in type 1 diabetic patients over time. *Ann. Med. 42: 426-438*

Chatterjee N, Sinha D, Lemma-Dechassa M, Tan S, Shogren-Knaak MA y Bartholomew B (2011). Histone H3 tail acetylation modulates ATP-dependent remodeling through multiple mechanisms. *Nucleic Acids Res. 39: 8378–8391*

Chen LF, Mu Y y Greene WC (2002). Acetylation of RelA at discrete sites regulates distinct nuclear functions of NF-κB. *EMBO J. 21: 6539–6548*

Chen LF, Williams SA, Mu Y, Nakano H, Duerr JM, Buckbinder L y Greene WC (2005). NF-κB RelA phosphorylation regulates RelA acetylation. *Mol. Cell. Biol.* 25: 7966–7975

Chen D, Reierstad S, Lin Z, Lu M, Brooks C, Li N, Innes J y Bulun SE (2007a). Prostaglandin E_2 induces breast cancer related aromatase promoters via activation of p38 and c-Jun NH2-terminal kinase in adipose fibroblasts. *Cancer Res.* 67: 8914-8922

Chen J, Yang L, Foulks JM, Weyrich AS, Marathe GK y McIntyre TM (2007b). Intracellular PAF catabolism by PAF acetylhydrolase counteracts continual PAF synthesis. *J. Lipid Res.* 48: 2365-2376

Cheng SC, Quintin J, Cramer RA, Shepardson KM, Saeed S, Kumar V, Giamarellos-Bourboulis EJ, Martens JH, Rao NA, Aghajanirefah A, Manjeri GR, Li Y, Ifrim DC, Arts RJ, van der Veer BM, Deen PM, Logie C, O'Neill LA, Willems P, van de Veerdonk FL, van der Meer JW, Ng A, Joosten LA, Wijmenga C, Stunnenberg HG, Xavier RJ y Netea MG (2014). mTOR and HIF-1α-mediated aerobic glycolysis as metabolic basis for trained immunity. *Science* 345: 1250684

Chiba S, Ikushima H, Ueki H, Yanai H, Kimura Y, Hangai S, Nishio J, Negishi H, Tamura T, Saijo S, Iwakura Y y Taniguchi T (2014). Recognition of tumor cells by Dectin-1 orchestrates innate immune cells for anti-tumor responses. *eLife 3: e04177.*

Chiribau CB, Gaccioli F, Huang CC, Yuan CL y Hatzoglou M (2010). Molecular symbiosis of CHOP and C/EBPβ isoform LIP contributes to endoplasmic reticulum stress-induced apoptosis. *Mol. Cell. Biol.* 30: 3722-3731

Chooi KP, Galan SR, Raj R, McCullagh J, Mohammed S, Jones LH y Davis BG (2014). Synthetic phosphorylation of p38α recapitulates protein kinase activity. *J. Am. Chem. Soc.* 136: 1698-1701

Chung CW, Dean AW, Woolven JM y Bamborough P (2012). Fragment-based discovery of bromodomain inhibitors part 1: inhibitor binding modes and implications for lead discovery. *J. Med. Chem.* 55: 576-586

Ciccia F, Bombardieri M, Principato A, Giardina A, Tripodo C, Porcasi R, Peralta S, Franco V, Giardina E, Craxi A, Pitzalis C y Triolo G (2009). Overexpression of interleukin-23, but not interleukin-17, as an immunologic signature of subclinical intestinal inflammation in ankylosing spondylitis. *Arthritis Rheum. 60: 955–965*

Ciccia F, Accardo-Palumbo A, Rizzo A, Guggino G, Raimondo S, Giardina A, Cannizzaro A, Colbert RA, Alessandro R y Triolo G (2014). Evidence that autophagy, but not the unfolded protein response, regulates the expression of IL-23 in the gut of patients with ankylosing spondylitis and subclinical gut inflammation. *Ann Rheum Dis.* 73: 1566-1574

Chaitidis P, O'Donnell V, Kuban RJ, Bermudez-Fajardo A, Ungethuem U y Kühn H (2005). Gene expression alterations of human peripheral blood monocytes induced by medium-term treatment with the TH2-cytokines interleukin-4 and -13. *Cytokine* 30: 366-377

Cláudio N, Dalet A, Gatti E y Pierre P (2013). Mapping the crossroads of immune activation and cellular stress response pathways. *EMBO J.* 32: 1214-1224

Clavaud C, Aimanianda V y Latge JP (2009). Organization of fungal, oomycete and lichen (1,3)-β-glucans. *In Chemistry, Biochemistry, and Biology of 1-3 β-Glucans and related polysaccharides, Bacic A, Fincher GB, and Stone BA, ed. Academic press, pp. 387-424*

Cua DJ, Sherlock J, Chen Y, Murphy CA, Joyce B, Seymour B, Lucian L, To W, Kwan S, Churakova T, Zurawski S, Wiekowski M, Lira SA, Gorman D, Kastelein RA y Sedgwick JD (2003). Interleukin-23 rather than interleukin-12 is the critical cytokine for autoimmune inflammation of the brain. *Nature 421: 744-748*

D

Damian M, Mary S, Martin A, Pin JP y Banères JL (2008). G protein activation by the leukotriene B$_4$ receptor dimer. Evidence for an absence of trans-activation. *J. Biol. Chem. 283: 21084-21092*

De Santa F, Narang V, Yap ZH, Tusi BK, Burgold T, Austenaa L, Bucci G, Caganova M, Notarbartolo S, Casola S, Testa G, Sung WK, Wei CL y Natoli G (2009). Jmjd3 contributes to the control of gene expression in LPS-activated macrophages. *EMBO J. 28: 3341-3352*

DeFranco AL (2008). Dangerous crystals. *Immunity 29: 670-671.*

Deitch EA, Kemper AC, Specian RD y Berg RD (1992). A study of the relationship among survival, gut-origin sepsis, and bacterial translocation in a model of systemic inflammation. *J. Trauma 32: 141-147.*

Dennehy KM, Willment JA, Williams DL y Brown GD (2009). Reciprocal regulation of IL-23 and IL-12 following co-activation of Dectin-1 and TLR signaling pathways. *Eur. J. Immunol. 39: 1379-1386*

Dinarello CA (2010). Anti-inflammatory Agents: Present and Future. *Cell 140: 935-950.*

Domínguez PM y Ardavín C (2010). Differentiation and function of mouse monocyte-derived dendritic cells in steady state and inflammation. *Immunol. Rev. 234: 90-104*

Donnelly N, Gorman AM, Gupta S y Samall A (2013). The eIF2α kinases: their structures and functions. *Cell Mol. Life Sci. 70: 3493-3511*

Drew HR y Travers AA (1985). DNA bending and its relation to nucleosome positioning. *J. Mol. Biol. 186: 773-790*

Duewell P, Kono H, Rayner KJ, Sirois CM, Vladimer G, Bauernfeind FG, Abela GS, Franchi L, Nuñez G, Schnurr M, Espevik T, Lien E, Fitzgerald KA, Rock KL, Moore KJ, Wright SD, Hornung V y Latz E (2010). NLRP3 inflammasomes are required for atherogenesis and activated by cholesterol crystals. *Nature 464: 1357-1361*

E

Eades G, Yao Y, Yang M, Zhang Y, Chumsri S y Zhou Q (2011). miR-200a regulates SIRT1 expression and epithelial to mesenchymal transition (EMT)-like transformation in mammary epithelial cells. *J. Biol. Chem. 286: 25992-26002*

Elcombe SE, Naqvi S, van den Bosch MW, MacKenzie KF, Cianfanelli F, Brown GD y Arthur JS (2013). Dectin-1 regulates IL-10 production via a MSK1/2 and CREB dependent pathway and promotes the induction of regulatory macrophage markers. *PLoS One 8: e60086*

Etemad S, Zamin RM, Ruitenberg MJ y Filgueira L (2012). A novel in vitro human microglia model: characterization of human monocyte-derived microglia. *J. Neurosci. Methods 209: 79-89*

Everts B, Amile E, Huang SC, Smith AM, Chang CH, Lam WY, Redmann V, Freitas TC, Blagih J, van der Windt GJ, Artyomov MN, Jones RG, Pearce EL y Pearce EJ (2014). TLR-driven early glycolytic reprogramming via the kinases TBK1-IKKε supports the anabolic demands of dendritic cell activation. *Nat. Immunol. 15: 323-332*

Everts B y Pearce EJ (2014). Metabolic control of dendritic cell activation and function: recent advances and clinical implications. *Frontiers Immunol. 5: 203*

F

Farooq A y Zhou MM (2004). Structure and regulation of MAPK phosphatases. *Cell Signal. 16: 769-779*

Fernandes B, Sagman U, Auger M, Demetrio M y Dennis JW (1991). β-1,6 branched oligosaccharides as a marker of tumor progression in human breast and colon neoplasia. *Cancer Research 51: 718-723*

Fernández N, Renedo M, Alonso S y Sánchez Crespo M (2003). Release of arachidonic acid by stimulation of opsonic receptors in human monocytes: The FcγR and the complement receptor 3 pathways. *J. Biol. Chem. 278: 52179-52187*

Filtz TM, Vogel WK y Leid M (2014). Regulation of transcription factor activity by interconnected post-translational modifications. *Trends Pharmacol Sci. 35: 76-85*

Fisher TL, Vercellotti SV y Anderson BM (1973). Interaction of 3-aminopyridine adenine dinucleotide with dehydrogenases. *J. Biol. Chem. 248: 4293–4299*

Fitzpatrick FW y DiCarlo FJ (1964). Zymosan. *Ann. N.Y. Acad. Sci. 118: 233-262*

Flach TL, Ng G, Hari A, Desrosiers MD, Zhang P, Ward SM, Seamone ME, Vilaysane A, Mucsi AD, Fong Y, Prenner E, Ling CC, Tschopp J, Muruve DA, Amrein MW y Shi Y. (2011). Alum interaction with dendritic cell membrane lipids is essential for its adjuvanticity. *Nat. Med. 17: 479-487.*

Ford J, Ahmed S, Allison S, Jiang M y Milner J (2008). JNK2-dependent regulation of SIRT1 protein stability. *Cell Cycle 7: 3091–3097*

Fuchs SY, Xie B, Adler V, Fried VA, Davis RJ y Ronai Z (1997). c-Jun NH2-terminal kinases target the ubiquitination of their associated transcription factors. J. Biol. Chem. *272: 32163-32168*

Fulco M, Cen Y, Zhao P, Hoffman EP, McBurney MW, Sauve AA y Sartorelli V (2008). Glucose restriction inhibits skeletal myoblast differentiation by activating SIRT1 through AMPK-mediated regulation of NamPT. *Dev. Cell 14: 661–673*

G

Garnett MJ, Rana S, Paterson H, Barford D y Marais R (2005). Wild-type and mutant B-RAF activate C-RAF through distinct mechanisms involving heterodimerization. *Mol. Cell 20: 963-969*

Gaudreau R, Le Gouill C, Métaoui S, Lemire S, Stankovà J y Rola-Pleszczynski M (1998). Signalling through the leukotriene B_4 receptor involves both α_i and α_{16}, but not αq or α_{11} G-protein subunits. *Biochem. J. 335: 15-18*

Gautier G, Humbert M, Deauvieau F, Scuiller M, Hiscott J, Bates EE, Trinchieri G, Caux C y Garrone P (2005). A type I interferon autocrine-paracrine loop is involved in Toll-like receptor-induced interleukin-12 p70 secretion by dendritic cells. *J. Exp. Med. 201: 1435–1446*

Geissmann, F, Manz, MG, Jung, S, Sieweke, MH, Merad, M y Ley, K (2010). Development of monocytes, macrophages, and dendritic cells. *Science 327: 656-661.*

Genovese MC (2009). Inhibition of p38: has the fat lady sung? *Arthritis Rheum. 60: 317-320.*

Gerhart-Hines Z, Dominy JE Jr., Blättler SM, Jedrychowski MP, Banks AS, Lim JH, Chim H, Gygi SP y Puigserver P (2011). The cAMP/PKA pathway rapidly activates SIRT1 to promote fatty acid oxidation independently of changes in NAD$^+$. *Mol. Cell 44: 851–863*

Gerosa F, Baldani-Guerra B, Lyakh LA, Batoni G, Esin S, Winkler-Pickett RT, Consolaro MR, DeMarchi M, Giachino D, Robbiano A, Astegiano M, Sambataro A, Kastelein RA, Carra G y Trinchieri G (2008). Differential regulation of interleukin 12 and interleukin 23 production in human dendritic cells. *J. Exp. Med. 205: 1447–1461*

Gil de Gómez L, Astudillo AM, Guijas C, Magrioti V, Kokotos G, Balboa MA y Balsinde J (2014). Cytosolic group IVA and calcium-independent group VIA phospholipase A_2s act on distinct phospholipid pools in zymosan-stimulated mouse peritoneal macrophages. *J. Immunol. 192: 752-762*

Glass CK y Saijo K (2010). Nuclear receptor transrepression pathways that regulate inflammation in macrophages and T cells. *Nat. Rev. Immunol. 10: 365-367*

Goodall JC, Wu C, Zhang Y, McNeill L, Ellis L, Saudek V y Gaston JS (2010). Endoplasmic reticulum stress-induced transcription factor, CHOP, is crucial for dendritic cell IL-23 expression. *Proc. Natl. Acad. Sci. USA 107: 17698-17703*

Goodridge HS, Reyes CN, Becker CA, Katsumoto TR, Ma J, Wolf AJ, Bose N, Chan AS, Magee AS, Danielson ME, Weiss A, Vasilakos JP y Underhill DM (2011). Activation of the innate immune receptor Dectin-1 upon formation of a 'phagocytic synapse'. *Nature 472: 471-475*

Goriely S, Demonté D, Nizet S, De Wit D, Willems F, Goldman M y Van Lint C (2003). Human IL-12 p35 gene activation involves selective remodeling of a single nucleosome within a region of the promoter containing critical Sp1-binding sites. *Blood 101: 4894–4902*

Goriely S, Molle C, Nguyen M, Albarani V, Haddou NO, Lin R, De Wit D, Flamand V, Willems F y Goldman M (2006). Interferon regulatory factor 3 is involved in Toll-like receptor 4 (TLR4)- and TLR3-induced IL-12p35 gene activation. *Blood 107: 1078–1084*

Grbavec D y Stifani S (1996). Molecular interaction between TLE1 and the C-terminal domain of HES-1 containing the WRPW motif. *Biochem. Biophys. Res. Commun. 223: 701–705*

Greter M, Helft J, Chow A, Hashimoto D, Mortha A, Agudo-Cantero J, Bogunovic M, Gautier EL, Miller J, Leboeuf M, Lu G, Aloman C, Brown BD, Pollard JW, Xiong H, Randolph GJ, Chipuk JE, Frenette PS y Merad M (2012). GM-CSF controls non-lymphoid tissue dendritic cell homeostasis but is dispensable for the differentiation of inflammatory dendritic cells. *Immunity 36: 1031-1046*

Grumont R, Hochrein H, O'Keeffe M, Gugasyan R, White C, Caminschi I, Cook W y Gerondakis S (2001). c-Rel regulates interleukin-12 p70 expression in CD8 dendritic cells by specifically inducing p35 gene transcription. *J. Exp. Med. 194: 1021–1032*

Gupta S, Campbell D, Dérijard B y Davis RJ (1995). Transcription factor ATF2 regulation by the JNK signal transduction pathway. *Science 267: 389-393*

Guttman-Yassky E, Lowes MA, Fuentes-Duculan J, Whynot J, Novitskaya I, Cardinale I, Haider A, Khatcherian A, Carucci JA, Bergman R y Krueger JG (2007). Major differences in inflammatory dendritic cells and their products distinguish atopic dermatitis from psoriasis. *J. Allergy Clin. Immunol. 119: 1210-1217*

H

Hale KK, Trollinger D, Rihanek M y Manthey CL (1999). Differential expression and activation of p38 mitogen-activated protein kinase α, β, γ, and δ in inflammatory cell lineages. *J. Immunol. 162: 4246-4252*

Hammad H, Plantinga M, Deswarte K, Pouliot P, Willart MA, Kool M, Muskens F y Lambrecht BN (2010). Inflammatory dendritic cells –not basophils- are necessary and sufficient for induction of Th2 immunity to inhaled house dust mite allergen. *J. Exp. Med. 207: 2097-2111*

Han D, Lerner AG, Vande Walle L, Upton JP, Xu W, Hagen A, Backes BJ, Oakes SA y Papa FR (2009). IRE1α kinase activation modes control alternate endoribonuclease outputs to determine divergent cell fates. *Cell 138: 562-575.*

Harding HP, Novoa I, Zhang Y, Zeng H, Wek R, Schapira M y Ron D (2000). Regulated translation initiation controls stress-induced gene expression in mammalian cells. *Mol. Cell. 6: 1099-1108*

Hashidate-Yoshida T, Harayama T, Hishikawa D, Morimoto R, Hamano F, Tokuoka SM, Eto M, Tamura-Nakano M, Yanobu-Takanashi R, Mukumoto Y, Kiyonari H, Okamura T, Kita Y, Shindou H, Shimizu T. 2015. Fatty acyl-chain remodeling by LPCAT3 enriches arachidonate in phospholipid membranes and regulates triglyceride transport. *eLIFE 4: doi:10.7554/eLife.06328*

Hassan AH, Awad S y Prochasson P (2006). The Swi2/Snf2 bromodomain is required for the displacement of SAGA and the octamer transfer of SAGA-acetylated nucleosomes. *J. Biol. Chem. 281: 18126-18134*

Hargreaves DC, Horng T y Medzhitov R (2009). Control of inducible gene expression by signal-dependent transcriptional elongation. *Cell 138: 129-145*

Hawley SA, Fullerton MD, Ross FA, Schertzer JD, Chevtzoff C, Walker KJ, Peggie MW, Zibrova D, Green KA, Mustards KJ, Kemp BE, Sakamoto K, Steinberg GR y Hardie DG (2012). The ancient drug salicilate directly activates AMP-activated protein kinase. *Science 336: 918-922*

He B (2006). Viruses, endoplasmic reticulum stress, and interferon responses. *Cell Death Differ. 13: 393-403*

Herzig S, Hedrick S, Morantte I, Koo SH, Galimi F y Montminy M (2003). CREB controls hepatic lipid metabolism through nuclear hormone receptor PPAR-γ. *Nature 426: 190–193*

Honda K y Taniguchi T (2006). IRFs: master regulators of signaling by Toll-like receptors and cytosolic pattern-recognition receptors. *Nat. Rev. Immunol. 6: 664-658.*

Hong M, Luo S, Baumeister P, Huang JM, Gogia RK, Li M y Lee AS (2004). Underglycosylation of ATF6 as a novel sensing mechanism for activation of the unfolded protein response. *J. Biol. Chem. 279: 11354-11363*

Horn DL, Neofytos D, Anaissie EJ, Fishman JA, Steinbach WJ, Olyaei AJ, Marr KA, Pfaller MA, Chang CH y Webster KM (2009). Epidemiology and outcomes of candidemia in 2019 patients: data from the prospective antifungal therapy alliance registry. *Clin. Infect. Dis. 48: 1695-1703*

Hoshino M, Izumi T y Shimizu T (1998). Leukotriene D_4 activates mitogen-activated protein kinase through a protein kinase Cα-Raf-1-dependent pathway in human monocytic leukemia THP-1 cells. *J. Biol. Chem. 273: 4878-4882*

Hsu FC, Lin PC, Chi CY, Ho MW, Ho CM y Wang JH (2009). Prognostic factors for patients with culture-positive *Candida* infection undergoing abdominal surgery. *J. Microbiol. Immunol. Infect. 42: 378-384*

Huang H, Ostroff GR, Lee CK, Wang JP, Specht CA y Levitz SM (2009). Distinct patterns of dendritic cell cytokine release stimulated by fungal-glucans and toll-like receptor agonists. *Infect. Immun. 77: 1774–1781*

Humphreys JM, Piala AT, Akella R, He H y Goldsmith EJ (2013). Precisely ordered phosphorylation reactions in the p38 MAP kinase cascade. *J. Biol. Chem. 288: 23322-23330*

I

Imai S (2010). A possibility of nutriceuticals as an anti-aging intervention: activation of sirtuins by promoting mammalian NAD^+ biosynthesis. *Pharmacol. Res. 62: 42-47*

Imai S, Armstrong CM, Kaeberlein M y Guarente L (2000). Transcriptional silencing and longevity protein Sir2 is an NAD-dependent histone deacetylase. *Nature 403: 795–800*

Infantino V, Convertini P, Cucci L, Panaro MA, Di Noia MA, Calvello R, Palmieri F y Iacobazzi V (2011). The mitochondrial citrate carrier: a new player in inflammation. *Biochem J. 438: 433-436*

Infantino V, Iacobazzi V, Palmieri F, Menga A (2013). ATP-citrate lyase is essential for macrophage inflammatory response. *Biochem. Biophys. Res. Commun. 440: 105-111*

Iskander KN, Osuchowski MF, Stearns-Kurosawa DJ, Kurosawa S, Stepien D, Valentine C y Remick DG (2013). Sepsis: Multiple Abnormalities, Heterogeneous Responses, and Evolving Understanding. *Physiol Rev. 93: 1247-1288*

Ivanov I, Kuhn H y Heydeck D (2015). Structural and functional biology of arachidonic acid 15-lipoxygenase-1 (ALOX15). *Gene. 573: 1-32*

Iwakoshi NN, Pypaert M y Glimcher LH (2007). The transcription factor XBP-1 is essential for the development and survival of dendritic cells. *J. Exp. Med. 204: 2267-2275*

J

Janeway CA Jr (1989). Approaching the asymptote? Evolution and revolution in immunology. *Cold Spring Harb Symp Quant Biol. 54: 1-13*

Jing H, Yen JH y Ganea D (2004). A novel signaling pathway mediates the inhibition of CCL3/4 expression by prostaglandin E_2. *J. Biol. Chem. 279: 55176-55186*

Ju BG, Solum D, Song EJ, Lee KJ, Rose DW, Glass CK y Rosenfeld MG (2004). Activating the PARP-1 sensor component of the groucho/TLE1 corepressor complex mediates a CaMKinase IIdelta-dependent neurogenic gene activation pathway. *Cell. 119: 815-829*

K

Kalim KW y Groettrup M (2013). Prostaglandin E_2 inhibits IL-23 and IL-12 production by human monocytes through down-regulation of their common p40 subunit. *Mol. Immunol. 53: 274-282*

Kalinski P, Vieira PL, Schuitemaker JH, de Jong EC y Kapsenberg ML (2001). Prostaglandin E_2 is a selective inducer of interleukin-12 p40 (IL-12p40) production and an inhibitor of bioactive IL-12p70 heterodimer. *Blood 97: 3466-3469*

Kanfi Y, Peshti V, Gozlan YM, Rathaus M, Gil R y Cohen HY (2008). Regulation of SIRT1 protein levels by nutrient availability. *FEBS Lett. 582: 2417–2423*

Kawahara TL, Michishita E, Adler AS, Damian M, Berber E, Lin M, McCord RA, Ongaigui KC, Boxer LD, Chang HY y Chua KF (2009). SIRT6 links histone H3 lysine 9 deacetylation to NF-κB-dependent gene expression and organismal life span. *Cell 136: 62–74*

Kawasaki H, Schiltz L, Chiu R, Itakura K, Taira K, Nakatani Y y Yokoyama KK (2000). ATF-2 has intrinsic histone acetyltransferase activity which is modulated by phosphorylation. *Nature 405: 195-200*

Kelly EK, Wang L e Ivashkiv LB (2010). Calcium-activated pathways and oxidative burst mediate zymosan-induced signaling and IL-10 production in human macrophages. *J. Immunol. 184: 5545–5552*

Keyse SM (2000). Protein phosphatases and the regulation of mitogen-activated protein kinase signaling. *Curr. Opin. Cell Biol. 12: 186-192*

Khayrullina T, Yen JH, Jing H y Ganea, D (2008). In vitro differentiation of dendritic cells in the presence of prostaglandin E2 alters the IL-12/IL-23 balance and promotes differentiation of Th17 cells. *J. Immunol. 181: 721–735*

Kim MY, Zhang T y Kraus WL (2005). Poly(ADP-ribosyl)ation by PARP-1: "PAR-laying" NAD^+ into a nuclear signal. *Genes Dev. 19: 1951–1967*

Kim J, Park JA, Lee EY, Lee YJ, Song YW y Lee EB (2010). Imbalance of Th17 to Th1 cells in Behçet's disease. Clin. Exp. Rheumatol. 28: S16-19

Kocieda VP, Adhikary S, Emig F, Yen JH, Toscano MG y Ganea D (2012). Prostaglandin E_2-induced IL-23p19 subunit is regulated by cAMP-responsive element binding protein and C/AATT enhancer-binding protein β in bone marrow-derived dendritic cells. *J. Biol. Chem. 287: 36922-36935*

Kolch W, Heidecker G, Kochs G, Hummel R, Vahidi H, Mischak H, Finkenzeller G, Marmé D y Rapp UR (1993). Protein kinase C alpha activates RAF-1 by direct phosphorylation. *Nature 364: 249-252*

Kollet JI y Petro TM (2006). IRF-1 and NF-κB p50/cRel bind to distinct regions of the proximal murine IL-12 p35 promoter during co-stimulation with IFN-β and LPS. *Mol. Immunol. 43: 623–633*

Kollnberger S, Bird LA, Roddis M, Hacquard-Bouder C, Kubagawa H, Bodmer HC, Breban M, McMichael AJ y Bowness P (2004). HLA-B27 heavy chain homodimers are expressed in HLA-B27 transgenic rodent models of spondyloarthritis and are ligands for paired Ig-like receptors. *J. Immunol. 173: 1699-1710*

Kool M, Soullié T, van Nimwagen M, Willart MA, Muskens F, Jung S, Hoogsteden HC, Hammad H y Lambrecht BN (2008). Alum adjuvant boosts adaptative immunity by inducing uric acid and activating inflammatory dendritic cells. *J. Exp. Med. 205: 869-882*

Kowenz-Leutz E, Pless O, Dittmar G, Knoblich M y Leutz A (2010). Crosstalk between C/EBPβ phosphorylation, arginine methylation, and SWI/SNF/Mediator implies an indexing transcription factor code. *EMBO J. 29: 1105-1115*

Krawczyk CM, Holowka T, Sun J, Blagih J, Amiel E, DeBerardinis RJ, Cross JR, Jung E, Thompson CB, Jones RG y Pearce EJ (2010). Toll-like receptor-induced changes in glycolytic metabolism regulate dendritic cell activation. *Blood 115: 4742-4749*

Kreymborg, K, Etzensperger R, Dumoutier L, Haak S, Rebollo A, Buch T, Heppner FL, Renauld JC y Becher B (2007). IL-22 is expressed by Th17 cells in an IL-23-dependent fashion, but not required for the development of autoimmune encephalomyelitis. *J. Immunol. 179: 8098-8104.*

Kunsch C, Ruben SM y Rosen CA (1992). Selection of optimal κB/Rel DNA-binding motifs: Interaction of both subunits of NF-κB with DNA is required for transcriptional activation. *Mol. Cell Biol. 12: 4412–4421*

L

Landry J, Sutton A, Tafrov ST, Heller RC, Stebbins J, Pillus L y Sternglanz R (2000). The silencing protein SIR2 and its homologs are NAD-dependent protein deacetylases. *Proc. Natl. Acad. Sci. U.S.A. 97: 5807–5811*

Lee E, Trepicchio WL, Oestreicher JL, Pittman D, Wang F, Chamian F, Dhodapkar M y Krueger JG (2004). Increased expression of interleukin-23 p19 and p40 in lesional skin of patients with psoriasis vulgaris. *J. Exp. Med. 199: 125–130*

León, B, López-Bravo, M y Ardavín C (2007). Monocyte-derived dendritic cells formed at the infection site control the induction of protective T helper 1 responses against Leishmania. *Immunity 26: 519-531*

Lepley RA, Muskardin DT y Fitzpatrick FA (1996). Tyrosine kinase activity modulates catalysis and translocation of cellular 5-lipoxygenase. *J. Biol. Chem. 271: 6179-6184*

Li P, Zhao Y, Wu X, Xia M, Fang M, Iwasaki Y, Sha J, Chen Q, Xu Y y Shen A (2012). Interferon-(IFN-β) disrupts energy expenditure and metabolic homeostasis by suppressing SIRT1 transcription. *Nucleic Acids Res. 40: 1609–1620*

Lin LL, Wartmann M, Lin AY, Knopf JL, Seth A y Davis RJ (1993). cPLA$_2$ is phosphorylated and activated by MAP kinase. *Cell 72: 269-278.*

Liu J, Cao S, Herman LM y Ma X (2003). Differential regulation of interleukin (IL)-12 p35 and p40 gene expression and interferon (IFN)-primed IL-12 production by IFN regulatory factor 1. *J. Exp. Med. 198: 1265–1276*

Liu W, Ouyang X, Yang J, Liu J, Li Q, Gu Y, Fukata M, Lin T, He JC, Abreu M, Unkeless JC, Mayer L y Xiong H (2009). AP-1 activated by toll-like receptors regulates expression of IL-23 p19. *J. Biol. Chem. 284: 24006-24016*

Liu AM, Lo RK, Lee MM, Wang Y, Yeung WW, Ho MK, Su Y, Ye RD, Wong YH (2010). Gα16 activates Ras by forming a complex with tetratricopeptide repeat 1 (TPR1) and Son of Sevenless (SOS). *Cell Signal. 22: 1448-1458*

Liu TF, Yoza BK, El Gazzar M, Vachharajani VT y McCall CE (2011). NAD⁺-dependent SIRT1 deacetylase participates in epigenetic reprogramming during endotoxin tolerance. *J. Biol. Chem. 286: 9856-986*

Liu TF, Vachharajani VT, Yoza BK y McCall CE (2012). NAD⁺-dependent sirtuin 1 and 6 proteins coordinate a switch from glucose to fatty acid oxidation during the acute inflammatory response. *J. Biol. Chem. 287: 25758-25769*

Liu X, Fang L, Guo TB, Mei H y Zhang JZ (2013). Drug targets in the cytokine universo for autoinmune disease. *Trends Immunol. 34: 120-128*

Liu TF y McCall CE (2013). Deacetylation by SIRT1 reprograms inflammation and cancer. *Genes Cancer 4: 135-147*

Lowman DW, Greene RR, Bearden DW, Kruppa MD, Pottier M, Monteiro MA, Soldatov DV, Ensley HE, Cheng SC, Netea MG y Williams DL (2013). Novel structural features in *Candida albicans* hyphal glucan provide a basis for differential innate immune recognition of hyphae versus yeast. *J. Biol. Chem. 289: 3432-3443*

Lowry OH, Passonneau JV y Rock MK (1961). The stability of pyridine nucleotides. *J Biol Chem. 236: 2756-2759*

Luther C, Adamopoulou E, Stoeckle C, Brucklacher-Waldert V, Rosenkranz D, Stoltze L, Lauer S, Poeschel S, Melms A y Tolosa E (2009). Prednisolone treatment induces tolerogenic dendritic cells and a regulatory milieu in myasthenia gravis patients. *J Immunol. 183: 841-848*

Lynch KR, O'Neill GP, Liu Q, Im DS, Sawyer N, Metters KM, Coulombe N, Abramovitz M, Figueroa DJ, Zeng Z, Connolly BM, Bai C, Austin CP, Chateauneuf A, Stocco R, Greig GM, Kargman S, Hooks SB, Hosfield E, Williams DL Jr, Hutchinson F-AW, Caskey CT y Evans JF (1999). Characterization of the human cysteinyl leukotriene CysLT1 receptor. *Nature 399: 789-793*

M

Mainous MR, Tso P, Berg RD y Deich EA (1991). Studies of the route, magnitude, and time course of bacterial translocation in a model of systemic inflammation. *Arch. Surg. 126: 33-37*

Marakalala MJ, Williams DL, Hoving JC, Engstad R, Netea MG y Brown GD (2013). Dectin-1 plays a redundant role in the immunomodulatory activities of β-glucan-rich ligands *in vivo*. *Microbes Infect. 15: 511-515*

Markoutsa S, Sürün D, Karas M, Hofmann B, Steinhilber D y Sorg BL (2014). Analysis of 5-lipoxygenase phosphorylation on molecular level by MALDI-MS. *FEBS J. 281: 1931-1947*

Martinon F, Chen X, Lee AH y Glimcher LM (2010). TLR activation of the transcription factor XBP1 regulates innate immune responses in macrophages. *Nat. Immunol. 11: 411-418*

McGeer PL, Itagaki S, Tago H y McGeer EG (1987). Reactive microglia in patients with senile dementia of the Alzheimer type are positive for the histocompatibility glycoprotein HLA-DR. *Neurosci. Lett. 79: 195-200*

Merlos M, Giral M, Balsa D, Ferrando R, Queralt M, Puigdemont A, García-Rafanell J y Forn J (1997). Rupatadine, a New Potent, Orally Active Dual Antagonist of Histamine and Platelet-Activating Factor (PAF). *J Pharmacol Exp Ther. 280:114-121.*

Metchnikoff E (1893). Lectures on the comparative pathology of inflammation delivered at the Pasteur Institute in 1891. *Kegan Paul p. 112*

Metchnikoff E (1905). Immunity in infective diseases. *Cambridge University Press p. 164*

Miller YI, Choi SH, Wiesner P, Fang L, Harkewicz R, Hartvigsen K, Boullier A, Gonen A, Diehl CJ, Que X, Montano E, Shaw PX, Tsimikas S, Binder CJ y Witztum JL (2011). Oxidation-specific epitopes are danger-associated molecular patterns recognized by pattern recognition receptors of innate immunity. *Circ. Res. 108: 235-248.*

Mimura N, Fulciniti M, Gorgun G, Tai YT, Cirstea D, Santo L, Hu Y, Fabre C, Minami J, Ohguchi H, Kiziltepe T, Ikeda H, Kawano Y, French M, Blumenthal M, Tam V, Kertesz NL, Malyankar UM, Hokenson M, Pham T, Zeng Q, Patterson JB, Richardson PG, Munshi NC y Anderson KC (2012). Blockade of XBP1 splicing by inhibition of IRE1α is a promising therapeutic option in multiple myeloma. *Blood 119: 5772-5781*

Morgunov I y Srere PA (1998). Interaction between citrate synthase and malate dehydrogenase. Substrate channeling of oxaloacetate. *J. Biol. Chem. 273: 29540-29544*

Morimoto R, Shindou H, Oda Y y Shimizu T (2010). Phosphorylation of lysophosphatidylcholine acyltransferase 2 at Ser34 enhances platelet-activating factor production in endotoxin-stimulated macrophages. *J. Biol. Chem. 285: 29857-29862*

Morimoto R, Shindou H, Tarui M y Shimizu T (2014). Rapid production of platelet-activating factor is induced by protein kinase Cα-mediated phosphorylation of lysophosphatidylcholine acyltransferase 2 protein. *J. Biol. Chem. 289: 15566-15576*

Morton S, Davis RJ y Cohen P (2004). Signalling pathways involved in multisite phosphorylation of the transcription factor ATF-2. *FEBS Lett. 572: 177-183*

Mullol J, Bousquet J, Bachert C, Canonica WG, Gimenez-Arnau A, Kowalski ML, Martí-Guadaño E, Maurer M, Picado C, Scadding G y van Cauwenberge P (2008). Rupatadine in allergic rhinitis and chronic urticaria. *Allergy. 63 S87: 5-28*

Municio C, Alvarez Y, Montero O, Hugo E, Rodríguez M, Domingo E, Alonso S, Fernández N, Sánchez Crespo M (2013). The response of human macrophages to β-glucans depends on the inflammatory milieu. *PLoS One 8: e62016*

Murphy CA, Langrish CL, Chen Y, Blumenschein W, McClanahan T, Kastelein RA, Sedgwick JD y Cua DJ (2003). Divergent pro- and antiinflammatory roles for IL-23 and IL-12 in joint autoimmune inflammation. *J. Exp. Med. 198: 1951–1957*

N

Nakamura M y Shimizu T (2011). Leukotriene receptors. *Chem. Rev. 111: 6231-6298*

Nakano H, Lin KL, Yanagita M, Charbonneau C, Cook DN, Kakiuchi T y Gunn MD (2009). Blood-derived inflammatory dendritic cells in lymph nodes stimulate acute T helper type 1 immune responses. *Nat. Immunol. 10: 394-402*

Naqvi S, Martin KJ y Arthur JSC (2014). CREB phosphorylation at Ser133 regulates transcription via distinct mechanisms downstream of cAMP and MAPK signaling. *Biochem. J. 458: 469-479*

Nath N, Khan M, Rattan R, Mangalam A, Makkar RS, de Meester C, Bertrand L, Singh I, Chen Y, Viollet B, Giri S (2009). Loss of AMPK exacerbates experimental autoimmune encephalomyelitis disease severity. *Biochem. Biophys. Res. Commun. 386: 16-20*

Nathan C (2008). Epidemic inflammation: pondering obesity. *Mol. Med. 14: 485-492.*

Neises B y Steglich W (1978). Simple method for the esterification of carboxylic acids. *Angew. Chem. Int. 17: 522-524*

Neviani P, Santhanam R, Trotta R, Notari M, Blaser BW, Liu S, Mao H, Chang JS, Galietta A, Uttam A, Roy DC, Valtieri M, Bruner-Klisovic R, Caligiuri MA, Bloomfield CD, Marcucci G y Perrotti D (2005). The tumor suppressor PP2A is functionally inactivated in blast crisis CML through the inhibitory activity of the BCR/ABL-regulated SET protein. *Cancer Cell 8: 355-368*

Ng G, Sharma K, Ward SM, Desrosiers MD, Stephens LA, Schoel WM, Li T, Lowell CA, Ling CC, Amrein MW y Shi Y (2008). Receptor-independent, direct membrane binding leads to cell-surface lipid sorting and Syk kinase activation in dendritic cells. *Immunity 29: 807-818.*

Nicodeme E, Jeffrey KL, Schaefer U, Beinke S, Dewell S, Chung CW, Chandwani R, Marazzi I, Wilson P, Coste H, White J, Kirilovsky J, Rice CM, Lora JM, Prinjha RK, Lee K y Tarakhovsky A (2010). Suppression of inflammation by a synthetic histone mimic. *Nature 468: 1119–1123*

Noriega LG, Feige JN, Canto C, Yamamoto H, Yu J, Herman MA, Mataki C, Kahn BB y Auwerx J (2011). CREB and ChREBP oppositely regulate SIRT1 expression in response to energy availability. *EMBO Rep. 12: 1069–1076*

Norris PC, Gosselin D, Reichart D, Glass CK y Dennis EA (2014). Phospholipase A2 regulates eicosanoid class switching during inflammasome activation. Proc Natl Acad Sci U S A. 111: 12746-12751

Novak N, Valenta R, Bohle B, Laffer S, Haberstok J, Kraft S y Bieber T (2004). FcεRI engagement of Langerhans cell-like dendritic cells and inflammatory dendritic epidermal cell-like dendritic cells induces chemotactic signals and different T-cell phenotypes in vitro. *J. Allergy Clin. Immunol. 113: 949-957*

Nowak SA, Chakrabarti B, Chou T y Gopinathan A (2010). Frequency-dependent chemolocation and chemotactic target selection. *Phys Biol. 7: 026003*

O

Odegaard JI y Chawla A (2013). The immune system as a sensor of the metabolic state. *Immunity 38: 644-654*

Ohoka N, Hattori T, Kitagawa M, Onozaki K y Hayashi H (2007). Critical and functional regulation of CHOP (C/EBP homologous protein) through the N-terminal portion. *J. Biol. Chem. 282: 35687-38694*

Ouwens DM, de Ruiter ND, van der Zon GC, Carter AP, Schouten J, van der Burgt C, Kooistra K, Bos JL, Maassen JA, and van Dam H (2002). Growth factors can activate ATF2 via a two-step mechanism: phosphorylation of Thr71 through the Ras-MEKERK pathway and of Thr69 through RalGDS-Src-p38. *EMBO J. 21: 3782-3793*

P

Palam LR, Baird TD y Wek RC (2011). Phosphorylation of eIF2 facilitates ribosomal bypass of an inhibitory upstream ORF to enhance CHOP translation. *J. Biol. Chem. 286: 10939-10949*

Palaparti A, Baratz A y Stifani S (1997). The Groucho/transducin-like enhancer of split transcriptional repressors interact with the genetically defined N-terminal silencing domain of histone H3. *J. Biol. Chem. 272: 26604–26610*

Palmere RM y Conley RT (1970). The Schmidt reaction of α-aralkyl-substituted carboxylic acids. *J. Org. Chem. 35: 2703–2707*

Palmieri F (2004). The mitochondrial transporter family (SLC25): physiological and pathological implications. *Pflugers Arch. 447: 689-709*

Parti R, Loper R, Brown GD, Gordon S, Taylor RR, Bonventre JV, Murphy RC, Williams DL y Leslie CC (2010). Cytosolic phospholipase A_2 activation by *Candida albicans* in alveolar macrophages: role of dectin-1. *Am. J. Respir. Cell Mol. Biol. 42: 415-423*

Pearce EJ y Everts B (2014). Dendritic cell metabolism. *Nat. Rev. Immunol. 15: 18-29*

Peck B, Chen CY, Ho KK, Di Fruscia P, Myatt SS, Coombes RC, Fuchter MJ, Hsiao CD y Lam EW (2010). SIRT inhibitors induce cell death and p53 acetylation through targeting both SIRT1 and SIRT2. *Mol. Cancer Ther. 9: 844-855*

Pello OM, De Pizzol M, Mirolo M, Soucek L, Zammataro L, Amabile A, Doni A, Nebuloni M, Swigart LB, Evan GI, Mantovani A y Locati M (2012). Role of c-MYC in alternative activation of human macrophages and tumor-associated macrophage biology. *Blood 119: 411-421*

Pfluger PT, Herranz D, Velasco-Miguel S, Serrano M y Tschöp MH (2008). SIRT1 protects against high fat diet-induced metabolic damage. *Proc. Natl. Acad. Sci. U.S.A. 105: 9793–9798*

Pierrakos C y Vincent JL (2010). Sepsis biomarkers: a review. *Crit Care. 14: R15*

Pinot M, Vanni S, Pagnotta S, Lacas-Gervais S, Payet LA, Ferreira T, Gautier R, Goud B, Antonny B y Barelli H (2014). Polyunsaturated phospholipids facilitate membrane deformation and fission by endocytic proteins. *Science 345: 693-697*

Platzer C, Fritsch E, Elsner T, Lehmann MH, Volk HD y Prösch S (1999). Cyclic adenosine monophosphate-responsive elements are involved in the transcriptional activation of the human IL-10 gene in monocytic cells. *Eur. J. Immunol. 29: 3098-3104*

Poloso NJ, Urquhart P, Nicolaou A, Wang J y Woodward DF (2013). PGE2 differentially regulates monocyte-derived dendritic cell cytokine responses depending on receptor usage (EP2/EP4). *Mol. Immunol. 54: 284-295*

Prescott SM, Zimmerman GA, Stafforini DM y McIntyre TM (2000). Platelet-activating factor and related lipid mediators. *Annu. Rev. Biochem. 69: 419-445*

Prozorovski T, Schulze-Topphoff U, Glumm R, Baumgart J, Schröter F, Ninnemann O, Siegert E, Bendix I, Brüstle O, Nitsch R, Zipp F y Aktas O (2008). Sirt1 contributes critically to the redox-dependent fate of neural progenitors. *Nat. Cell Biol. 10: 385-394.*

Purushotham A, Xu Q y Li X (2012). Systemic SIRT1 insufficiency results in disruption of energy homeostasis and steroid hormone metabolism upon high fat diet feeding. *FASEB J. 26: 656–667*

Q

Qiu Y, Mao T, Zhang Y, Shao M, You J, Ding Q, Chen Y, Wu D, Xie D, Lin X, Gao X, Kaufman RJ, Li W y Liu K (2010). A crucial role for RACK1 in the regulation of glucose-stimulated IRE1α activation in pancreatic β-cells. *Sci. Signal. 3: ra7*

R

Raetz CR y Whitfield C (2002). Lipopolysaccharide endotoxins. *Annu Rev Biochem. 71: 635-700.*

Ramírez-Carrozzi VR, Braas D, Bhatt D, Cheng CS, Hong C, Doty KR, Black JC, Hoffmann A, Carey M y Smale ST (2009). A unifying model for the selective regulation of inducible transcription by CpG islands and nucleosome remodeling. *Cell 138: 114-128*

Rappsilber J, Mann M y Ishihama Y (2007). Protocol for micro-purification, enrichment, pre-fractionation and storage of peptides for proteomics using StageTips. *Nat. Protoc. 2: 1896-1906*

Revollo JR y Li X (2013). The ways and means that fine tune Sirt1 activity. *Trends Biochem. Sci. 38: 160-167*

Riek AE, Oh J, Sprague JE, Timpson A, de las Fuentes A, Bernal-Mizrachi L, Schechtman KB y Bernal-Mizrachi C (2012). Vitamin D suppression of endoplasmic reticulum stress promotes an antiatherogenic monocyte/macrophage phenotype in type 2 diabetic patients. *J. Biol. Chem. 287: 38482-38494*

Rodgers JT, Lerin C, Haas W, Gygi SP, Spiegelman BM y Puigserver P (2005). Nutrient control of glucose homeostasis through a complex of PGC-1α and SIRT1. *Nature 434: 113–118*

Rodríguez M, Domingo E, Municio C, Alvarez Y, Hugo E, Fernández N y Sánchez Crespo M (2014). Polarization of the innate immune response by prostaglandin E₂: a puzzle of receptors and signals. *Mol. Pharmacol. 85: 187-197*

Rodríguez Peña M (2010). Las kinasas PKA y MSK en la regulación de la transcripción dependiente de c-Rel. *CreateSpace ISBN 978-1502715227 / Amazon Media EU S.à r.l. ASIN B00O7VNP0K*

Rong X, Albert C, Hong C, Duerr MA, Chamberlain BT, Tarling EJ, Ito A, Gao J, Wang B, Edwards PA, Jung ME, Ford DA y Tontonoz P (2013). LXRs regulate ER stress and inflammation through dynamic modulation of membrane phospholipid composition. *Cell Metab. 18: 685-697*

Rong X, Wang B, Dunham MM, Hedde PH, Wong JS, Gratton E, Young SG, Ford DA y Tontonoz P (2015). Lpcat3-dependent production of arachidonoyl phospholipids is a key determinant of triglyceride secretion. *eLIFE 4: doi:10.7554/elife.06557*

Rothe T, Gruber F, Uderhardt S, Ipseiz N, Rössner S, Oskolkova O, Blüml S, Leitinger N, Bicker W, Bochkov VN, Yamamoto M, Steinkasserer A, Schett G, Zinser E y Krönke G (2015). 12/15-lipoxygenase-mediated enzymatic lipid oxidation regulates DC maturation and function. *J Clin Invest. 125: 1944-1954*

Roussel BD, Kruppa AJ, Miranda E, Crowther DC, Lomas DA y Marciniak SJ (2013). Endoplasmic reticulum dysfunction in neurological disease. *Lancet Neurol. 12: 105-118*

Rubin BB, Downey GP, Koh A, Degousee N, Ghomashchi F, Nallan L, Stefanski E, Harkin DW, Sun C, Smart BP, Lindsay TJ, Cherepanov V, Vachon E, Kelvin D, Sadilek M, Brown GE, Yaffe MB, Plumb J, Grinstein S, Glogauer M y Gelb MH (2005). Cytosolic phospholipase A$_2$α is necessary for platelet-activating factor biosynthesis, efficient neutrophil-mediated bacterial killing, and the innate immune response to pulmonary infection: cPLA$_2$α does not regulate neutrophil NADPH oxidase activity. *J. Biol. Chem. 280: 7519-7529*

Rutkowski DT, Arnold SM, Miller CN, Wu J, Li J, Gunnison KM, Mori K, Sadighi Akha AA, Raden D y Kaufman RJ (2006). Adaptation to ER stress is mediated by differential stabilities of pro-survival and pro-apoptotic mRNAs and proteins. *PLoS Biol. 4: e374*

Rutkowski DT y Kaufman RJ (2003). All roads lead to ATF4. *Dev. Cell 4: 442-444*

S

Sag D, Carling D, Stout RD y Suttles J (2008). Adenosine 5-monophosphate-activated protein kinase promotes macrophage polarization to an anti-inflammatory functional phenotype. *J. Immunol. 181: 8633–8641*

Sarau HM, Ames RS, Chambers J, Ellis C, Elshourbagy N, Foley JJ, Schmidt DB, Muccitell RM, Jenkins O, Murdock PR, Herrity NC, Halsey W, Sathe G, Muir AI, Nuthulaganti P, Dytko GM, Buckley PT, Wilson S, Bergsma DJ y Hay DWP (1999). Identification, molecular cloning, expression and characterization of a cysteinyl leukotriene receptor. *Mol. Pharmacol. 56: 657-663*

Saresella M, Calabrese E, Marventano I, Piancone F, Gatti A, Alberoni M, Nemni R y Clerici M (2011). Increased activity of Th-17 and Th-9 lymphocytes and a skewing of the post-thymic differentiation pathway are seen in Alzheimer's disease. *Brain Behav. Immun. 25: 539-547.*

Saresella M, Marventano I, Calabrese E, Piancone F, Rainone V, Gatti A, Alberoni M, Nemni R y Clerici M (2014). A complex proinflammatory role for peripheral monocytes in Alzheimer's disease. *J. Alzheimers Dis. 38: 403-413.*

Saxena M, Williams S, Taskén K y Mustelin T (1999). Crosstalk between cAMP-dependent kinase and MAP kinase through a protein tyrosine phosphatase. *Nat. Cell Biol. 1: 305-311*

Schaefer U, Ho JSY, Prinjha RK y Tarakhovsky A (2013). The "histone mimicry" by pathogens. *Cold Spring Harb. Symp. Quant. Biol. 78: 81-90*

Schreiber V, Dantzer F, Ame JC y de Murcia G (2006). Poly(ADP-ribose): Novel functions for an old molecule. *Nat. Rev. Mol. Cell Biol. 7: 517–528*

Schug TT, Xu Q, Gao H, Peres-da-Silva A, Draper DW, Fessler MB, Purushotham A y Li X (2010). Myeloid deletion of SIRT1 induces inflammatory signaling in response to environmental stress. *Mol. Cell. Biol. 30: 4712–4721*

Sciacovelli M, Gaude E, Hilvo M y Frezza C (2014). The metabolic alterations of cancer cells. *Methods Enzymol. 542: 1-23*

Segura E, Albiston AL, Wicks LP, Chai SY y Villadangos JA (2009). Different cross-presentation pathways in steady-state and inflammatory dendritic cells. *Proc. Natl. Acad. Sci. USA 106: 20377-20381*

Segura E, Touzot M, Bohineust A, Cappuccio A, Chiocchia G, Hosmalin A, Dalod M, Soumelis V y Amigorena S (2013). Human inflammatory dendritic cells induce Th17 cell differentiation. *Immunity 38: 336-348*

Sengupta S, Peterson TR y Sabatini DM (2010). Regulation of the mTOR complex 1 pathway by nutrients, growth factors, and stress. *Mol. Cell 40: 310-322*

Serezani CH, Kane S, Collins L, Morato-Marques M, Osterholzer JJ y Peters-Golden M (2012). Macrophage dectin-1 expression is controlled by leukotriene B_4 via a GM-CSF/PU.1 axis. *J. Immunol. 189: 906-915*

Shen Z, Ajmo JM, Rogers CQ, Liang X, Le L, Murr MM, Peng Y y You M (2009). Role of SIRT1 in regulation of LPS- or two ethanol metabolites-induced TNF-production in cultured macrophage cell lines. *Am. J. Physiol. Gastrointest. Liver Physiol. 296: G1047–G1053*

Shevchenko A, Tomas H, Havlis J, Olsen JV y Mann M (2006). In-gel digestion for mass spectrometric characterization of proteins and proteomes. *Nat. Protoc. 1: 2856–2860*

Shindou H, Hishikawa D, Nakanishi H, Harayama T, Ishii S, Taguchi R y Shimizu T (2007). A single enzyme catalyzes both platelet-activating factor production and membrane biogenesis of inflammatory cells. Cloning and characterization of acetyl-CoA:lyso-PAF acetyltransferase. *J. Biol. Chem. 282: 6532-6539*

Shindou H y Shimizu T (2009). Acyl-CoA:lysophospholipid acyltransferases. *J. Biol. Chem. 284: 1-5*

Shwartzman G (1928). Studies on *Bacillus typhosus* toxic substances: I. Phenomenon of local skin reactivity to *B. typhosus* culture filtrate. *J. Exp. Med. 48: 247-268.*

Siggers T, Chang AB, Teixeira A, Wong D, Williams KJ, Ahmed B, Ragoussis J, Udalova IA, Smale ST y Bulyk ML (2012). Principles of dimer-specific gene regulation revealed by a comprehensive characterization of NF-κB family DNA binding. *Nat. Immunol. 13: 95–102*

Singh R, Aggarwal A y Misra R (2007). Th1/Th17 cytokine profiles in patients with reactive arthritis/undifferentiated spondyloarthropathy. *J. Rheumatol. 34: 2285-2290.*

Smale ST (2012). Transcriptional regulation in the immune system. *Curr. Opin. Immunol. 24: 51-57*

Smeekens SP, van de Veerdonk FL, van der Meer JW, Kullberg BJ, Joosten LA y Netea MG (2010). The *Candida* Th17 response is dependent on mannan- and β-glucan-induced prostaglandin E_2. *Int. Immunol. 22: 889-895*

Song J, Liu X, Rao TS, Chang L, Meehan MJ, Blevitt JM, Wu J, Dorrestein PC y Milla ME (2015). Phenotyping drug polypharmacology via eicosanoid profiling of blood. *J. Lipid Res. 56: 1492-1500*

Sözeri O, Vollmer K, Liyanage M, Frith D, Kour G, Mark GE y Stabel S (1992). Activation of the c-Raf protein kinase by protein kinase C phosphorylation. *Oncogene 7: 2259-2262*

Sozzani S, Longoni D, Bonecchi R, Luini W, Bersani L, D'Amico G, Borsatti A, Bussolino F, Allavena P y Mantovani A (1997). Human monocyte-derived and CD34+ cell-derived dendritic cells express functional receptors for platelet activating factor. *FEBS Lett. 418: 98-100*

Steele C, Rapaka RR, Metz A, Pop SM, Williams DL, Gordon S, Kolls JK y Brown GD (2005). The glucan receptor dectin-1 recognizes specific morphologies of *Aspergillus fumigatus*. *PLoS Pathog. 1: e42*

Steen E, Terry BM, Rivera EJ, Cannon JL, Neely TR, Tavares R, Xu XJ, Wands JR y de la Monte SM (2005). Impaired insulin and insulin-like growth factor expression and signaling mechanisms in Alzheimer's disease--is this type 3 diabetes? *J. Alzheimers Dis. 7: 63-80*

Steinman RM y Cohn ZA (1973). Identification of a novel cell type in peripheral lymphoid organs of mice. I. Morphology, quantitation, tissue distribution. *J. Exp. Med. 137: 1142-1162*

Stender JD, Pascual G, Liu W, Kaikkonen MU, Do K, Spann NJ, Boutros M, Perrimon N, Rosenfeld MG y Glass CK (2012). Control of proinflammatory gene programs by regulated trimethylation and demethylation of histone H4K20. *Mol. Cell. 48: 28-38*

Strasser D, Neumann K, Bergmann H, Marakalala MJ, Guler R, Rojowska A, Hopfner KP, Brombacher F, Urlaub H, Baier G, Brown GD, Leitges M y Ruland J (2012). Syk kinase-coupled C-type lectin receptors engage protein kinase C-δ to elicit Card9 adaptor-mediated innate immunity. *Immunity 36: 32-42*

Stroud JC, Oltman A, Han A, Bates DL. y Chen L (2009). Structural basis of HIV-1 activation by NF-κB--a higher-order complex of p50:RelA bound to the HIV-1 LTR. *J. Mol. Biol. 393: 98-112*

Suram S, Brown GD, Ghosh M, Gordon S, Loper R, Taylor PR, Akira S, Uematsu S, Williams DL, Leslie CC (2006). Regulation of cytosolic phospholipase A_2 activation and cyclooxygenase 2 expression in macrophages by the β-glucan receptor. *J. Biol. Chem. 281: 5506-5514*

Suram S, Silveira LJ, Mahaffey S, Brown GD, Bonventre JV, Williams DL, Gow NA, Bratton DL, Murphy RC y Leslie CC (2013). Cytosolic phospholipase $A_2α$ and eicosanoids regulate expression of genes in macrophages involved in host defense and inflammation. *PLoS One 8: e69002*

Szatmari I, Töröcsik D, Agostini M, Nagy T, Gurnell M, Barta E, Chatterjee K y Nagy L (2007). PPARγ regulates the function of human dendritic cells primarily by altering lipid metabolism. *Blood 110: 3271-3280*

T

Tabas I y Glass CK (2013). Anti-inflammatory therapy in chronic disease: Challenges and opportunities. *Science 339: 166-172*

Takeuch O y Akira S (2011). Epigenetic control of macrophage polarization. *Eur. J. Immunol. 41: 2490-2493*

Tanemura A, Oiso N, Nakano M, Itoi S, Kawada A y Katayama I (2013). Alopecia areata: infiltration of Th17 cells in the dermis, particularly around hair follicles. *Dermatology 226: 333-336.*

149

Tannahill GM, Curtis AM, Adamik J, Palsson-McDermott EM, McGettrick AF, Goel G, Frezza C, Bernard NJ, Kelly B, Foley NH, Zheng L, Gardet A, Tong Z, Jany SS, Corr SC, Haneklaus M, Caffrey BE, Pierce K, Walmsley S, Beasley FC, Cummins E, Nizet V, Whyte M, Taylor CT, Lin H, Masters SL, Gottlieb E, Kelly VP, Clish C, Auron PE, Xavier RJ y O'Neill LA (2013). Succinate is an inflammatory signal that induces IL-1β through HIF-1α. *Nature 496: 238-242*

Tang QQ y Lane MD (2000). Role of C/EBP homologous protein (CHOP-10) in the programmed activation of CCAAT/enhancer-binding protein-β during adipogenesis. *Proc. Natl. Acad. Sci. USA 97: 12446-12450*

Tao R, Wei D, Gao H, Liu Y, DePinho RA y Dong XC (2011). Hepatic FoxOs regulate lipid metabolism via modulation of expression of the nicotinamide phosphoribosyltransferase gene. *J. Biol. Chem. 286: 14681–14690*

Tauber AI (1991). The immunological self: a centenary perspective. *Perspect. Biol. Med. 35: 74-86*

U

Uozumi N, Kume K, Nagase T, Nakatani N, Ishii S, Tashiro F, Komagata Y, Maki K, Ikuta K, Ouchi Y, Miyazaki J y Shimizu T (1997). Role of cytosolic phospholipase A_2 in allergic response and parturition. *Nature 390: 618-622*

V

Valera I, Fernández N, Trinidad AG, Alonso S, Brown GD, Alonso A y Crespo MS (2008). Co-stimulation of dectin-1 and DC-SIGN triggers the arachidonic acid cascade in human monocyte-derived dendritic cells. *J. Immunol. 180: 5727–5736*

Van Gool F, Gallí M, Gueydan C, Kruys V, Prevot PP, Bedalov A, Mostoslavsky R, Alt FW, De Smedt T y Leo O (2009). Intracellular NAD levels regulate tumor necrosis factor protein synthesis in a sirtuin-dependent manner. *Nat. Med. 15: 206–210*

Volman TJH, Hendriks T, Verhofstad AA, Kullberg BJ y Goris RJ (2002). Improved survival of TNF-deficient mice during the zymosan-induced multiple organ dysfunction syndrome. *Shock 17: 468-472*

W

Waas WF y Lo HH (2001). The kinetic mechanism of the dual phosphorylation of the ATF2 transcription factor by p38 mitogen-activated protein (MAP) kinase α. Implications for signal/response profiles of MAP kinase pathways. *J. Biol. Chem. 276: 5676-5684*

Wagner EF y Nebreda AR (2009). Signal integration by JNK and p38 MAPK pathways in cancer development. *Nat. Rev. Cancer 9: 537-549.*

Wakim LM, Waithman J, van Rooijen N, Heath WR y Carbone FR (2008). Dendritic cell-induced memory T cell activaction in non-lymphoid tissues. *Science 319: 198-202.*

Wang J, Wang X, Hussain S, Zheng Y, Sanjabi S, Ouaaz F y Beg AA (2007). Distinct roles of different NF-κB subunits in regulating inflammatory and T cell stimulatory gene expression in dendritic cells. *J. Immunol. 178: 6777–6788*

Wang L, Payton R, Dai W y Lu L (2011). Hyperosmotic stress-induced ATF-2 activation through Polo-like kinase 3 in human corneal epithelial cells. J. Biol. Chem. *286: 1951-1958*

Wang Q, Franks HA, Lax SJ, El Refaee M, Malecka A, Shah S, Spendlove I, Gough MJ, Seedhouse C, Madhusudan S, Patel PM y Jackson AM (2013). The ataxia telangiectasia mutated kinase pathway regulates IL-23 expression by human dendritic cells. *J. Immunol. 190: 3246-3255*

Warburg O, Wind F y Negelein E (1927). The metabolism of tumors in the body. *J. Gen. Physiol. 8: 519-530*

Weber CK, Slupsky JR, Kalmes HA y Rapp UR (2001). Active Ras induces heterodimerization of cRaf and B-Raf. *Cancer Res. 61: 3595-3598*

Wellen KE, Hatzivassiliou G, Sachdeva UM, Bui TV, Cross JR y Thompson CB (2009). ATP-citrate lyase links cellular metabolism to histone acetylation. *Science 324:1076-1080*

Wollenberg A, Kraft S, Hanau D y Bieber T (1996). Immunomorphological and ultrastructural characterization of Langerhans cells and a novel, inflammatory dendritic epidermal cell (IDEC) population in lesional skin of atopic eczema. *J. Invest. Dermatol. 106: 446-453*

Wollenberg A, Mommaas M, Oppel T, Schottdorf EM, Günther S y Moderer M (2002). Expression and function of the mannose receptor CD206 on epidermal dendritic cells in inflammatory skin diseases. *J. Invest. Dermatol. 118: 327-334*

Woo CW, Cui D, Arellano J, Dorweiler B, Harding H, Fitzgerald KA, Ron D y Tabas I (2009). Adaptive suppression of the ATF4-CHOP branch of the unfolded protein response by toll-like receptor signalling. *Nat. Cell Biol. 11: 1473-1480*

Woo CW, Kutzler L, Kimball SR y Tabas I (2012). Toll-like receptor activation suppresses ER-stress factor CHOP and translation inhibitions through activation of eIF2B. *Nature Cell Biol. 14: 192-200*

X

Xu M, Nagati JS, Xie J, Li J, Walters H, Moon YA, Gerard RD, Huang CL, Comerford SA, Hammer RE, Horton JD, Chen R y Garcia JA (2014). An acetate switch regulates stress erythropoiesis. *Nat Med. 20: 1018-1026*

Y

Yamakuchi M, Ferlito M y Lowenstein CJ (2008). miR-34a repression of SIRT1 regulates apoptosis. *Proc. Natl. Acad. Sci. U.S.A. 105: 13421–13426*

Yamashita A, Sugiura T, Waku K (1997). Acyltransferases and transacylases involved in fatty acid remodeling of phospholipids and metabolism of bioactive lipids in mamalian cells. *J. Biochem. 122: 1-16*

Yang Z, Kahn BB, Shi H y Xue BZ (2010). Macrophage α1 AMP-activated protein kinase (α1AMPK) antagonizes fatty acid-induced inflammation through SIRT1. *J. Biol. Chem.* 285: 19051–19059

Yang H, Lee SM, Gao B, Zhang J y Fang D (2013). Histone deacetylase sirtuin 1 deacetylates IRF1 protein and programs dendritic cells to control Th17 protein differentiation during autoimmune inflammation. *J. Biol. Chem.* 288: 37256-37266

Yeung F, Hoberg JE, Ramsey CS, Keller MD, Jones DR, Frye RA y Mayo MW (2004). Modulation of NF-κB-dependent transcription and cell survival by the SIRT1 deacetylase. *EMBO J.* 23: 2369–2380

Yoshizaki T, Milne JC, Imamura T, Schenk S, Sonoda N, Babendure JL, Lu JC, Smith JJ, Jirousek MR y Olefsky JM (2009). SIRT1 exerts anti-inflammatory effects and improves insulin sensitivity in adipocytes. *Mol. Cell. Biol.* 29: 1363–1374

Yoshizaki T, Schenk S, Imamura T, Babendure JL, Sonoda N, Bae EJ, Oh DY, Lu M, Milne JC, Westphal C, Bandyopadhyay G y Olefsky JM (2010). SIRT1 inhibits inflammatory pathways in macrophages and modulates insulin sensitivity. *Am. J. Physiol. Endocrinol. Metab.* 298: E419–E428

Z

Zaba LC, Fuentes-Duculan J, Eungdamrong NJ, Abello MV, Novitskaya I, Pierson KC, González J, Krueger JG y Lowes MA (2009). Psoriasis is charazterized by accumulation of immunostimulatory and Th1/Th17 cell-polarizing myeloid dendritic cells. *J. Invest. Dermatol.* 129: 79-88

Zeng L, Lindstrom MJ y Smith JA (2011). Ankylosing spondylitis macrophage production of higher levels of interleukin-23 in response to lipopolysaccharide without induction of a significant unfolded protein response. *Arthritis Rheum.* 63: 3807-3817

Zhang K, Yau PM, Chandrasekhar B, New R, Kondrat R, Imai BS y Bradbury ME (2004). Differentiation between peptides containing acetylated or tri-methylated lysines by mass spectrometry: An application for determining lysine 9 acetylation and methylation of histone H3. *Proteomics 4: 1–10*

Zhang T, Berrocal JG, Frizzell KM, Gamble MJ, DuMond ME, Krishnakumar R, Yang T, Sauve AA y Kraus WL (2009). Enzymes in the NAD$^+$ salvage pathway regulate SIRT1 activity at target gene promoters. *J. Biol. Chem.* 284: 20408–20417

Zhang Z, Lowry SF, Guarente L y Haimovich B (2010). Roles of SIRT1 in the acute and restorative phases following induction of inflammation. *J. Biol. Chem.* 285: 41391–41401

Zhong H, Su Yang H, Erdjument-Bromage H, Tempst P y Ghosh S (1997). The transcriptional activity of NF-κB is regulated by the IκB-associated PKAc subunit through a cyclic AMP-independent mechanism. *Cell 89: 413–424*

Zhong H, May MJ, Jimi E y Ghosh S (2002). The phosphorylation status of nuclear NF-κB determines its association with CBP/p300 or HDAC-1. *Mol. Cell 9: 625–636*

Zinkernagel AS, Peyssonaux C, Johnson RS y Nizet V (2008). Pharmacologic augmentation of hypoxia-inducible factor-1α with mimosine boosts the bactericidal capacity of phagocytes. *J. Infect. Dis.* 197: 214-217

Zou W y Restifo NP (2010). T$_H$17 cells in tumour immunity and immunotherapy. *Nat. Rev. Immunol.* 10: 248-256

www.ingramcontent.com/pod-product-compliance
Lightning Source LLC
Chambersburg PA
CBHW041443210326
41599CB00004B/115